斜视诊治思路与策略

编　者

Gunter K. von Noorden, M. D.

（小儿眼科荣誉教授，美国德克萨斯州休斯敦贝勒医学院）

Eugene M. Helveston, M. D.

（眼科荣誉教授，美国印第安纳州印第安纳大学医学院）

译　者

李筠萍

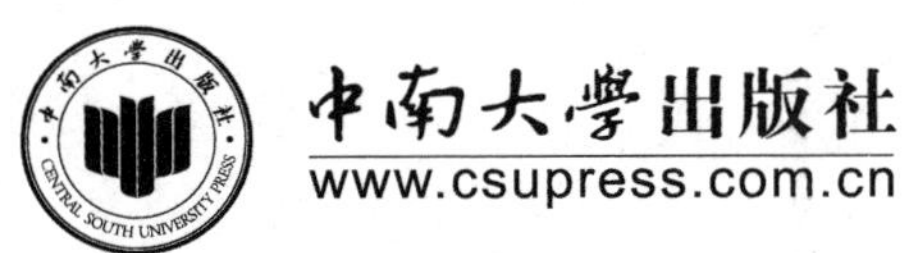

中南大學出版社

www.csupress.com.cn

译者简介

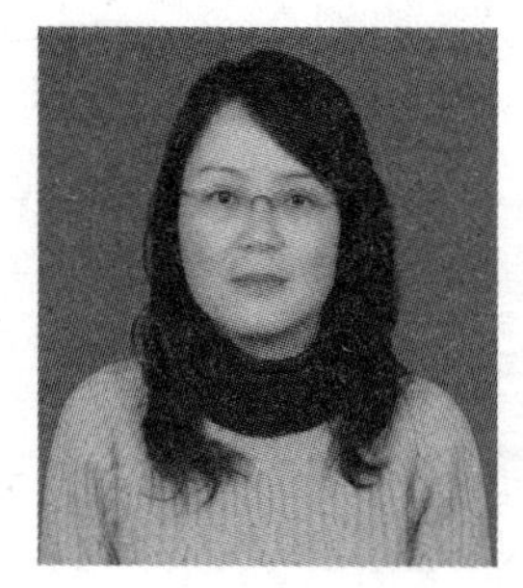

李筠萍，博士，副主任医师，硕士研究生导师。2001 年至今一直在中南大学湘雅二医院眼科工作。2007—2008 年在美国斯坦福大学医学中心做访问学者。长期从事斜视与小儿眼科的临床、科研和教学工作，是湖南省首位开展显微斜视手术、且完成数量最多的医师。担任湖南省康复协会视障专业委员会副主委，斜弱视与视光专业组委员。先后在国内外核心期刊上发表论文十多篇。主持省级自然科学基金及科技计划项目 3 项。

序

斜视是常见眼病，种类繁多，作为眼科学的重要分支，不仅具有相对独立的理论体系，同时与儿科学、神经科学、视光学等多学科交叉。对于刚接触斜视的初级眼科医师以及全科医师，由于缺乏既往对类似疾病的诊治经验和正确的思路，快速准确地诊断和治疗斜视往往是非常困难的。

《Strabismus：A Decision Making Approach》（斜视的诊治思路与策略）是由世界著名斜视专家 Dr. Gunter K. von Noorden 和 Dr. Eugene M. Helveston 共同主编的一部以斜视的诊治思路为基础的一本专著。该书通过树状结构图把疾病的诊治思路清晰地呈现给读者，为斜视患者的初诊医师提供了一套严谨而实用的临床处理思路和指南。

李筠萍教授从事斜视与小儿眼科专业多年，具有国外学习经历和丰富的临床及教学经验，并长期得到两位作者的指导与教诲，受益颇深。为了让国内更多的眼科医生，尤其是基层医务人员能够在斜视这一专业上快速入门，她在繁忙的工作之余，占用大量休息时间倾力完成了本书的翻译并补编第三章内容。相信该书的出版，将积极推动我国各级医院，尤其是基层医院开展斜视这一疾病的诊治。此书不仅是眼科医生、眼科研究生和小儿眼科医生的重要参考书，也是基层医务人员重要的参考工具书。

教授，主任医师

中南大学湘雅名医，博士生导师

中南大学湘雅二医院眼科主任

前　言

由于斜视的症状和体征特殊、复杂、多样化，常常难以发现，这给临床诊治带来了很大困难。尽管有时候诊断已经明确，但眼科医师面对众多治疗方案仍然无从下手。本书作者长期从事眼球运动相关疾病的教学、科研和临床工作，对斜视这类疾病积累了丰富的经验。斜视的正确诊断和治疗主要取决于既往对类似疾病的诊治经验和正确的思路。面对同一疾病，有丰富经验的医师只需花片刻时间就能选择正确的诊治思路，但对于经验较少的医师可能从未见过类似的病例，面对纷繁复杂的诊断和治疗他们可能会迷惑不解，一时难以理清头绪。

该书为读者提供了条理清楚、实用性强的常见斜视以及一些特殊斜视的诊断、鉴别诊断和治疗思路。通过树状结构图把疾病的诊治思路清晰地呈现给读者——即从偏斜的方向或患者最初的主诉着手，逐步探讨需要做的检查、可能的诊断、检查结果和临床发现。在排除各种可能的情况后，读者会在树状图的底部找到诊断或治疗的决策。

该书文简意赅，包含有大量引用文献，方便读者查阅，可作为随身携带的简易工具书使用。我们希望这本书在现有斜视专著与临床实际问题解决之间架起一座便捷的桥梁。它主要适用于住院医生，眼科通科医师、验光师和视轴矫正师，同时我们也希望这本书对小儿眼科专科医师有所帮助。

作者（Dr. Von Noorden）非常感谢 DanB. Jones 医师在 Cullen 眼科中心研讨会期间对作者的支持，并启发作者通过图表形式阐述临床问题解决的思路来撰写该书。同时我们也感谢 Cynthia Avilla 对文稿一丝不苟的校正以及 Derek Sprunder 和 David Plager 两位医师的支持与帮助，使得本书能够顺利出版。

Gunter K. von Noorden

Eugene M. Helveston

（李筠萍译）

Preface

Humans are endowed with two eyes that are intended to be used in concert. Although this arrangement allows for a spare in the case of sight, it takes the two eyes working together to achieve the unique advantage of there being two eyes, which is binocular vision. Having two eyes provides an expanded field of vision, some of which is monocular. It is when they are working together producing single binocular vision and stereopsis that the true value of binocularity achieved.

Alignment of the eyes depends on unimpeded movement of the globes over physiologic range and a sensorial feedback system that maintains alignment of the fovea of each eye on the object of regard. In the normal state, this system works if the sensory visual input is maintained at a sufficient level in each.

When binocularity is disrupted by a congenital or acquired abnormality misalignment of the eyes can cause diplopia, cosmetic disfigurement or both-strabismus. A patient can present with symptoms from strabismus that may not be obvious on inspection, but in most cases the examiner can see and measure the degree of misalignment. In most cases the information needed to diagnose and develop a treatment plan for strabismus can be determined by the examiner using simple instruments in a clinical setting.

The measurements include angle of deviation, range of motion, presence or absence of mechanical limitation, inference of abnormal nerve function, torsion, amplitude of fusion, concomitance, adnexal characteristics, and more. The age of the patient and symptoms experienced are added to the measurements and the total information is employed to arrive at the ultimate diagnosis and treatment.

This type of information is ideally suited for use with an algorithm which is a process or set of rules to be followed to solve a problem. This book was originally the idea of my mentor and friend Gunter K. vonNoorden, but it didn't take me long to enthusiastically embrace the process. This resulted in each of us creating half while agreeing on all of the contents of this book. This is a process that can be a contagious. Yunping Li, demonstrated this while translating by contributing her own chapters.

An admonition: Regardless of whether a person consciously adheres to the algorithmic approach, every one of the steps for evaluation must be processed in some way before proper management of the case can be achieved.

Eugene M. Helveston

目 录

1. 概述

1.01 斜视患者的检查仪器

用于斜视患者检查的仪器设备并不多，但有些仪器是必需的。首先需要一个安静的检查室，最好有 6 米长，并有一个可调节变暗的光源。需要给患者一张舒适、可调节的椅子，患儿可以单独坐在椅子上或父母的大腿上。检查者也需要一个可调节并自由移动的椅子。检查者可以穿传统的白大衣或其他衣服，尽可能减少患儿的恐惧感。本书的两位作者都是穿传统的白大褂。检查仪器设备主要包括以下几种：

一线仪器设备：

1. 各种度数的三棱镜(块镜)：从 1/2 个三棱镜度至 30 个三棱镜度不等
2. 水平和垂直的三棱镜(串镜)：各一个(1 个三棱镜度至 25 个三棱镜度)
3. 旋转三棱镜
4. 半透明的遮盖板
5. 许多小的、无声的或有声的、活泼生动的近距离注视目标，能够令患儿长久注视或者能够刺激调节
6. 活泼生动的远距离注视目标
7. —箱测试镜片，包括柱镜、棱镜以及试镜架
8. 成人和儿童试镜架
9. 红白马氏杆
10. 立体视测试(Titmus ，Randot，Lang，TNO)
11. 手持注视光源
12. 小孔镜
13. Worth 四点灯和红绿眼镜
14. Bagolini 线状镜
15. Halberg 夹
16. 视网膜镜
17. 凹凸镜片
18. 手持生物显微镜
19. 直接和间接检眼镜
20. Hertel 眼球突出计

18. 视力表(强力推荐 B－VAT)

21. 近视力表
22. 视动性小鼓或小带
23. 有齿镊(用于主、被动牵拉试验检测肌力)

24. 后像试验(特制的手持摄影光源)
25. 用于阅读的表格和词语卡

二线仪器设备：

1. 大型弱视治疗仪
2. 隐斜计
3. Hess 或 Lees 屏
4. Spielmann 半透明遮盖板
5. 对比敏感度视力表
6. 中性滤光片
7. 注视镜或相似的装置检测注视性质
8. 视野计检测双眼单视野

这份仪器清单所列举的项目相对较少，而且大部分都很便宜。对于一个小儿眼科医生而言，在评估斜视患者时，一线仪器设备是必需的。二线仪器设备常用于特殊的文本备案、研究和医学院教学。二线仪器设备中的某些项目是由检查者个人的喜好所决定。除了仪器设备外，还应该采用系统的记录方案。大多数病例应具备一份纸制的信息记录单。麻痹散瞳剂包括1%环戊通、10%和2.5%盐酸苯福林、1%托比酰胺和类似的环状物。局部用于结膜的麻醉剂包括盐酸普鲁卡因、盐酸丁卡因、4%盐酸利多卡因和4%可卡因。我们较喜欢用利多卡因。应具备1至40个三棱镜度的压贴三棱镜和+1.00、+2.00和+3.00D的球镜片。

注：弱视治疗仪对于视轴矫形师是必需的。如果没有视轴矫形师的帮助，融合幅度可用水平和旋转三棱镜检测。

1.02 病史采集

1. 家庭影集对于记录发病年龄是非常有帮助的。家长常常诉说患儿自出生就被发现双眼持续交替向内偏斜。但是有研究证实，即使是先天性婴幼儿内斜也很少一出生就发病。[22]

2. 对于斜视患儿，这个信息提供了一个重要的线索。因为弱视不会伴随交替性斜视发生。如果患者喜欢用同一眼注视(主导眼)，间接提示非主导眼为斜视性弱视眼。

3. 见 1.33。

4. 斜视发生前可能有一些诱因，如头部碰撞史、摔倒或常见的儿童发热性疾病等，通常这些诱因对于疾病的发生并不重要。然而对于急性斜视尤其是发生在年长儿童的急性内斜(见 2.10)却需要仔细检查以排除神经系统疾病。

5. 间歇性斜视提示有些时候患者的融合功能是存在的，对于这种病例双眼单视恢复的预后是较好的。

6. 间歇性外斜患者常常喜欢在阳光下眯一只眼或者对光线比较敏感。尽管内斜患者或正常人也可能发生这种情况，但一旦有这种症状，检查者首先应该排除间歇性外斜。之所以发生斜视是由于双眼的光敏感阈值下降所致。[72]任何有关畏光的主诉都要排除非斜视性因素，如眼部低色素，角膜或结膜疾病。

7. 见 1.32。

8. 对于有恶性高热病史，家族性肝卟啉症、丁二酰胆碱过敏史或散瞳剂过敏史者须警惕其严重的甚至可能致命的麻醉并发症。

9. 低出生体重儿提示早产儿视网膜病变和因黄斑异位出现假性斜视的可能。重症肌无力，尽管很少发生在儿童，但其可能出现几乎任何一种斜视的症状，因此如果患者诉容易疲劳，应该进一步检查排除重症肌无力。

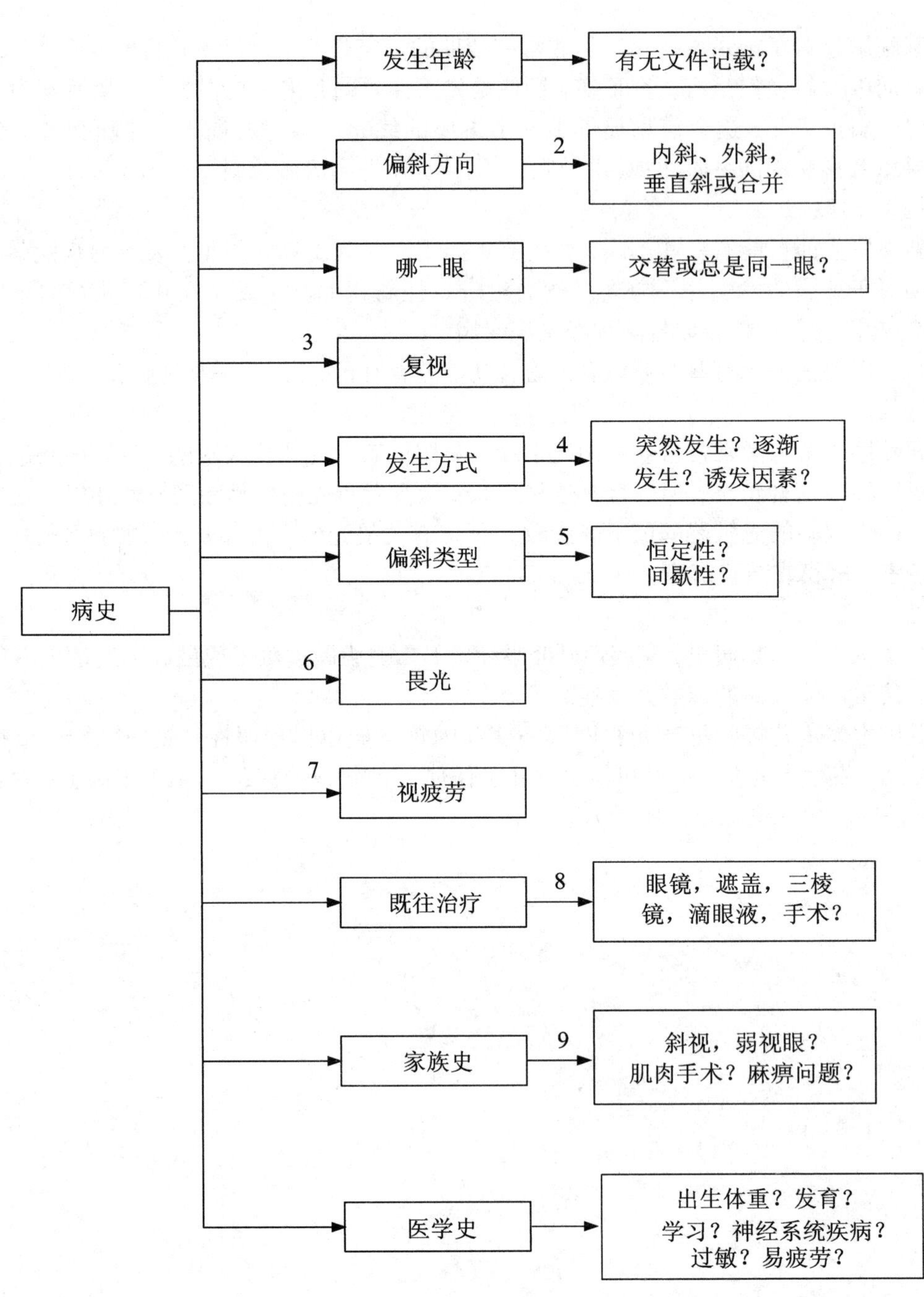
病史
发生年龄
有无文件记载？
偏斜方向
2
内斜、外斜，
垂直斜或合并
哪一眼
交替或总是同一眼？
3
复视
发生方式
4
突然发生？逐渐
发生？诱发因素？
偏斜类型
5
恒定性？
间歇性？
6
畏光
7
视疲劳
既往治疗
8
眼镜，遮盖，三棱
镜，滴眼液，手术？
家族史
9
斜视，弱视眼？
肌肉手术？麻痹问题？
医学史
出生体重？发育？
学习？神经系统疾病？
过敏？易疲劳？

1.03　观察患者

1. 在与患儿父母最初交谈采集病史的过程中，检查者应该在不引起患儿注意的情况下观察患儿。很多有价值的信息可以在不直接注意患儿的情况下获得。如果患儿比较淘气好动，可能很难得到患儿的配合进行真正的检查。

2. 见 1.38。

3. 尽管 A、V 征很少发生在蒙古族或反蒙古族眼睑，但一旦有这种异常出现，就提醒检查者注意患儿向上和向下方注视是否存在水平斜视。[47]

4. 见 1.25，1.26，1.28 和 1.29。

5. 获得性眼球突出可能提示 Grave's 病，长期的眼球突出可能与先天的颅面异常有关。眼球内陷可能与 Duane 眼球后退综合征(见 2.50，2.51 和 2.52)或陈旧性眼眶爆裂性骨折有关(见 2.54)。

6. 完全性动眼神经麻痹合并异常再生可能伴随兔眼(见 2.36)，类似严重的 Grave's 眼病(见 2.55)。

7. 斜头畸形和上斜肌麻痹可能伴随颜面部不对称。

8. 双眼光刺激阈降低可导致喜欢闭一只眼。它可出现在没有任何眼部运动异常的情况下，但常常与斜视有关，尤其是间歇性外斜。[72]

9. 明显的内眦赘皮常给人内斜(假性斜视)的假象。

10. 一般情况下，交替性斜视不会发生弱视。一旦观察到患儿能够自由地交替注视就可以在检查之初给检查者提供重要线索。

11. 恒定的单眼注视提示检查者非注视眼可能存在视力低下(弱视，或器质性疾病)。

12. 斜视角经常变化常与屈光不正(屈光调节性内斜)(见 2.07)或屈光参差未矫正有关，也可能与眼球震颤综合征有关(见 2.34)。

13. 见 2.33，2.34 和 2.35。

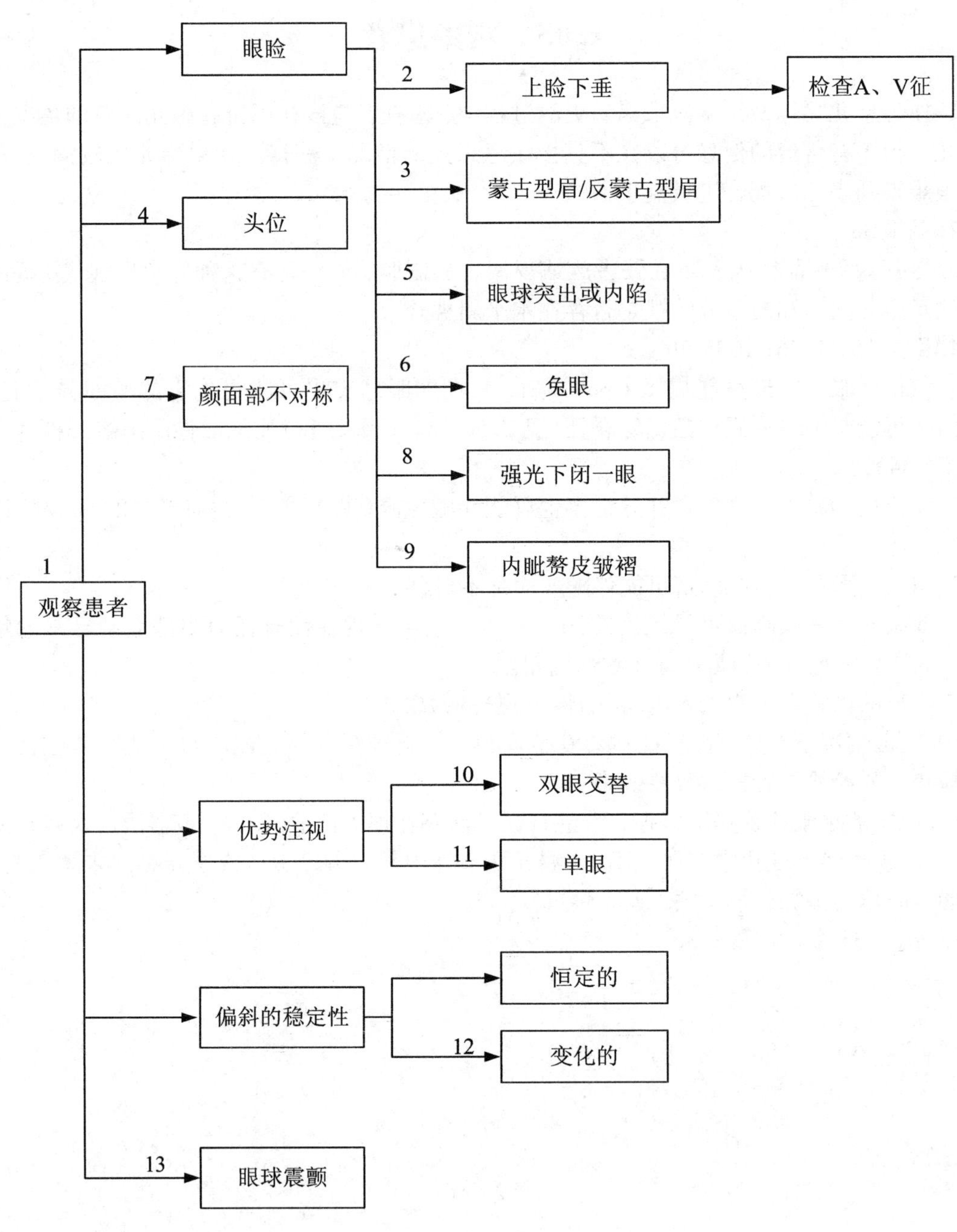
眼睑
2
上睑下垂
检查A、V征
3
蒙古型眉/反蒙古型眉
4
头位
5
眼球突出或内陷
6
兔眼
7
颜面部不对称
8
强光下闭一眼
9
内眦赘皮皱褶
1
观察患者
优势注视
10
双眼交替
11
单眼
偏斜的稳定性
恒定的
12
变化的
13
眼球震颤

1.04 眼球运动检查流程

对于检查斜视患者的医生而言，所面临的一个艰难的挑战就是如何建立一个正确的检查顺序。一般应遵循以下两个原则：(1)先从最不具威胁性的检查开始，以免导致患儿不安；(2)开始先做简单的检查，然后再逐步过渡到更多复杂的检查。如可以先行立体视检查，然后再做三棱镜交替遮盖试验。幼儿的娃娃头试验、年长儿童和成人的被动牵拉试验、主动牵拉试验最好留到最后进行。

斜视检查的流程表见下图。病史采集、观察及各种检查均在流程图中依次列出。由于有些检查对诊断帮助不大或难以实施，因此不是所有患者均要施行所有的检查。但此流程表有助于有序、高效地进行眼球运动检查。[23 p. 82]

(1)见 1.03。

(2)见 1.02。

(3)见 1.05，1.06 和 1.07。

(4)见 1.09 和 1.10。

(5)见 1.15 和 1.16。

(6)见 1.36。

(7)见 1.37。

(8)见 1.24。

(9)见 1.30。

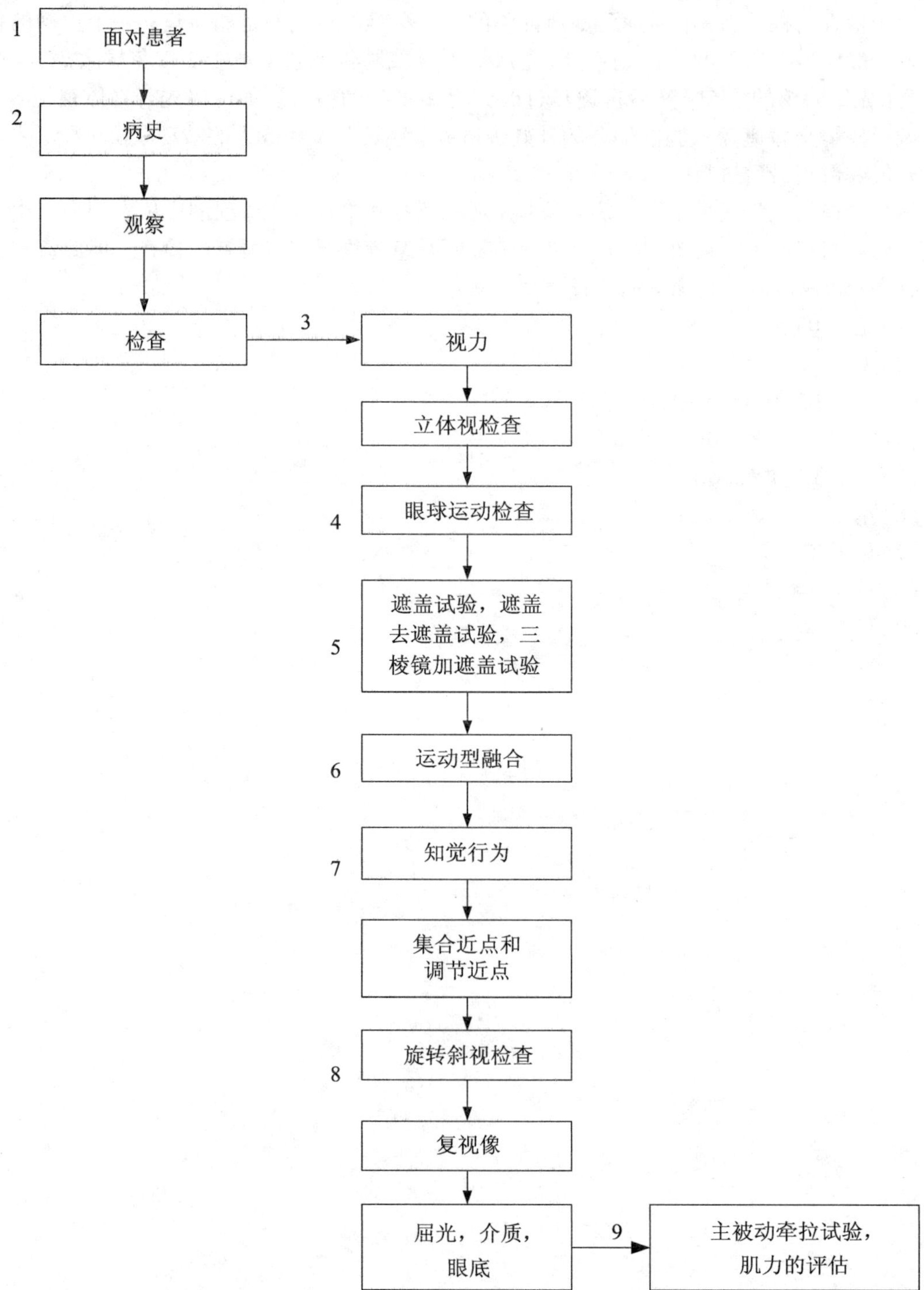

1
面对患者
2
病史
观察
检查
3
视力
立体视检查
4
眼球运动检查
5
遮盖试验，遮盖去遮盖试验，三棱镜加遮盖试验
6
运动型融合
7
知觉行为
集合近点和调节近点
8
旋转斜视检查
复视像
屈光，介质，眼底
9
主被动牵拉试验，肌力的评估

1.05 这个幼儿能看见吗?

1. 在检查开始之前必须先询问这个最基本的问题。如果问题回答得不是很满意就有必要进行一系列测试。

2. 先从简单的观察开始评估。父母可以把婴儿抱在手上或者检查者轻柔地抱起婴儿，并让他面向自己。如果房间的灯光比较柔和的话，婴儿更容易睁开眼睛。

3. 检查者应该与患儿进行目光接触，一旦接触，就可以得到患儿的反应。在大多数情况下当与患儿进行目光接触时，患儿会微笑。这时可以进行注视评估，看注视是稳定的、还是不稳定的。类似眼球震颤样的眼球扫视运动应该与真正的眼球震颤进行鉴别。

4. 检查者可以把患儿的头从一边转向另一边，观察患儿的眼睛是否追随这一刺激。这对于使用非听觉刺激是很重要的。

5. 然后检查者可以快速平稳地把患儿旋转向一侧，接着再旋转向另一侧。当这一运动结束时，正常婴儿会出现一到两次眼球震颤，紧接着恢复到稳定注视。视力较差的婴儿则会出现眼球旋转后震颤，且震颤的时间延长，次数增多。

6. 瞳孔对光反应可以提示完整的前视觉环路是否存在(视网膜—视神经—负责瞳孔运动的脑神经)。[24 p.4]

7. 视动性眼球震颤(optokinetic nystagmus, OKN)可以测试视觉分辨力，并评估后部视觉环路的完整性(枕部皮质—脑干—眼外肌)。[24 p.4]

8. 选择性观看是用来量化认知视力的一种方法。[14]这一方法在临床实际应用中往往受到限制。

9. 视网膜电图(electroretinogram, ERG)是用于评估视网膜功能的一种方法，对诊断Leber's先天性黑蒙和视网膜色素变性疾病是非常重要的。亚正常视力可以出现正常的ERG，反之亦然。

10. 视觉诱发电位主要记录了针对视网膜刺激所产生的皮质反应。刺激可以是手电光或者镶有黑白方块的棋盘格。量化是非常困难的，这一测试很少用于临床确定婴儿是否存在视力。[40]

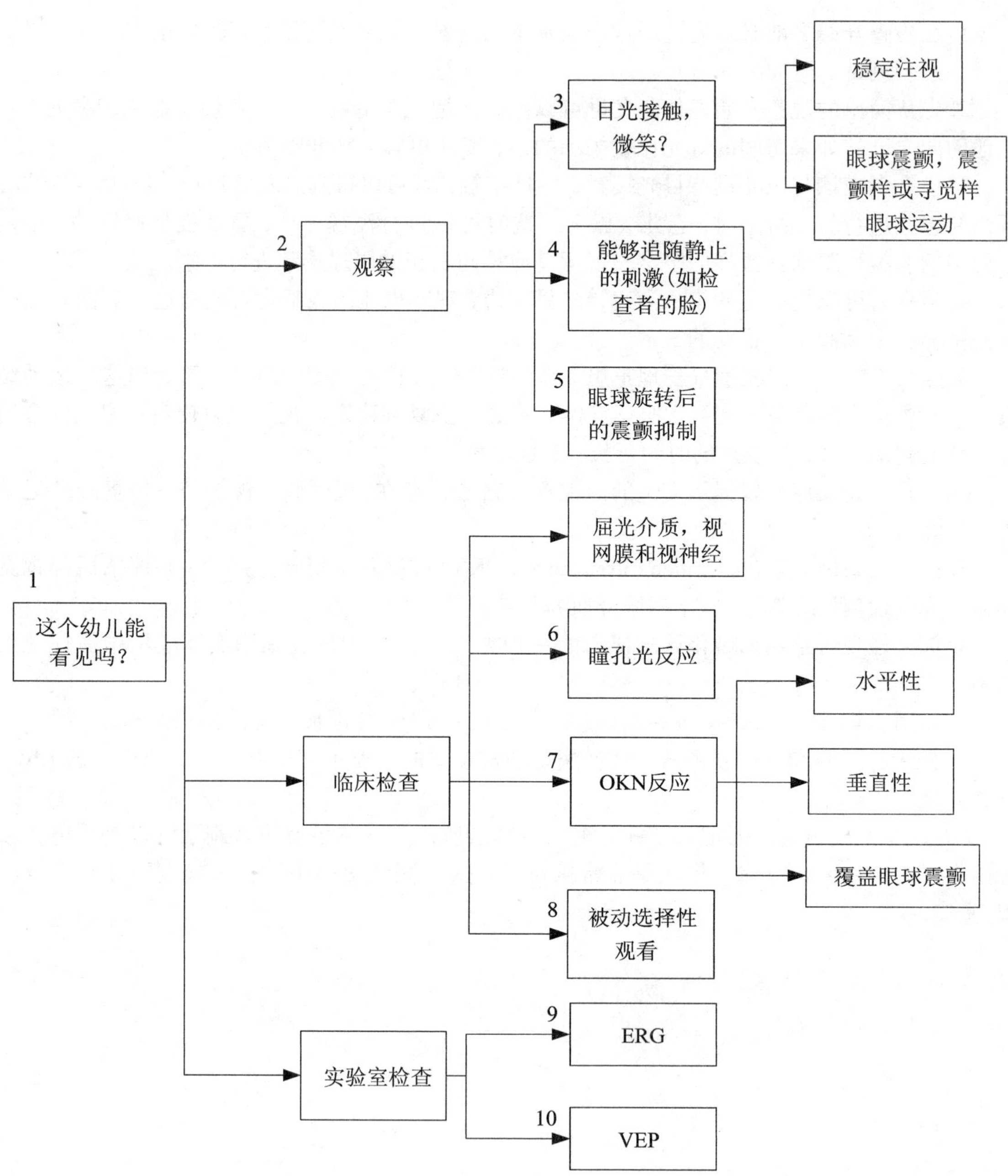
1
这个幼儿能看见吗？
2
观察
3
目光接触，微笑？
稳定注视
眼球震颤，震颤样或寻觅样眼球运动
4
能够追随静止的刺激(如检查者的脸)
5
眼球旋转后的震颤抑制
临床检查
屈光介质，视网膜和视神经
6
瞳孔光反应
7
OKN反应
水平性
垂直性
覆盖眼球震颤
8
被动选择性观看
实验室检查
9
ERG
10
VEP

1.06 视力:检查方法

1. 视力检查以双眼同时视的视力为最好视力。

2. 隐性眼球震颤可以出现单眼视力降低或两眼的单眼视力相等，但单眼视力总是比双眼同时视的视力差。

3. 很少选择用格栅视力，因为它需要患者从同样亮度的枯燥灰色背景下区分垂直格栅。被动选择性观看测试(forced preferential looking，FPL)需要用格栅图案。[3, 14]

4. 分辨视力需要患者辨认物体，并告诉检查者所看到的东西。如字母 A，E 或 T。至于 snellen 视力，20/20 的视力是指，在 20 英尺的检查距离，被检查者能正确分辨 5 分视角的阈值图案，也就是说，其最小分辨角是 1 分视角。

5. 利用小孔镜或小孔效应，视力增加常见于屈光不正未矫正或者某些存在屈光间质混浊的患者。

6. 视觉诱发电位(visual evoked potential，VEP)常用白色光或固定的刺激，通常为条栅或棋盘格(扫描 VEP)。这一测试仅仅决定视皮质是否接收到这些刺激。常用这一检查鉴别或排除视皮质损害。近来人们试图用扫描 VEP 量化“视皮层视力”，双眼 VEP 的总和也被用来评估双眼视。[40]

7. 在屈光不正存在的情况下，远距离注视条栅分辨视力(对比敏感度)是最敏感的检测视力的方法。其他检查方法包括眩光检查，在屈光间质混浊的情况下是非常有帮助的。

8. 对于功能性弱视，由于拥挤现象的存在，如果应用单个试视力字体，视力常常会提高一到几行。[57 p. 216]

9. 除非有未矫正的远视(可能为退化或早产的原因)，一般近视力会等于或稍好于远视力。相对于远视力，应在距离 14 英寸远应用逐级试视力字体或句子测量近视力。近视力可通过一较短的距离测试或通过放大镜确定患者近距离工作的能力。

10. 对于存在中间带的眼球震颤，当患者采用代偿头位时，视力会提高，因为在这一位置眼球注视时震颤减弱或消失。

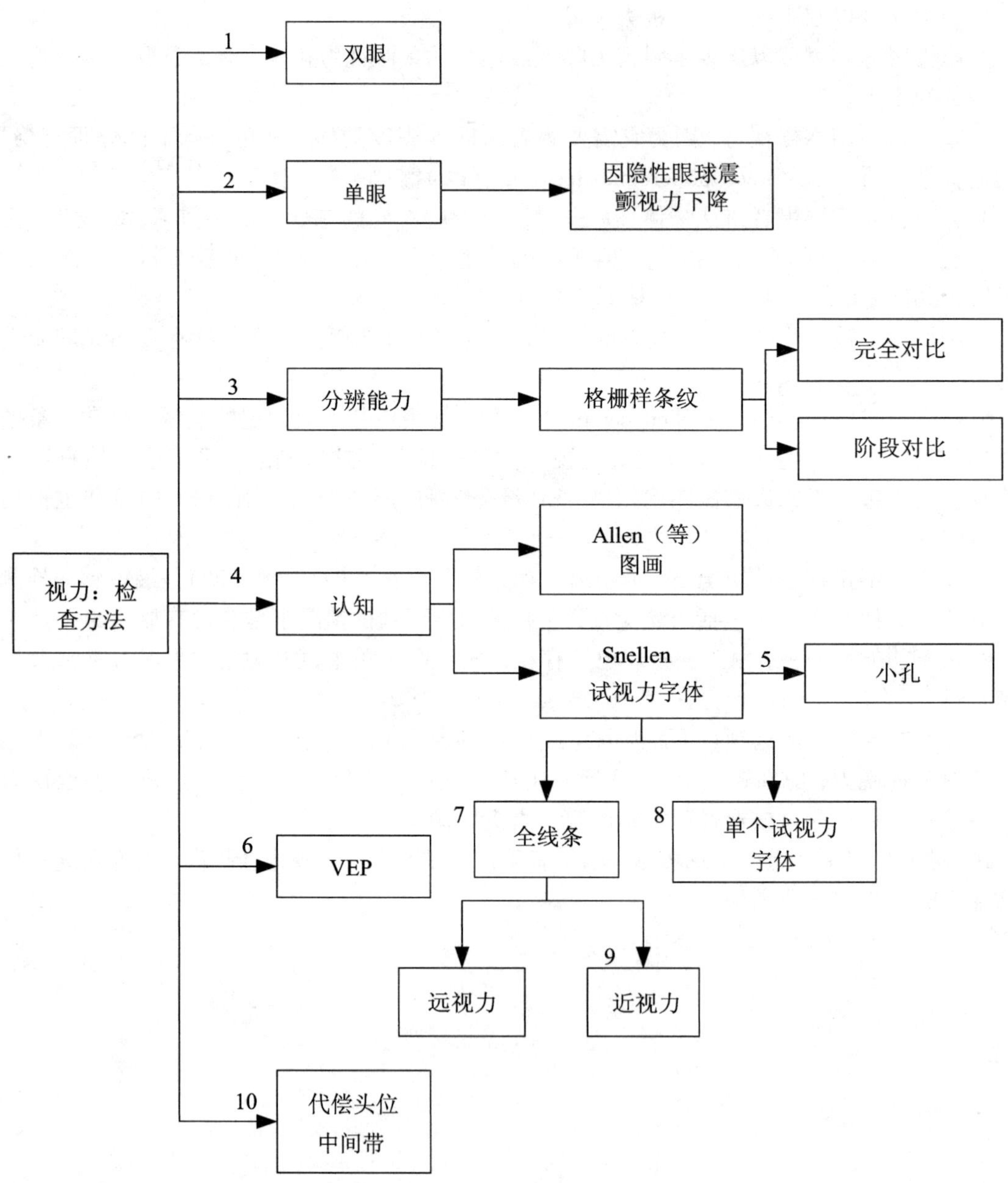

视力：检查方法
1
双眼
2
单眼
因隐性眼球震颤视力下降
3
分辨能力
格栅样条纹
完全对比
阶段对比
4
认知
Allen（等）图画
Snellen试视力字体
5
小孔
6
VEP
7
全线条
8
单个试视力字体
远视力
9
近视力
10
代偿头位中间带

1.07 婴儿的视力检测

1. 量化婴儿的视力检查是非常困难的，当然在诊室也并不是不可能，只是通常没必要。关键是要明确患儿双眼视力有无差异。

2. 这一技术主要基于这样一个事实：如果图形高于视力阈值的话，婴儿的注意力更容易被图形刺激所吸引，然后才是同质平面。对应条形刺激的出现患儿表现出头部或眼部的运动，就认为患儿能够看到目标。为了使这一耗时的检查方式适应临床需要，视力图片设计已包含了不同空间频率的条栅图案。[14, 37]作为一种诊室检测手段，这种检查的作用目前仍有待评估。

3. 当患者注视一个目标或者一个固定光源时，通过观察患者的双眼来评价其注视行为。目光扫视、不稳定、眼球震颤样注视运动、不能追随运动的视标均提示视力差。检查者应注意观察患儿能否双眼交替固视、是否喜欢偏用一眼固视或者双眼任何一眼注视都很稳定。如，当遮盖患儿右眼出现抵触行为，而遮盖左眼没有产生抵触反应，就提示患儿左眼视力可能较差。

4. 视动性眼球震颤(OKN)反应取决于视力、注意力和完整的运动反应。这一测试至多提示患儿视力是否存在的信息。OKN 测试目前仍未能有效地进行量化。[24 p.4]

5. 如果斜视患者表现出交替注视，有理由认为其双眼视力相等。

6. 喜欢用一眼注视常提示非注视眼视力下降。但是不能武断地下这一结论。因为有些患者尽管双眼视力相等但存在较明显的优势注视眼。

7. 对于存在优势注视的患者，通过眨眼可以察觉到双眼在注视稳定性和持续注视能力上的细微差别。

8. 交替注视和优势注视很难判定有无斜视。在这种情况下，可以把 10 度底朝上或底朝下的三棱镜置于一眼前诱导出垂直斜视。[75]垂直三棱镜置于一眼前可以产生垂直分离，因此即使在没有水平斜视或者仅有微小度数水平斜视时，仍可观察到优势注视眼。

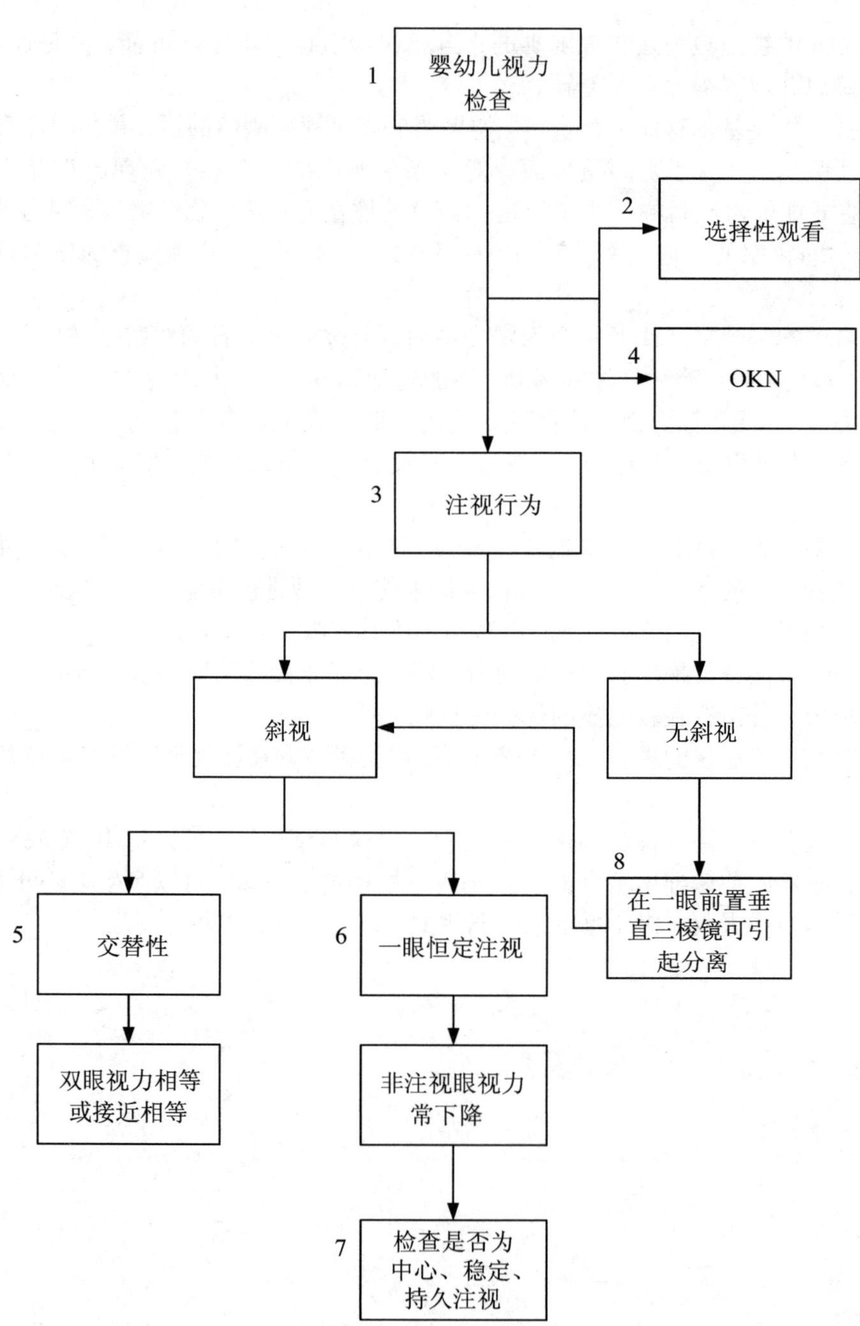
1
婴幼儿视力
检查
2
选择性观看
4
OKN
3
注视行为
斜视
无斜视
8
在一眼前置垂
直三棱镜可引
起分离
5
交替性
6
一眼恒定注视
双眼视力相等
或接近相等
非注视眼视力
常下降
7
检查是否为
中心、稳定、
持久注视

1.08 原发与继发性斜视

1. 优势眼的确定对诊断麻痹性斜视是非常重要的。这一测试可以帮助发现患眼从而影响治疗决策。因此对于麻痹性斜视，应该分别检查患者双眼注视时的斜视角大小。

2. 第二斜视角通常大于第一斜视角，因为患者用健眼注视时不需要过多的神经冲动。[57 p. 416]

3. 当麻痹眼注视时，需要更多的神经冲动才能维持第一眼位。根据 Hering's 法则双眼配偶肌同时得到相同的神经冲动[57 p. 416]，因此患者用麻痹眼注视时的斜视角大于用健眼注视的斜视角。

4. 当眼球转向麻痹肌作用方向时，需要最多的神经冲动。因此最大斜视角出现在麻痹肌作用的方向。

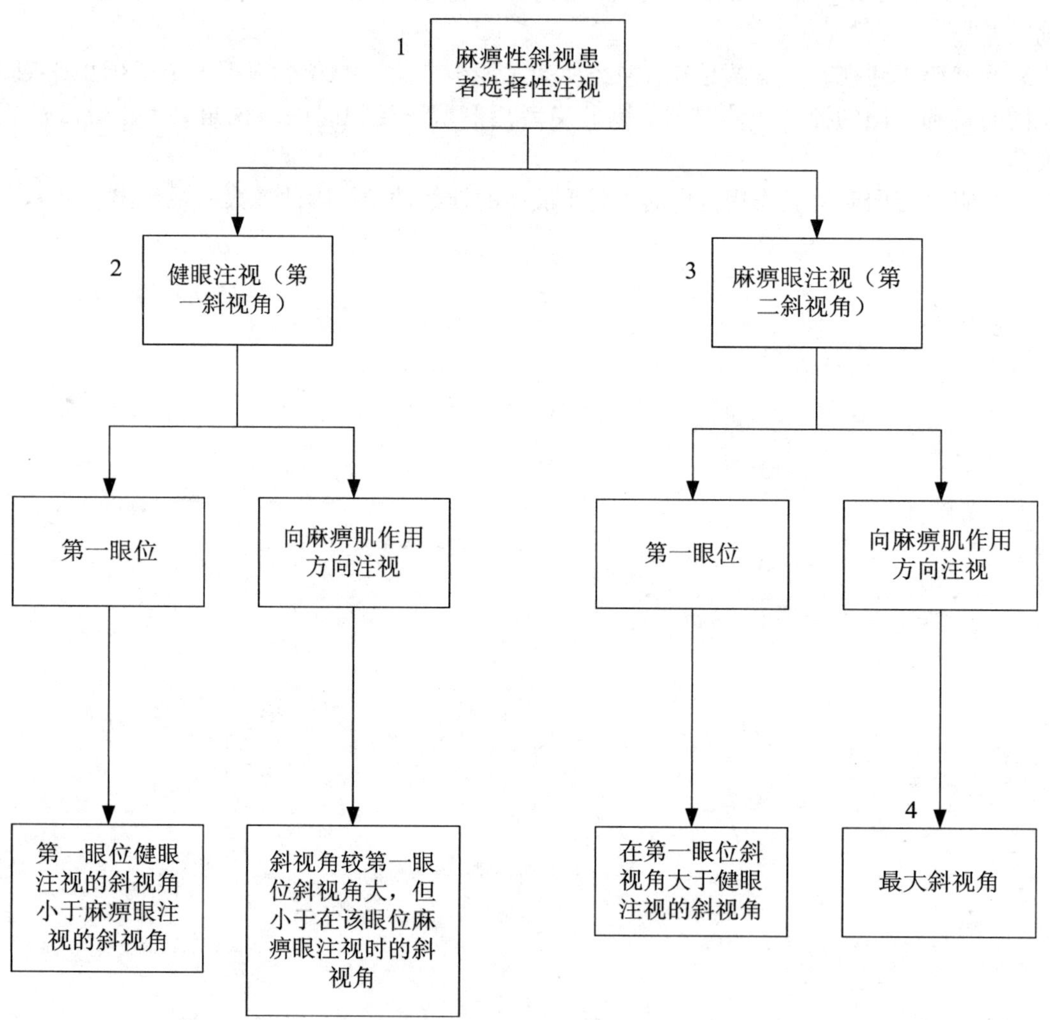
1
麻痹性斜视患者选择性注视
2
健眼注视（第一斜视角）
3
麻痹眼注视（第二斜视角）
第一眼位
向麻痹肌作用方向注视
第一眼位
向麻痹肌作用方向注视
第一眼位健眼注视的斜视角小于麻痹眼注视的斜视角
斜视角较第一眼位斜视角大，但小于在该眼位麻痹眼注视时的斜视角
在第一眼位斜视角大于健眼注视的斜视角
4
最大斜视角

1.09 单眼运动的评价

1. 首先遮盖一眼，分别检查对侧眼的眼球运动。这些运动称做单眼眼球运动，而双眼运动则是指双眼向同一方向的眼球运动。在眼球运动的检查过程中，患者需要分别注视八个诊断方位的光源或目标，这样就可以检查每一条肌肉或一组肌群主要作用方向的眼球运动情况。[23 p. 106]

2. 正常的单眼运动可以排除眼球运动的机械限制，但不能排除眼外肌麻痹的可能。在存在麻痹的情况下，麻痹肌接收到最大限度的神经冲动，眼球可以正常地向麻痹肌作用方向运动。相比单眼运动，麻痹性斜视更容易通过检测双眼运动情况发现(见 1.10)。

3. 如果让患者突然改变注视眼位，从一侧眼位转到对侧就很容易观察到快速扫视运动。例如，如果让一右侧外展受限的患者突然从极左侧注视转到极右侧注视就可以发现其外展受限。扫视的速度可分为敏捷的(正常)和漂移的(麻痹)。扫视速度可以用眼电图(electrooculography, EOG)测量，但不适于诊室检查。敏捷的扫视甚至可以出现在由瘢痕等引起的机械限制的患者中。对于这些患者，眼球可以运动非常迅速，直到机械限制效应产生而突然停止。敏捷的扫视伴随正常的肌力。可以通过用镊子固定眼球后嘱患者眼球尽力向某一方向转动，并用量尺测量评估肌肉力量。[23 p. 100; 49, 57 p. 426]在眼球运动过程中，镊子所感受到的用力拖的力量即为肌肉运动所产生的力量。

4. 对于陈旧性麻痹病例，麻痹肌对应的拮抗肌可能会失去弹性而挛缩。在这种情况下，被动牵拉试验结果呈现阳性，有漂移扫视，主动牵拉试验肌力下降。

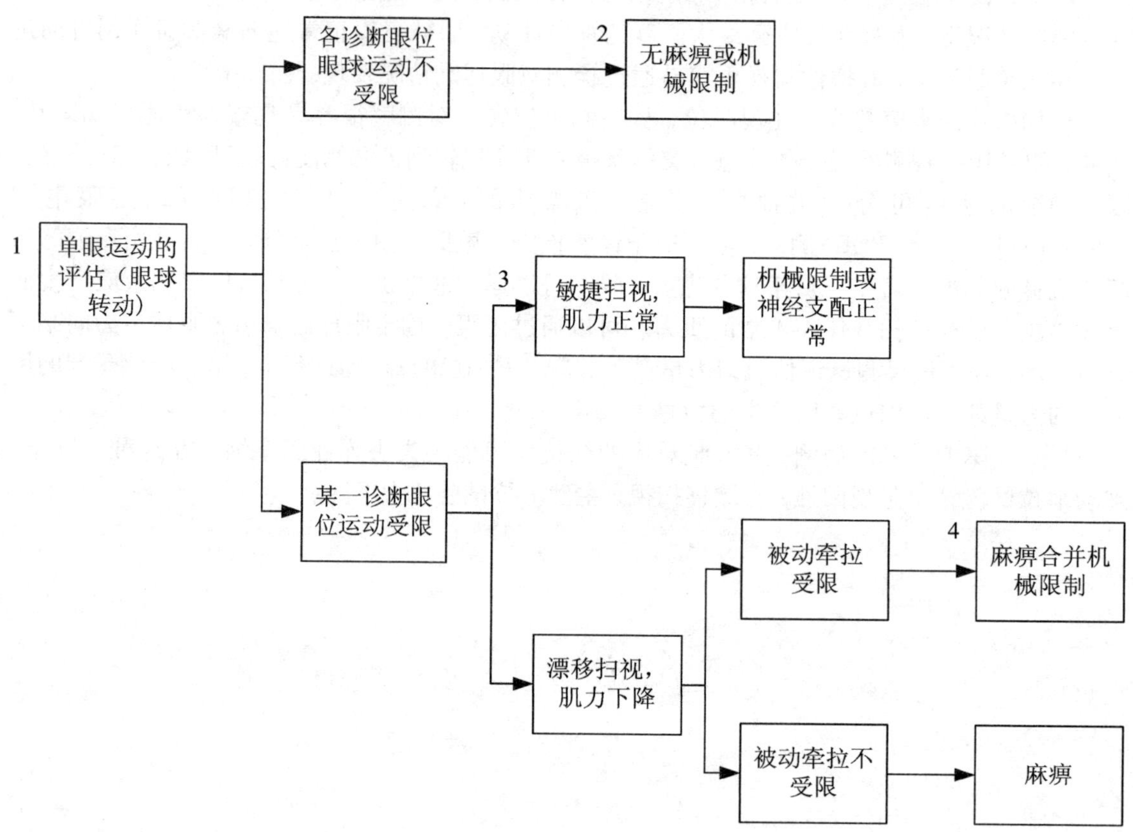
1
单眼运动的评估（眼球转动）
各诊断眼位眼球运动不受限
2
无麻痹或机械限制
某一诊断眼位运动受限
3
敏捷扫视，肌力正常
机械限制或神经支配正常
漂移扫视，肌力下降
被动牵拉受限
4
麻痹合并机械限制
被动牵拉不受限
麻痹

1.10 双眼运动的评估

1. 眼球运动可以通过双眼注视一固定目标或手电光，随光源移动并追随向周边注视（诊断眼位）来评估。眼球运动评估必须包括9个诊断方位的运动。每一眼位对应每一眼某一条肌肉（双眼配偶肌）的主要功能。[23 p. 106; 56 p. 18]第一眼位则为多条肌肉共同参与维持的结果。

2. 在检查双眼运动的过程中，检查者需注意患者双眼是否同时、充分运动到位或者在某一特殊眼位非注视眼是否运动受限或亢进。肌肉运动亢进通常是对侧眼配偶肌麻痹、机械限制的结果。为了维持注视位，麻痹肌需要大量的神经冲动，进而导致配偶肌运动亢进（Hering's 法则）。[57 p. 64]原发的肌肉亢进——没有配偶肌力量的减弱是非常少见的。

3. 侧方注视运动的检查可提示在某一注视眼位双眼并非在同一平面运动，可出现内转眼或外转眼的上射和下射运动（见2.17，2.18，2.19和2.20）。

4. 双眼从第一眼位垂直向上或向下运动几乎完全靠垂直肌肉的运动完成。斜肌对这些运动的作用是非常轻微的。

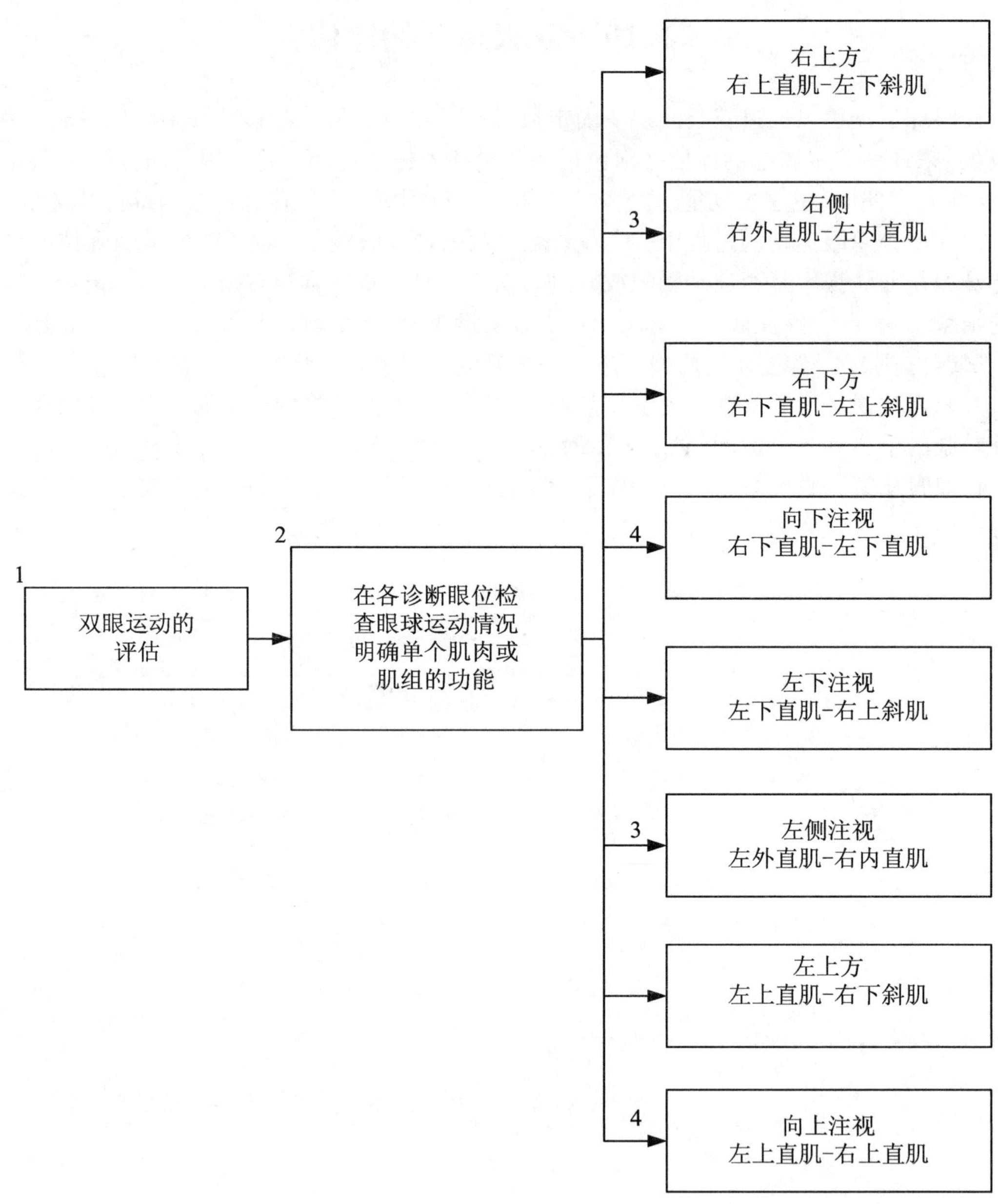
1
双眼运动的
评估
2
在各诊断眼位检
查眼球运动情况
明确单个肌肉或
肌组的功能
右上方
右上直肌-左下斜肌
3
右侧
右外直肌-左内直肌
右下方
右下直肌-左上斜肌
4
向下注视
右下直肌-左下直肌
左下注视
左下直肌-右上斜肌
3
左侧注视
左外直肌-右内直肌
左上方
左上直肌-右下斜肌
4
向上注视
左上直肌-右上直肌

1.11 单眼视力降低伴眼位正位

1. 功能性弱视（可逆的）可能存在结构缺陷，如眼底或视神经的异常，可以导致最初的视力下降。Bangerter [2]称这类弱视为相对弱视，因为通过遮盖治疗部分视力缺陷可以逆转。甚至在严重的情况下视力提高仍是有可能的，[34]包括视神经异常和青少年青光眼所引起的弱视。[35]

2. 屈光参差所导致的具体的弱视程度目前仍不清楚。尽管有些患者存在较高程度的屈光参差但并未出现弱视，而有些患者屈光参差程度很轻却出现屈光参差性弱视，但许多学者认为双眼屈光参差等值球镜度数相差1.50D或更多，就有可能形成弱视。对于疑难病例，最好全部矫正屈光不正，儿童患者往往能耐受。如果一眼球镜度数降低，另一眼的球镜度数也应相应降低，也就是增加对眼镜的耐受，保持屈光矫正的有利作用。

3. 当怀疑存在屈光参差性弱视时，检查者应给予患者戴镜治疗，然后再行遮盖治疗。通常戴镜几周后，视力能较快地提高。这一原则遵循这样一个概念——在一定时间内只需一种治疗方法。

4. 如果给予屈光矫正后视力仍下降，就应该给予遮盖治疗（见2.03）。屈光参差性弱视常常伴有微小斜视。[57 p. 340]

5. 微小斜视可以是原发，更常见于继发，如继发于先天性婴幼儿内斜矫正手术后（见2.11）或与屈光参差性弱视并存。

6. 见2.01。

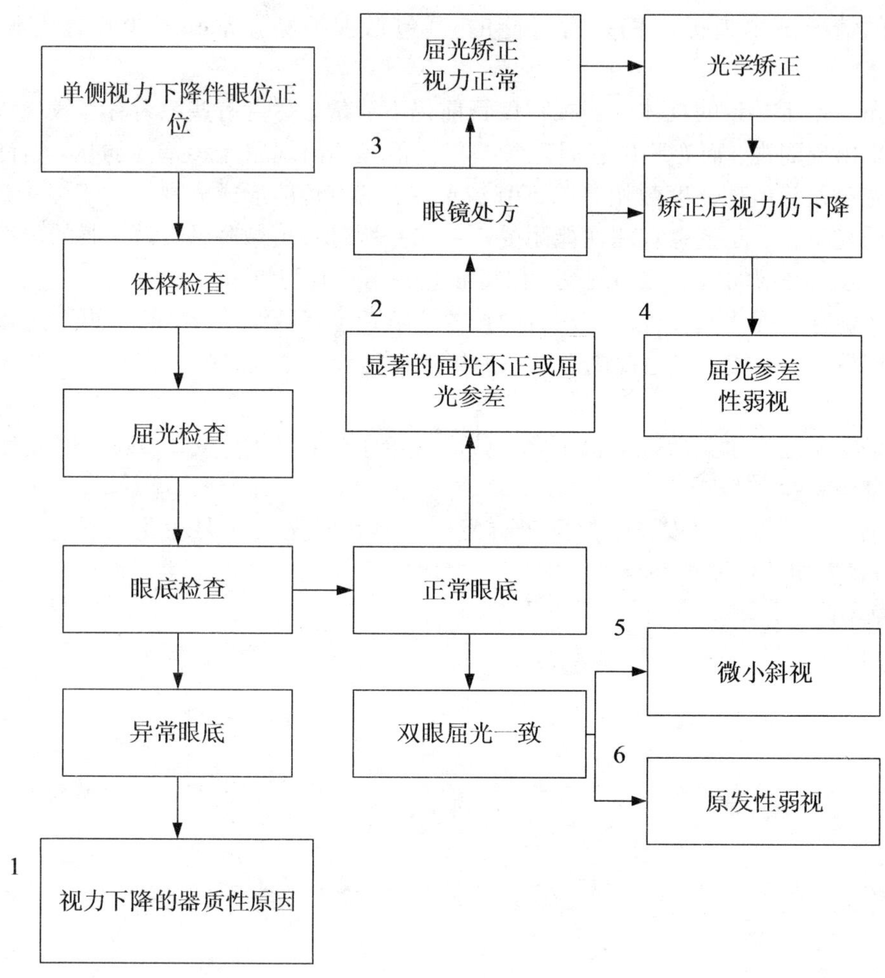
单侧视力下降伴眼位正位
体格检查
屈光检查
眼底检查
异常眼底
1 视力下降的器质性原因
正常眼底
双眼屈光一致
5 微小斜视
6 原发性弱视
2 显著的屈光不正或屈光参差
眼镜处方
3 屈光矫正视力正常
光学矫正
矫正后视力仍下降
4 屈光参差性弱视

1.12 单眼视力降低伴斜视

1～4. 见前面章节的评论。

5. 见 2.02。

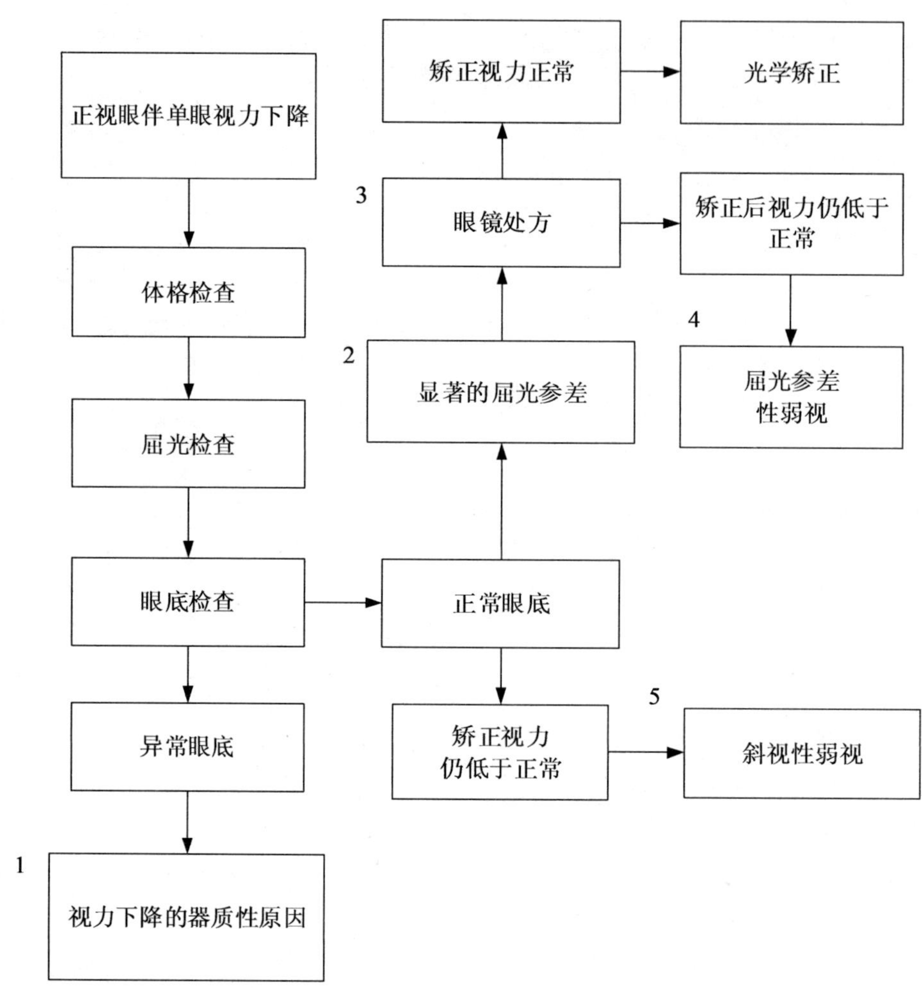
正视眼伴单眼视力下降
体格检查
屈光检查
眼底检查
异常眼底
1
视力下降的器质性原因
正常眼底
2
显著的屈光参差
3
眼镜处方
矫正视力正常
光学矫正
矫正后视力仍低于正常
4
屈光参差性弱视
矫正视力仍低于正常
5
斜视性弱视

1.13 偏心角膜映光反射

1. 当患者单眼或双眼注视正前方的光源时，角膜映光点偏离中央提示一眼的视轴偏离注视目标，存在显性斜视。许多斜视检查，如 Hirschberg 和 Krimsky 检查法，均依靠检查者判断映光点的位置。然而也存在非斜视因素引起的偏离中央的映光反射，必须注意鉴别。

2. 当遮盖一眼，映光点偏离中央的另一眼会回到正位并注视。根据眼球运动的方向判断患者斜视的类型——内斜，外斜，左或右上或下斜。[56 p. 38]

3. Kappa 角指的是视线(连接黄斑与注视节点的连线)与瞳孔轴(垂直于角膜穿过瞳孔中央的连线)的夹角。正 Kappa 角(映光点向鼻侧移位)在 5 度以内为生理性的。正 Kappa 角可能给人外斜的印象，掩盖了内斜。[56 p. 32]

4. 大约 44% 的斜视性弱视患者存在偏心注视，造成弱视眼的映光点偏离角膜中央。[59] 如向鼻侧周边偏心注视的患者映光反射向颞侧移位。对于盘中心凹和盘黄斑注视的患者，映光反射的偏移往往太少而不容易被检查者发现。在这种情况下只能借助注视镜或眼底镜投射眼底进行偏心注视的诊断。遮盖患者健眼，让患眼注视目标，检查者对患者眼底注视目标的位置进行观察。[57 p. 260]

5. 大角度的正 Kappa 角可因注视眼黄斑向颞侧牵拉引起，常见于早产儿视网膜病变(黄斑异位)。这些患者常伴有假性外斜，视力通常下降。尽管视网膜存在变形，视力也可能保持正常或接近正常。垂直角度的 Kappa 角很少出现，可见于瘢痕形成、黄斑垂直牵拉的情况(如犬弓蛔虫感染)。

6. 瞳孔异位(偏心瞳孔)或虹膜缺损对检查者分辨正确的角膜映光位置造成一定困难。

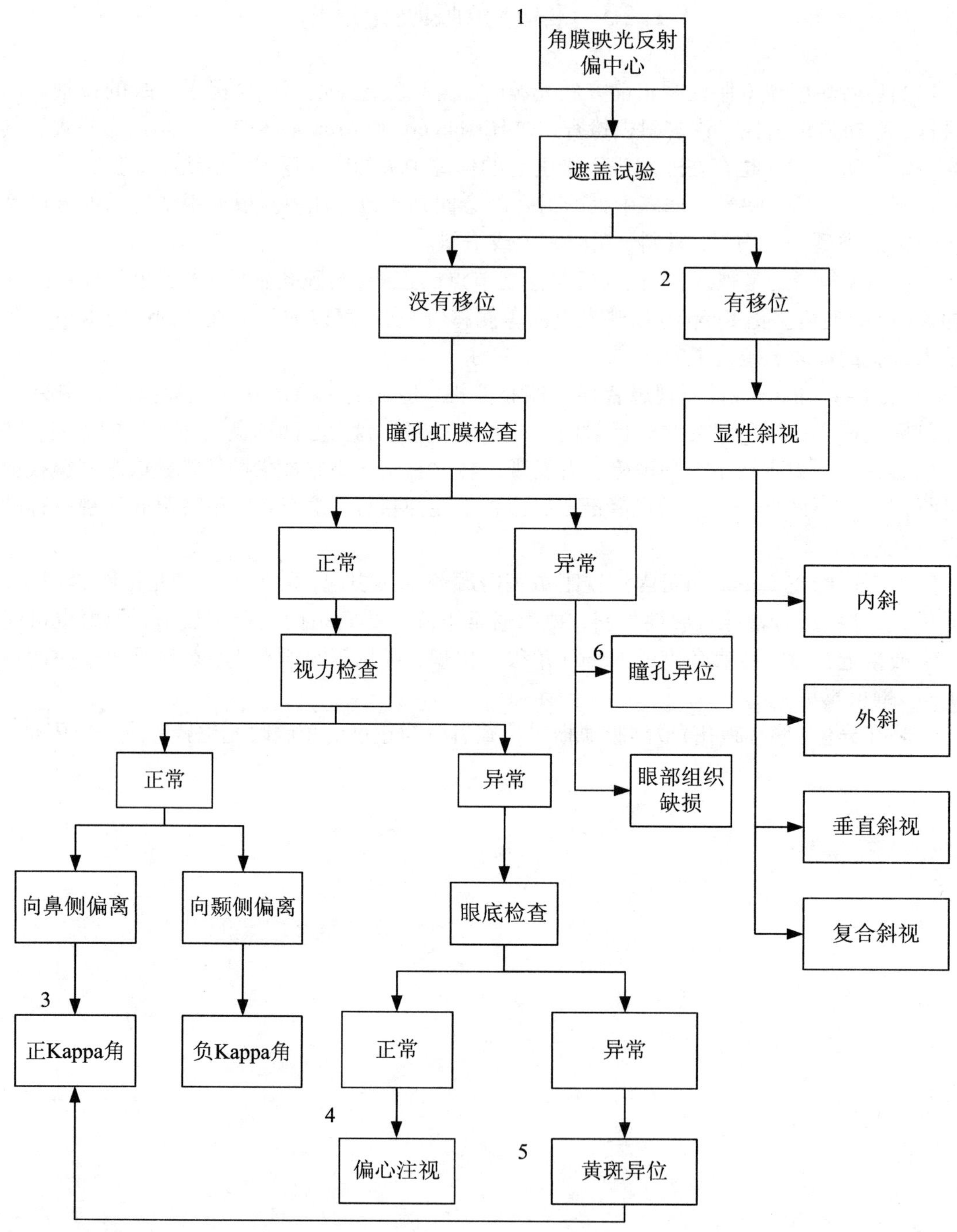
1
角膜映光反射偏中心
遮盖试验
没有移位
2
有移位
瞳孔虹膜检查
显性斜视
正常
异常
内斜
视力检查
6
瞳孔异位
外斜
正常
异常
眼部组织缺损
垂直斜视
向鼻侧偏离
向颞侧偏离
眼底检查
复合斜视
3
正Kappa角
负Kappa角
正常
异常
4
偏心注视
5
黄斑异位

1.14 斜视：分类

1. 可用各种临床表格对常规斜视进行分类。对于初学者而言，通过回答框 2 和 5 的问题，有助于解决不清楚的眼球运动问题。流程表右侧的框格罗列了各种可能的情况，有助于进一步明确诊断。

2. 确定偏斜方向时需参考患者的头位。如 V 征外斜的患者常伴有下颌上抬，V 征内斜常伴有下颌内收。此外，右眼眼球后退综合征Ⅲ型患者，如为外斜可伴随头向左侧倾斜，如为内斜则头向右侧倾斜。

3. 不管是隐斜，间歇性斜视还是显斜均可用遮盖试验确定[56 p. 38]（见 1.15 和 1.16）。

4. 确定共同性斜视（向各个方向注视斜视角相等），可在注视眼位测量斜视角。非共同性斜视不仅各个注视眼位的斜视角不同，斜视的方向也可能发生逆转。例如，右侧眼眶骨折的患者向上注视时可出现右下斜，而向下注视时则出现右上斜。[23 p. 424]

5. 一眼恒定为注视眼（单眼斜视）提示非注视眼视力可能较差。交替注视则提示双眼视力平衡。

6. 眼球运动受限是由眼外肌麻痹还是机械限制引起需要仔细评估，将在 1.30 章进一步讨论。

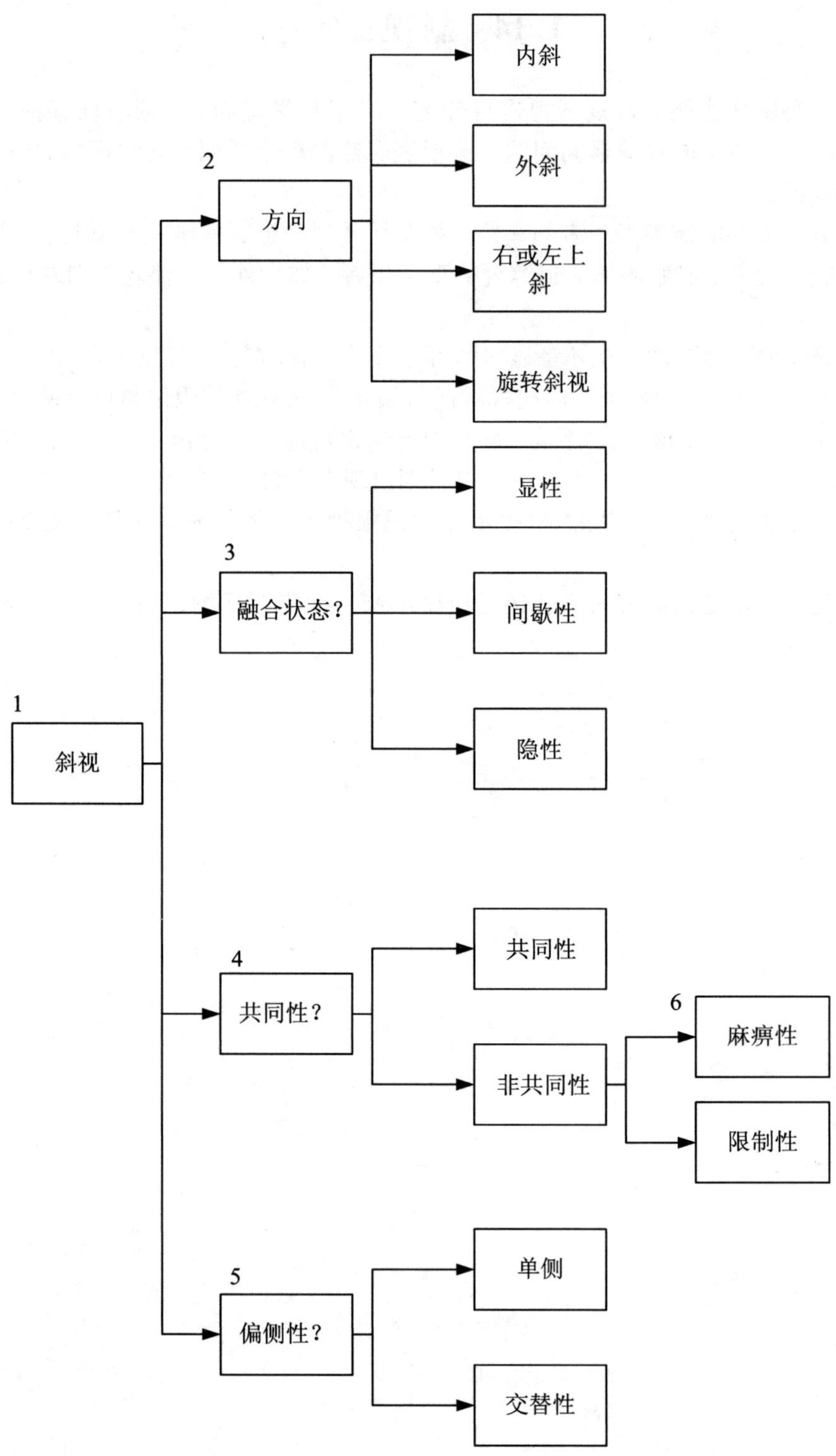
1
斜视
2
方向
内斜
外斜
右或左上斜
旋转斜视
3
融合状态？
显性
间歇性
隐性
4
共同性？
共同性
非共同性
6
麻痹性
限制性
5
偏侧性？
单侧
交替性

1.15 是否存在潜在斜视?

1. 遮盖 - 去遮盖试验可以发现融合机制控制的显斜。当双眼睁开时隐斜视会消失。当遮盖一眼时，融合被打破，另一眼可能向内、外、上或下转动。当去除遮盖后，检查者可以注意到去遮盖眼的眼球运动。在少数情况下，去遮盖眼未转回正位，在这种情况下，隐斜已成为显斜(间歇性斜视)。如果遮盖试验结果为阴性，尽管它主要反映运动融合功能，但也不能因此得出正常的感觉融合功能也存在的结论。如微小斜视，遮盖试验结果为阴性，但 4 度底向外三棱镜试验往往可以发现一眼中心凹抑制暗点，通常这一眼也是弱视眼(见 2.11)。[27]

2. 小角度的隐斜视可存在大多数正常人群中，应视为生理性的。因此正视眼应被视为一种理想的眼位平衡状态，甚至在正常人群中都很难发现。临床上正视眼一词往往提示不存在显性斜视。[57 p. 129]

3. 许多垂直斜视，特别是同时合并先天性婴幼儿内斜的，最终常被确诊为垂直分离性斜视(见 2.16)。

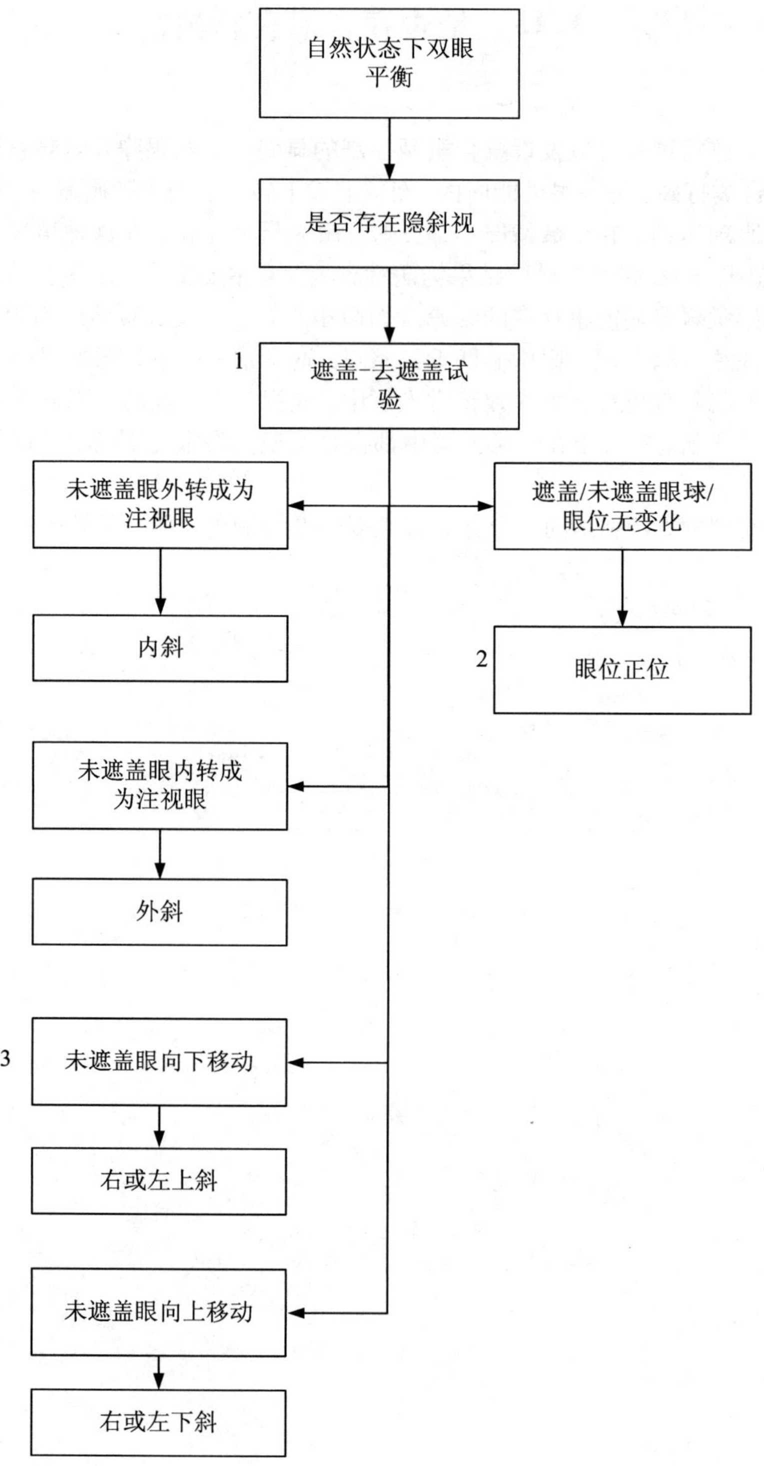
自然状态下双眼平衡
是否存在隐斜视
1 遮盖-去遮盖试验
未遮盖眼外转成为注视眼
遮盖/未遮盖眼球/眼位无变化
内斜
2 眼位正位
未遮盖眼内转成为注视眼
外斜
3 未遮盖眼向下移动
右或左上斜
未遮盖眼向上移动
右或左下斜

1.16 是否存在显性斜视?

1. 遮盖试验是诊断斜视最重要的定性试验。它可以非常简单、快速(在几秒种内)告诉检查者是否存在显性斜视,非注视眼转向哪个方向。这一试验必须取得患者的合作,患者必须能够持续注视 33 cm 和 6 m 远的目标。这一检查不能查出 2 个或少于 2 个三棱镜度的斜视。不推荐用注视光源作注视目标,因为当患者注视光源时,调节是不能控制的。

2. 正位是指交替遮盖没有发现显斜。[57 p.129]当双眼注视某一特殊位置时,在融合的作用下控制调节可以保持正位。当一眼被遮盖后,正位视的另一眼仍保持原来的正位。正位视并不是不存在眼球运动问题,患者可以在一个注视距离保持正位,而在另一个注视距离保持斜位,甚至可以出现临床具有显著意义的斜视或微小斜视。因此交替遮盖试验必须与遮盖－去遮盖试验同时进行。(见 1.15)

3. 遮盖试验结果阴性并不能说明双眼均为黄斑中心凹注视。遮盖试验结果阴性同时伴随一眼视力低下强烈提示微小斜视(见 2.11)或伴有离心注视的弱视存在(见 2.01)。当遮盖注视眼,偏斜眼常会调整眼位回到正位。对于微小斜视(常为内斜,偶尔见于外斜)这一调整运动可能不存在或者幅度很小而不易发现。[27, 36, 57 p.340]微小内斜可作为婴幼儿内斜治疗最终的理想结果,[60]它可同时合并屈光参差性弱视,比较少见的情况下可能为原发。

4. 对于离心注视的弱视患者,当遮盖健眼时,弱视眼不会产生任何矫正性的移动,或者由于这种移动非常轻微难以引起检查者注意。

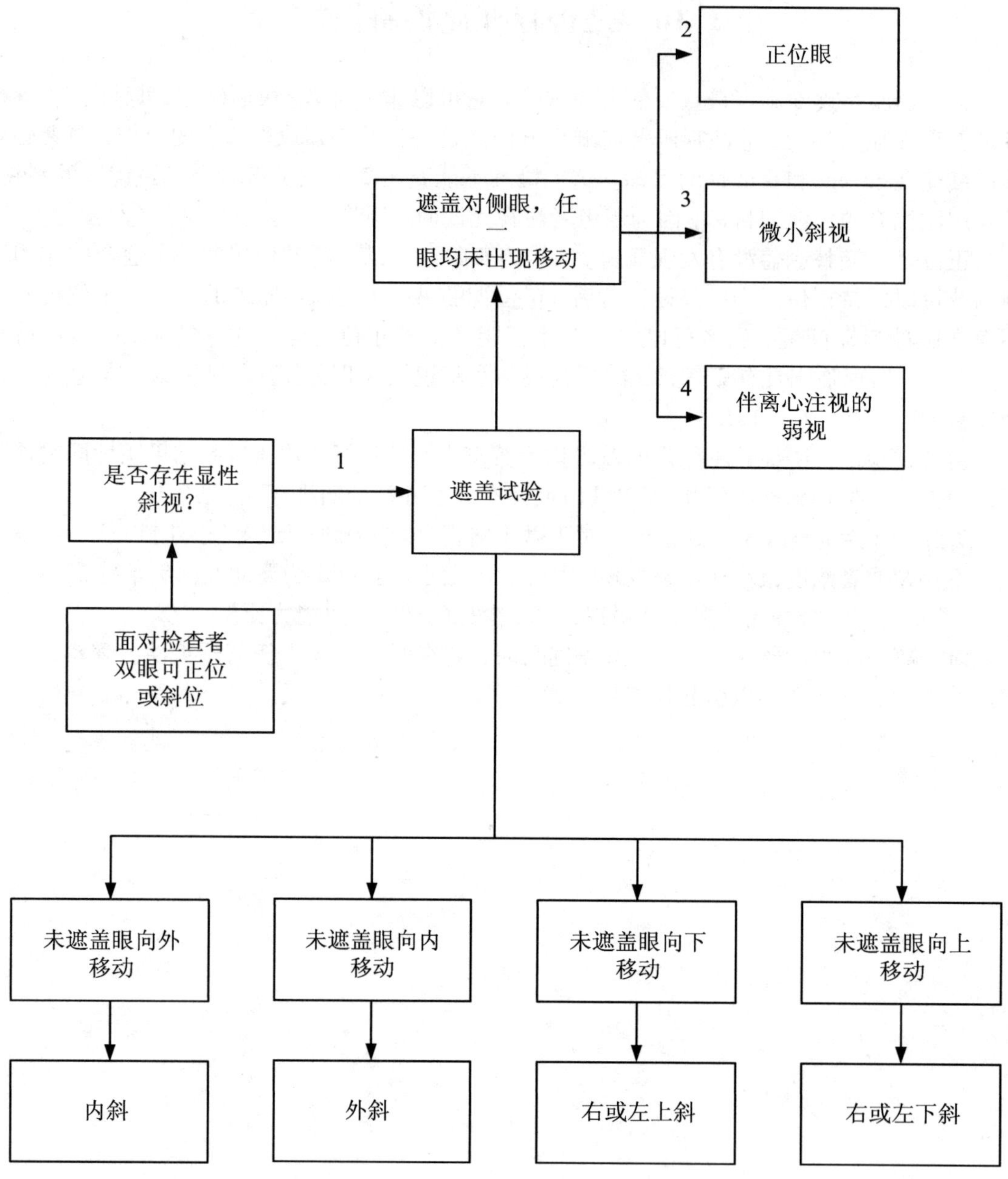
正位眼
遮盖对侧眼，任一眼均未出现移动
微小斜视
伴离心注视的弱视
是否存在显性斜视？
遮盖试验
面对检查者双眼可正位或斜位
未遮盖眼向外移动
未遮盖眼向内移动
未遮盖眼向下移动
未遮盖眼向上移动
内斜
外斜
右或左上斜
右或左下斜

1.17 先天性婴幼儿内斜: 病因

原发性婴幼儿内斜是指发生在出生后 6 个月之内的显著内斜, 并且各项神经系统检查均正常。它常伴有非常典型的临床特征。这些临床特征即使在远视矫正后也不消失[57 p.320]。这一特点可以把原发性婴幼儿内斜与其他出生时或出生后不久出现的内斜视鉴别, 如震颤阻滞综合征(见 2.33), 屈光调节性内斜(见 2.07), Duane 眼球后退综合征 I 型(见 2.50), 先天性外展神经麻痹和 Mobius 综合征。前缀"原发性"强调其病因不清。我们支持这样一种观点——即各种致斜视病因作用于感觉中枢未发育成熟的患儿, 脆弱的视觉系统就以先天缺陷或发育不全的运动融合反射的形式出现。[22; 23 p.136; 57 p.321]

1. 视觉系统在出生后的头 4 个月并未发育完全。眼位是不稳定的, 内斜或外斜常出现在正常人群中。[1, 39]

2. 对于发育中的婴幼儿, 一些已知或未知的致斜视因素作用于未发育完全的视觉系统可打破双眼平衡。

3. 当发育迟滞或先天性运动融合机制有缺陷时, 就会阻碍产生针对鼻侧视网膜差异(内斜)的矫正性融合分离。[2]图中所列的各种致内斜因素均可引发内斜。

4. 目前病因学上对伴或不伴随显隐性眼球震颤的婴幼儿内斜之间的差异仍不清楚。我们的经验是, 20% 的婴幼儿先天性内斜出现显隐性眼球震颤。

5. 内斜破坏正常的双眼视, 进而干扰视动性眼球震颤(OKN)反应的发育成熟。在出生后的几个月内, 鼻颞侧追随缺陷可见于所有正常婴幼儿。对于婴幼儿内斜, 这种缺陷可持续存在。[13]

6. 尽管视知觉系统发育尚不完善, 各种可能致斜视因素仍存在, 但正常的融合会聚反应从另一方面仍可以使双眼保持正位。

7. 对于正常双眼视, OKN 反应是成熟对称的。

"婴幼儿型内斜视"一词与"先天性内斜视"可以交替使用。相同情况下, 专家们具体选择哪一个名词, 取决于他们对病因的理解以及偏斜并非出生时就存在的重要性。

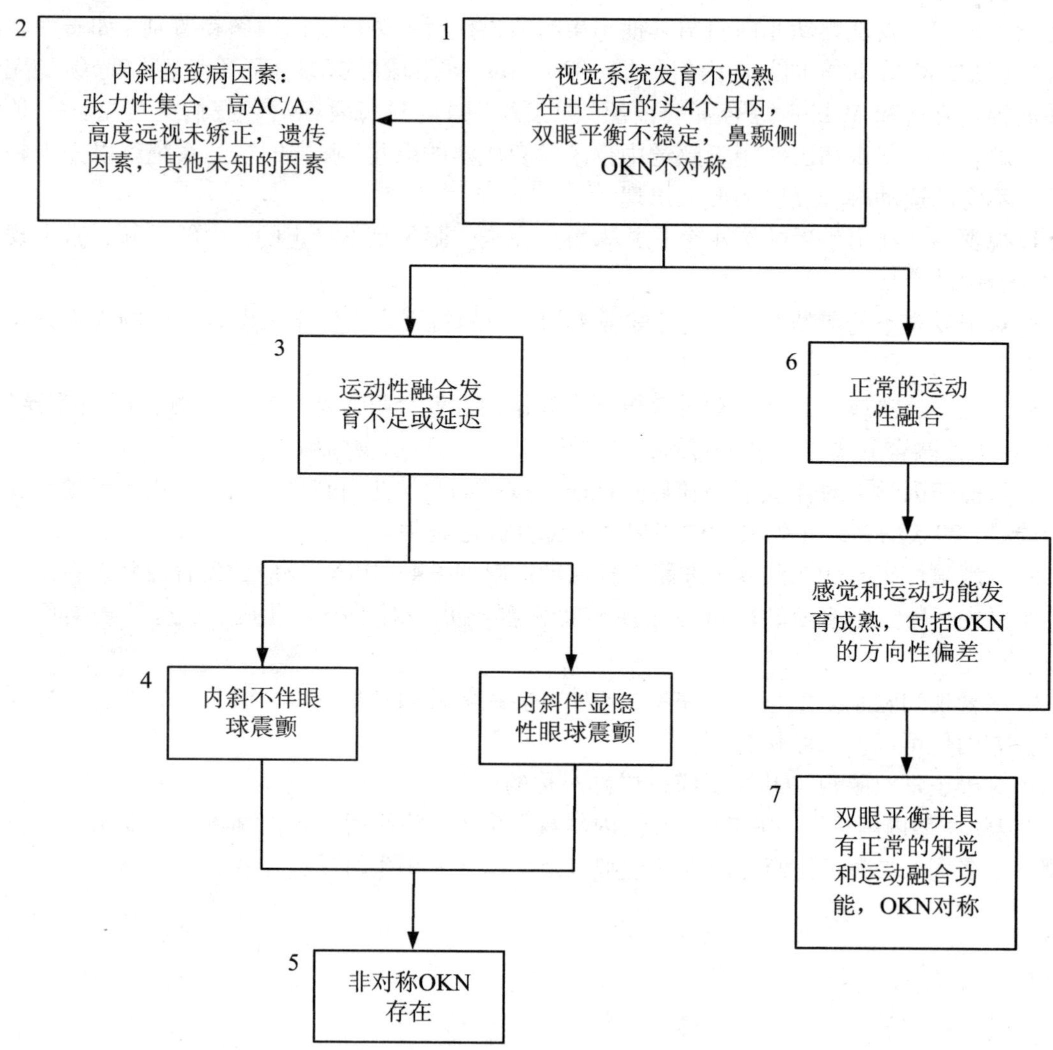
2
内斜的致病因素：
张力性集合，高AC/A，
高度远视未矫正，遗传
因素，其他未知的因素
1
视觉系统发育不成熟
在出生后的头4个月内，
双眼平衡不稳定，鼻颞侧
OKN不对称
3
运动性融合发
育不足或延迟
6
正常的运动
性融合
感觉和运动功能发
育成熟，包括OKN
的方向性偏差
4
内斜不伴眼
球震颤
内斜伴显隐
性眼球震颤
7
双眼平衡并具
有正常的知觉
和运动融合功
能，OKN对称
5
非对称OKN
存在

1.18 内斜：最初的抉择

检查内斜患者时，在得出正确诊断之前必须回答几个关键的问题。

1. 在不同的注视眼位，斜视角存在小的差异是非常常见的，与共同性斜视的诊断并不冲突。共同性斜视包括婴幼儿型内斜、屈光调节性和非屈光调节性内斜、非调节性集合过强、型内斜、急性和周期性内斜。在大多数情况下，非共同性斜视主要指麻痹性斜视或限制性斜视。

2. 经可靠的观察者证实出生后 6 个月内即出现的内斜视，常常可以把其诊断范围缩小至几种可能(见 1.20)。

3. 不像外斜，常常是间歇性的或隐性的，大多数内斜视是非常明显的。

4. 因为调节和融合效应，内斜视近的斜视度往往大于视远的斜视度(见 2.07 和 2.08)。

5. 对于所有内斜病例，必须在充分麻痹睫状肌的情况下检测屈光状态。对于屈光调节性内斜的处理见 2.07。

6. 对于视近斜视角明显大于视远斜视角的内斜病例，用梯度法测定 AC/A 值(见 2.08)。[57 p. 91]

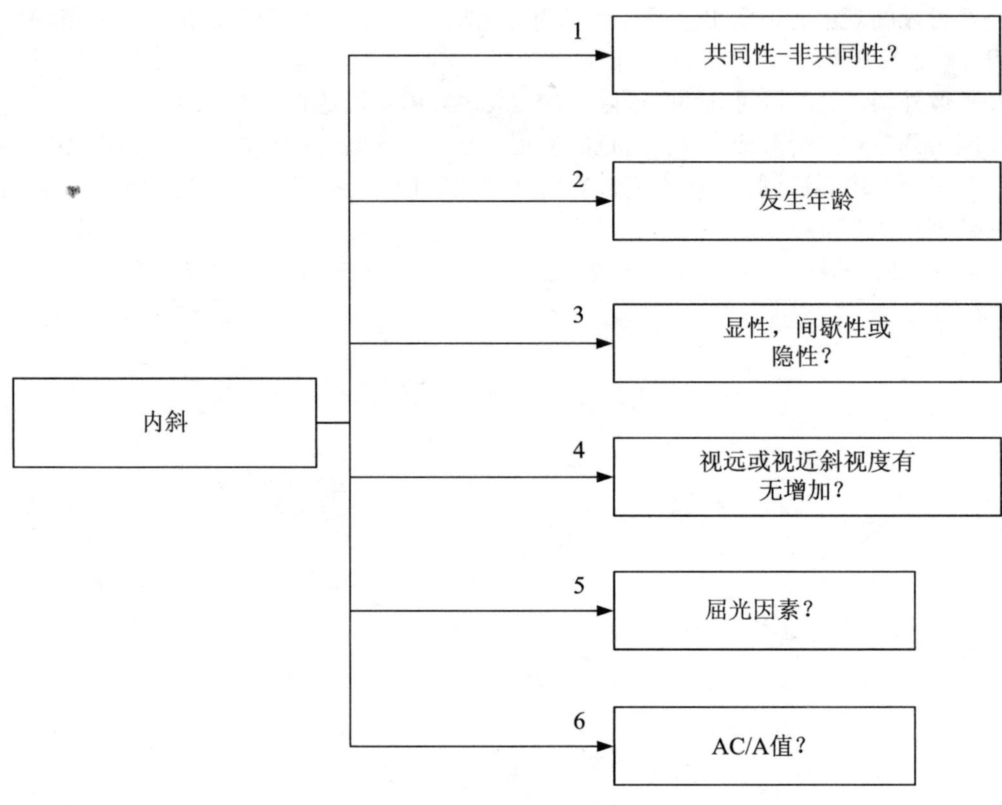
内斜
1
共同性-非共同性？
2
发生年龄
3
显性，间歇性或
隐性？
4
视远或视近斜视度有
无增加？
5
屈光因素？
6
AC/A值？

1.19 内斜：根据其伴随状态分类

1. 在确定眼位偏斜是共同性还是非共同性时首先应行眼球运动检查。在最初的检查中，要求患者或患儿注视来自各个诊断眼位的光源或玩具。检查者记录下眼球运动是否正常或者在某一诊断眼位是否存在肌力不足。紧接着用三棱镜加遮盖试验在第一眼位测量视远和视近的眼位偏斜度。如果怀疑存在 A、V 征，同样用三棱镜加遮盖试验检测左转、右转、上转 30 度和下转 30 度的眼位偏斜度（见 2.23 和 2.24）。

2. 调节性和非调节性内斜这一名称应用非常广泛，包括所有调节性集合过强的内斜，至于是否来自未矫正的高度远视或高 AC/A，则有助于探寻内斜的病因。

3. 被动牵拉试验在决定斜视是单纯的肌源性还是机械限制性时具有非常重要的诊断价值。外展功能不足或缺如可引起内斜，被动牵拉试验不受限制，多为同侧外展神经受累。然而，对于陈旧性麻痹，其拮抗肌——同侧内直肌可能会变僵直，继发性的肌肉挛缩可能会形成。这就导致外展神经麻痹时被动牵拉试验出现阳性。

4. 在没有外展神经麻痹的情况下出现被动牵拉试验阳性提示机械性阻塞存在而不是继发性内直肌挛缩阻碍眼球的外展运动。可伴随眼球运动受限范围内的快速扫视（见 1.30）。

5. 屈光调节性内斜的定义是指由未矫正的高度远视屈光不正引起的内斜，通过正确处方的框架镜或接触镜可以完全矫正视远和视近的斜视度。

6. 见 1.17。

7. 非调节性集合过强是指正常 AC/A 患者视近斜视度较视远斜视度至少大 15 个三棱镜度。[57 p.89]增加的视近斜视度是由非调节性的、过强的集合产生（张力性集合?）。

8. 当屈光不正完全矫正后高 AC/A 患者视近时由于调节加强，内斜角度会增加。[57 p.89]（见 1.21 和 2.07）。

9. 出生后 6 个月出现的内斜一般认为是获得性的。许多因素可以导致内斜。

10. 高度远视屈光不正完全矫正后仍残余部分内斜则称为部分调节性内斜。

11. 见 2.33。

12. 见 2.10。

13. 一种少见但非常有趣的内斜则依时间规律周期出现，一般是间隔 48 小时：24 小时正常的双眼视之后紧接着出现 24 小时的显著内斜。手术治疗取决于斜视出现时的最大内斜角度。同时手术治疗常有助于恢复正常双眼视功能。[21, 57 p.414]

14. 高度轴性近视眼球的增大可以造成眼球运动受限。[12]

15. 见 2.11。

16. 先天性纤维化综合征的特点是：上转受限，下颌上抬，企图向上注视时内斜角度增大。这是一种常染色体显性遗传，常合并上睑下垂。[23 p.518]

17. 见 2.55。

18. 见 2.54。

19. 见 2.50。

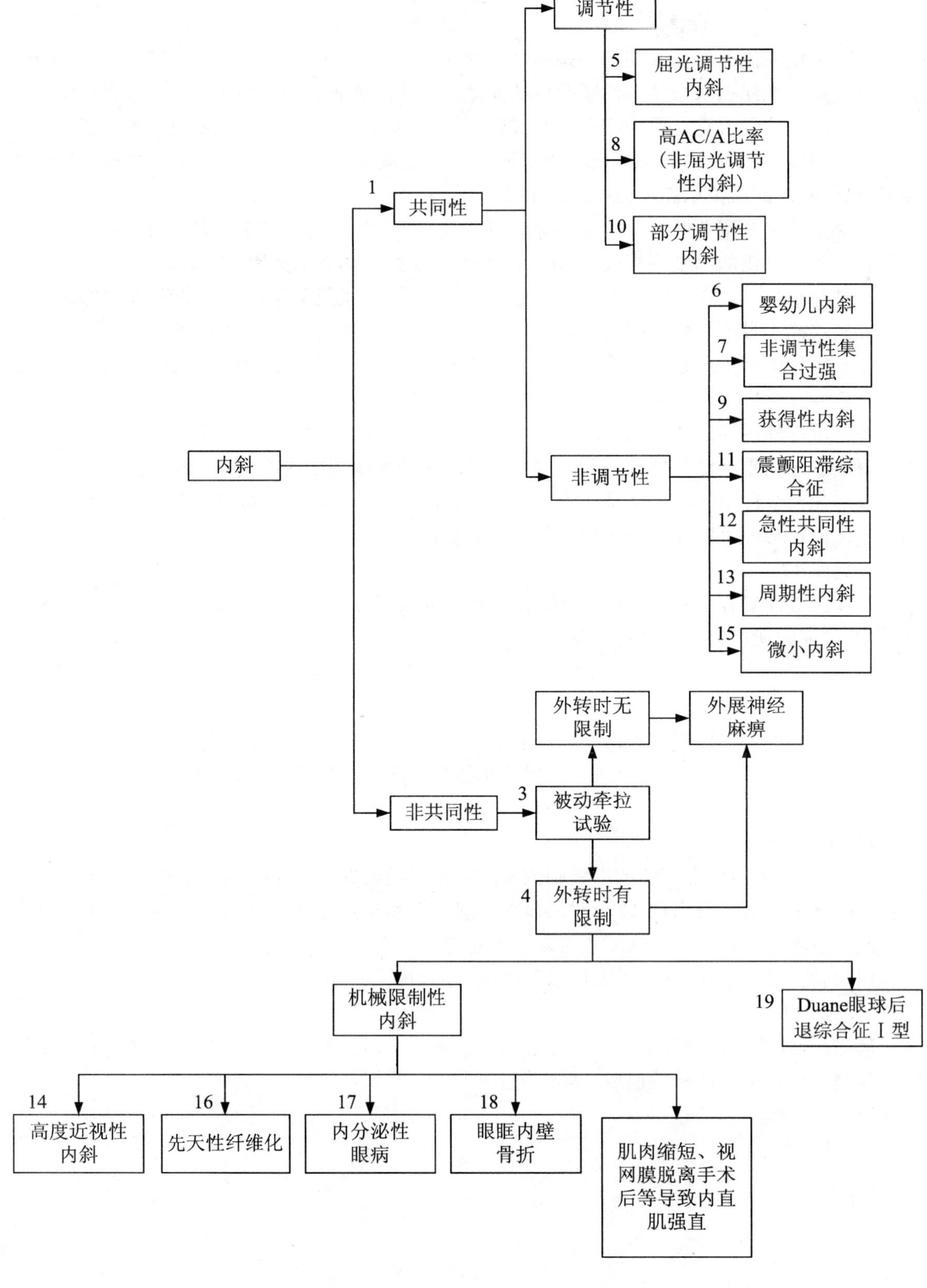
内斜
1 共同性
2 调节性
5 屈光调节性内斜
8 高AC/A比率（非屈光调节性内斜）
10 部分调节性内斜
非调节性
6 婴幼儿内斜
7 非调节性集合过强
9 获得性内斜
11 震颤阻滞综合征
12 急性共同性内斜
13 周期性内斜
15 微小内斜
非共同性
3 被动牵拉试验
外转时无限制
外展神经麻痹
4 外转时有限制
机械限制性内斜
19 Duane眼球后退综合征Ⅰ型
14 高度近视性内斜
16 先天性纤维化
17 内分泌性眼病
18 眼眶内壁骨折
肌肉缩短、视网膜脱离手术后等导致内直肌强直

1.20 出生后6个月之内发生的内斜

1. 眼科医生和负责基础医疗保健的全科医生经常会问这样一个问题："对于婴儿什么时候内斜表现最明显，及其可能的病因有哪些?"近来通过对大量新生儿的调查研究发现：三分之二的新生儿在刚出生的头几个小时和头几天常出现间歇性外斜，[1,39]但没有人表现为典型的婴幼儿先天性内斜；此后再检查时，有几个患儿表现为典型的婴幼儿内斜。在刚出生的头两个月，眼的协调性还不稳定，可能偏向外斜。在出生后的2~4个月内，眼的协调性趋向稳定，通过特殊检查可以查出立体视觉。对于一个婴儿，如果神经系统检查正常、没有明显的高度远视屈光不正，出生后4个月仍持续的内斜多为婴幼儿内斜，应带到专科医生处就诊。[23 p.391]

2. 屈光调节性内斜常常发生于2~3岁时，偶尔也可能在出生后6个月内出现，矫正高度远视有效。[45]

3. 震颤阻滞综合征是发生在婴幼儿期的一种内斜。由于残存的融合试图减弱显性眼球震颤的强度而导致震颤阻滞。

4. 对于患有内斜的婴幼儿，常存在明显的外展受限。这是由交叉注视或具有中间带的显隐性眼球震颤注视眼的内转引起。然而，如果这种限制在单眼遮盖和行娃娃头试验时仍存在，就有必要进一步检查。婴幼儿的外展神经麻痹常常是短暂的，不会有后遗症。

5. 双眼外展神经和面神经麻痹常见于Mobius综合征。其特征是可能存在内斜和远端舌的缺陷。[23 p.519]

6. 见2.50。

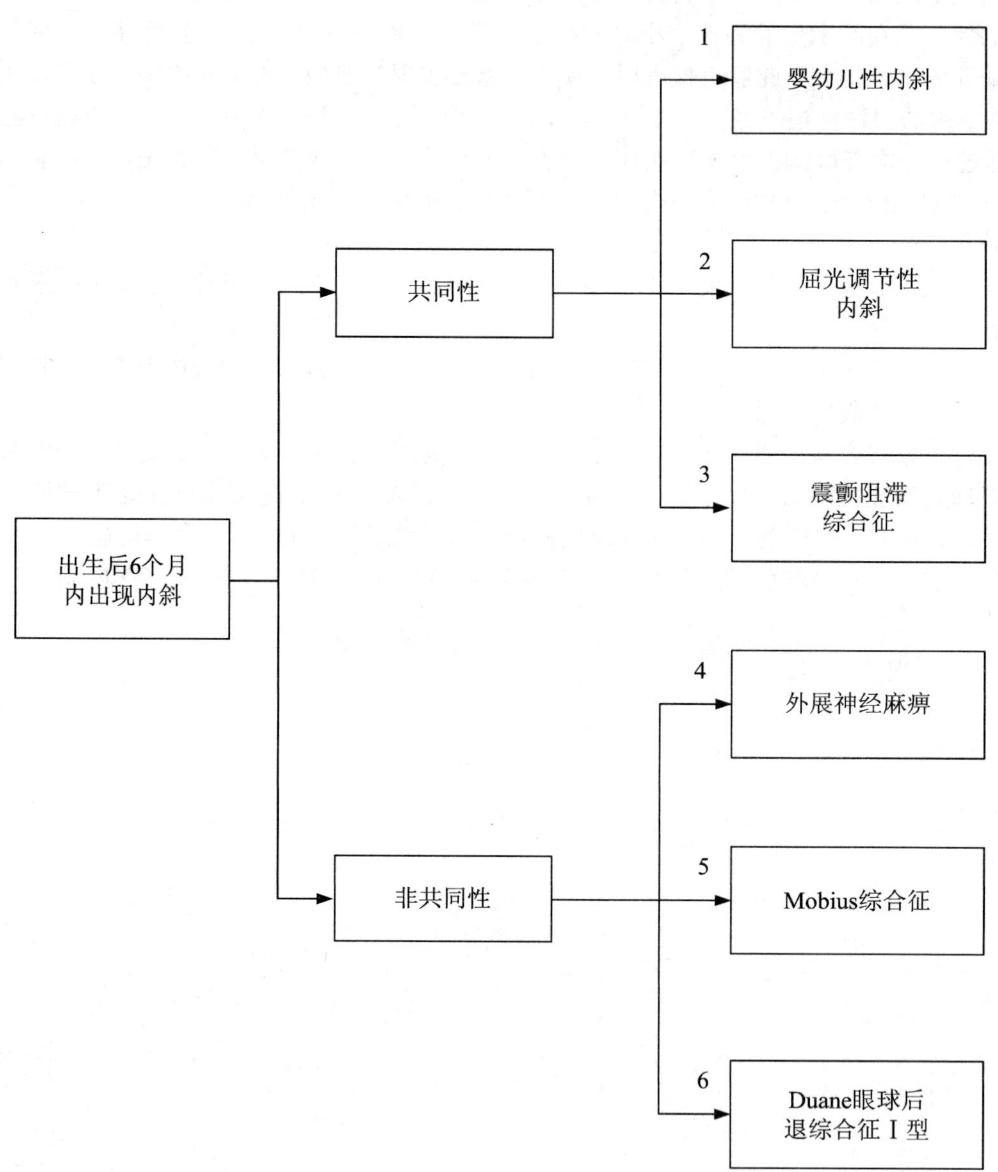
出生后6个月
内出现内斜
共同性
非共同性
1
婴幼儿性内斜
2
屈光调节性
内斜
3
震颤阻滞
综合征
4
外展神经麻痹
5
Mobius综合征
6
Duane眼球后
退综合征Ⅰ型

1.21 内斜：按照远近斜视度差异分类

1. 绝大多数内斜视近时(33 cm)斜视角较视远时(6 m 远注视距离)稍有增加。这是由于视近生理性集合张力增加所导致。

2. 任何内斜如果视远斜视度明显大于视近斜视度，就提醒检查者排除神经系统病因。这一发现通常仅限于获得性内斜并且常见于外展神经麻痹。对于这些病例，眼球运动检查提示轻度外展受限同时侧方注视时斜视度增加。较少见的是，部分分开麻痹或完全麻痹也可能是其病因。在这种情况下，外展没有明显受限，第一眼位和向外侧注视的斜视角相同。

3. 见 2.08。

4. 见 2.08。

5. 见 2.45。

6. 见 2.47。

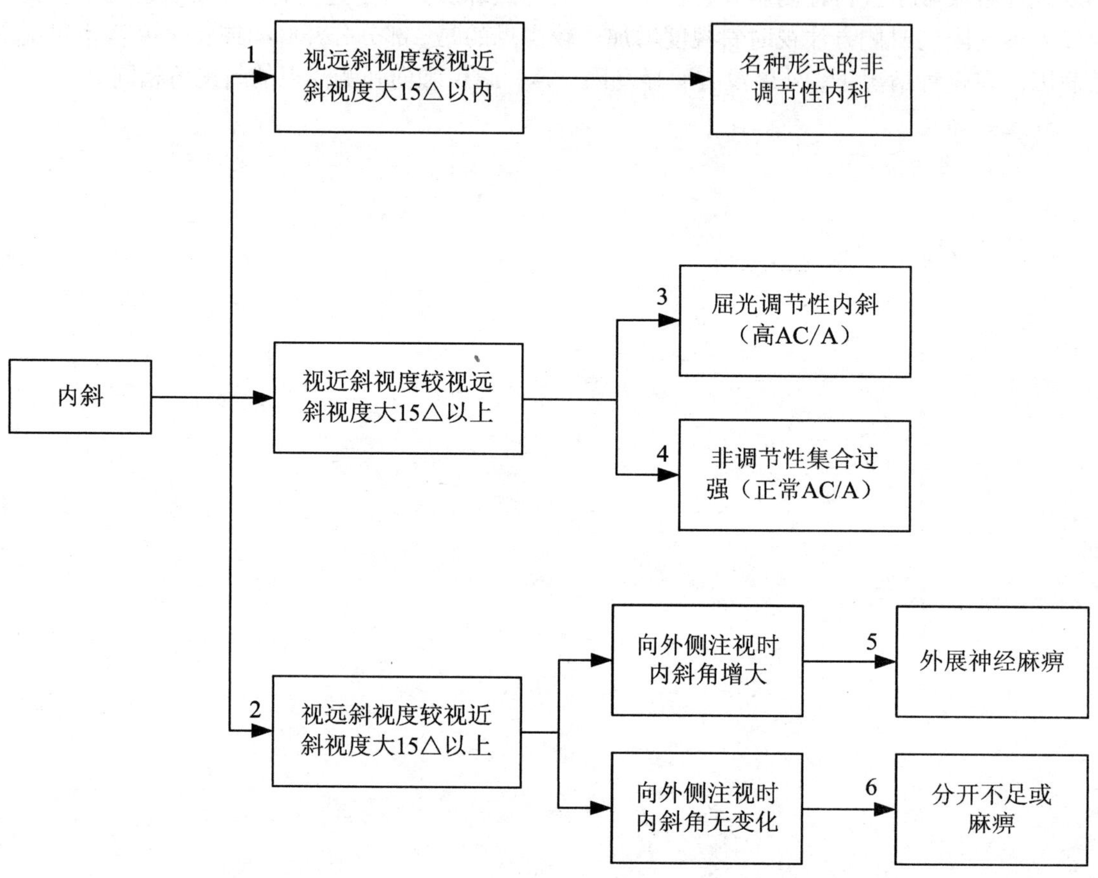
内斜
1
视远斜视度较视近斜视度大15△以内
名种形式的非调节性内科
视近斜视度较视远斜视度大15△以上
3
屈光调节性内斜（高AC/A）
4
非调节性集合过强（正常AC/A）
2
视远斜视度较视近斜视度大15△以上
向外侧注视时内斜角增大
5
外展神经麻痹
向外侧注视时内斜角无变化
6
分开不足或麻痹

1.22 外斜：分型

1. 这一分类是一百多年前由 Duane 提出的，仅用于原发性外斜。[15]这一外斜分类是根据视近和视远斜视角的不同而区分。按照其他原理分类也是可以的(如根据融合控制的状态可分为，原发性和继发性斜视)。需要强调的是，名词“集合不足型”或“分开过强型”并不代表其病因。事实上，没有明显证据显示集合不足或分开过强的神经支配可以造成外斜。然而，尽管这些名词可能引起混淆，自从 Burian 和 Miller 再次引入这些名词后，它们已经广泛用于临床眼科。至于外斜的治疗见 2.12。

2. 如果 AC/A 比[57 p.89]正常的话，由于调节性集合的影响，大多数外隐斜视近斜视角不超过 10 至 15 个三棱镜度。只有斜视角大于 15 个三棱镜度以上才考虑有临床意义。

3. 正如前面所阐述的，外隐斜如果视近斜视角较大(集合不足型)并不代表患者集合功能不足。实际上，功能性的集合不足(见 2.48)可见于内隐斜、外隐斜和正视眼。

4. 遮盖一眼 30 至 45 分钟[48]可以破坏融合和张力性集合，视近时斜视角会增加(类似分开过强)。在此期间去除遮盖后即使片刻的双眼同时视都应防止。因为强大的融合机制可以重新建立，患者因此能够学会控制视近的斜视角。[56 p.126]

5. 真正的分开过强型外斜视较类似分开过强型少。[8]

6. 类似分开过强型外斜仅仅是一种基本型外斜，这种外斜视具有强大融合机制，在视近注视时可以减轻外斜。

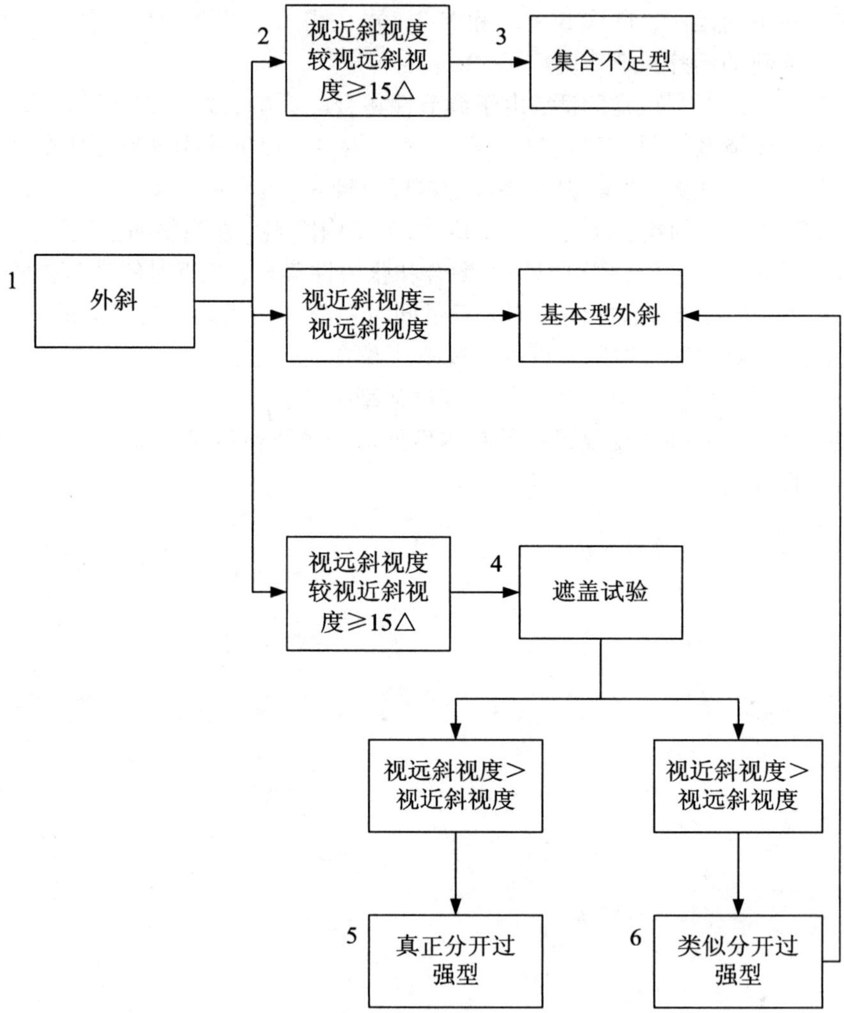

1 外斜

2 视近斜视度较视远斜视度≥15△

3 集合不足型

视近斜视度=视远斜视度

基本型外斜

视远斜视度较视近斜视度≥15△

4 遮盖试验

视远斜视度＞视近斜视度

视近斜视度＞视远斜视度

5 真正分开过强型

6 类似分开过强型

1.23 外斜：最初的抉择

1. 融合控制的程度决定斜视是否是显性的、间歇性的或隐性的。上午的时候外隐斜容易被融合控制，随着时间的推移患者逐渐疲劳，就可以出现外显斜。在决定患者如何控制外斜时，应该在一天之内的不同时间重复检查。一般而言，间歇性外斜常见于双眼视力相等、眼球运动正常、共同性水平偏斜的患者，尽管也可以出现 A、V 征。

2. 对于间歇性外斜，有必要决定多少比例的时间内患眼呈现外斜。临床上这一要素远比斜视偏斜角重要得多。例如，一个 50 三棱镜度的外斜患者仅在 5% 的时间内表现明显，就不算是一个具有临床意义的偏斜。相反，仅 20 三棱镜度的间歇性外斜患者在 80% 的时间内都表现明显，就具有显著临床意义。[23 p. 435]

3. 视远和视近斜视角的差异可以决定斜视矫正的手术方式（见 2.12）。

4. 不论斜视角的大小和病因，恒定性外斜是具有临床意义的。斜视角愈大，患者手术矫正的效果愈好。但是如果双眼视力正常，手术矫正后周边视力会降低。患者对周边视野缩小的意识也会随之消失。

5. 共同性恒定性外斜的患者双眼视力可以相等或其中一眼视力降低。实际上视力较差也可引起外斜（知觉型外斜）。如果一眼视力减低，手术通常仅限于在该眼上实施。[23 p. 508]

6. 非共同性恒定性外斜可以双眼视力相等或一眼视力降低。

7. 外伤、既往的眼肌手术（外直肌较紧），视网膜脱离手术或先天原因，如Ⅱ型或Ⅲ型 Duane 眼球后退综合征均可引起内转的机械限制（见 2.51 和 2.52）。

8. 内直肌麻痹引起的外斜，常见于动眼神经麻痹，可伴随上睑下垂和麻痹眼的下斜。外直肌挛缩可引起内转受限。

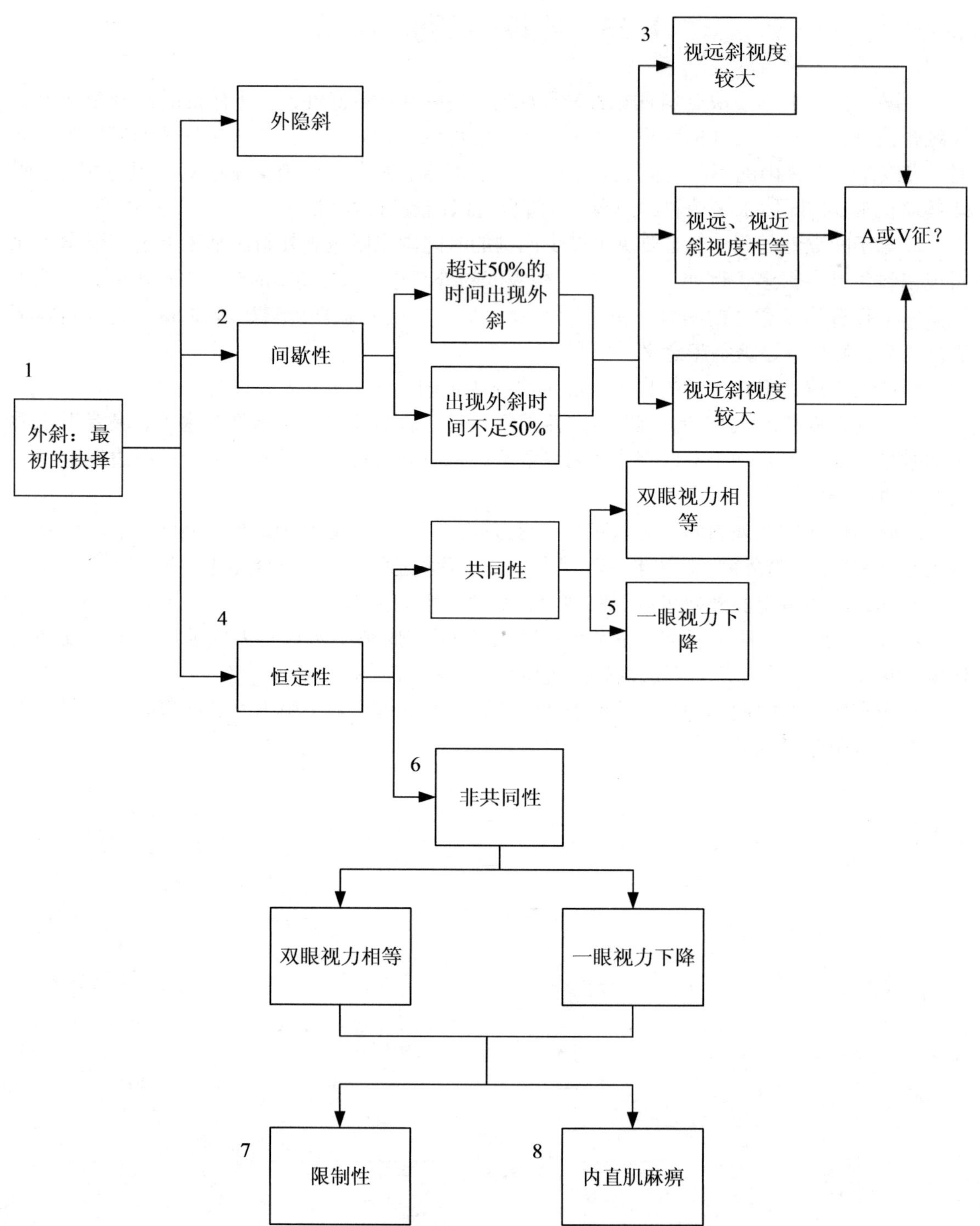
1
外斜：最初的抉择
外隐斜
2
间歇性
超过50%的时间出现外斜
出现外斜时间不足50%
3
视远斜视度较大
视远、视近斜视度相等
视近斜视度较大
A或V征？
4
恒定性
共同性
双眼视力相等
5
一眼视力下降
6
非共同性
双眼视力相等
一眼视力下降
7
限制性
8
内直肌麻痹

1.24 垂直旋转斜视分类

1. 垂直旋转斜视包括垂直斜视，独立的旋转斜视或者二者皆合并。

2. 垂直性复视，有些时候可合并图像倾斜(旋转斜视)，常常可见通过异常头位代偿。最常见的有症状的旋转斜视病因多为外伤性滑车神经麻痹，尤其是当麻痹出现在双侧。在检查前详细问病史可以提供发现疾病本质的重要线索(见 2.41 和 2.42)。

3. 通过检测各诊断眼位的偏斜度就可以明确哪一条垂直肌肉或斜肌功能亢进或减弱，从而判断斜视是否是非共同性的。

4. 被动牵拉试验可以决定斜视究竟是神经支配因素引起(部分或完全麻痹)还是限制因素引起(见 1.30)。

5. 新近发生的肌肉麻痹，被动牵拉试验是阴性的。

6. 垂直分离性斜视(DVD)和真正的垂直斜视的区别体现在几个方面(见 2.16)。DVD 可同时合并垂直斜视和 A、V 征。

7. 共同性垂直斜视是非常少见的。发现一个明显垂直偏斜的患者在各个诊断眼位斜视角一致是非常不正常的。在大多数情况下这类患者可能在一定时间内是一个麻痹性垂直旋转斜视，随着时间迁移逐渐变成共同性的。其他情况，如既往水平斜视手术中肌止点不经意的上移或下移也可引起垂直斜视。

8. 麻痹性斜视尽管起初阶段是非共同性的，随着时间的迁移可以逐渐趋向共同性的。

(见 2.30)反向偏斜是一种获得性、共同性垂直斜视。经常发生于老年人，因脑干微血管损伤所致。可以是自限性的；如果不是，至少可暂时用垂直棱镜治疗。偏斜常为小角度，少于 10 个三棱镜度。长期的反向偏斜可通过徙后一条或多条垂直肌肉进行治疗。[23 p. 427]

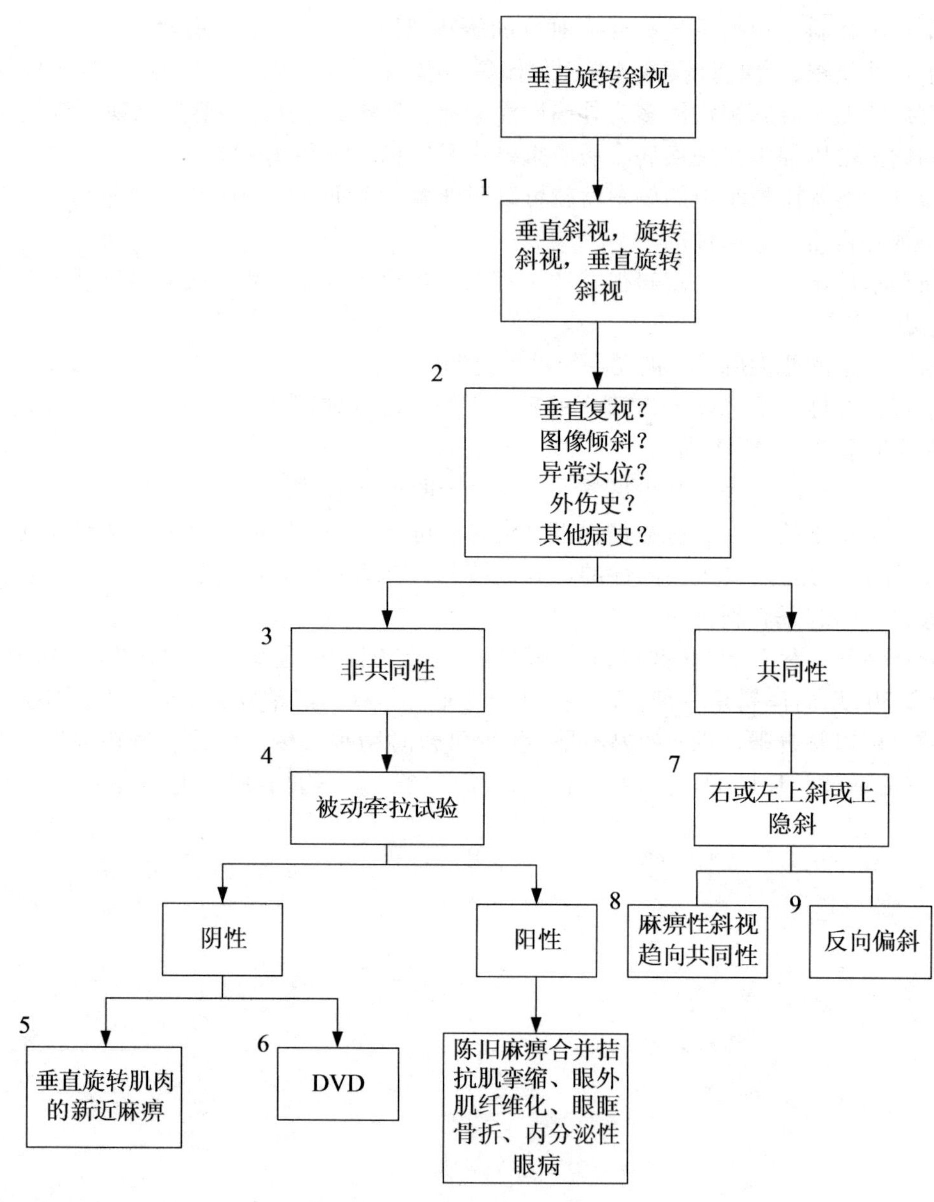
垂直旋转斜视
1
垂直斜视，旋转斜视，垂直旋转斜视
2
垂直复视？
图像倾斜？
异常头位？
外伤史？
其他病史？
3
非共同性
共同性
4
被动牵拉试验
7
右或左上斜或上隐斜
阴性
阳性
8
麻痹性斜视趋向共同性
9
反向偏斜
5
垂直旋转肌肉的新近麻痹
6
DVD
陈旧麻痹合并拮抗肌挛缩、眼外肌纤维化、眼眶骨折、内分泌性眼病

1.25 异常头位

异常头位在最初的检查中是非常容易发现的。最好在自然随意的环境下观察患儿(如，采集病史的时候把患儿的注意力引向父母)，父母亲或患儿可能并没有意识到异常头位的存在。对大多数非共同性斜视而言，偏头是为了避免复视。因为这一原因，异常头位常被视为“代偿”头位。很少见的是，当融合成为不可能或难以维持时，头转向复视像分离最大的位置(矛盾性头位)[70]。与非共同性斜视无关的头位倾斜或转头见于眼球震颤，这时在某些注视眼位可以出现中间带(震颤减弱或消失)。另外一个由眼引起，但与眼球运动无关的是未矫正的屈光不正。在采集病史时，非常重要的是要明确异常头位是否是恒定性的，头位的方向是否总是一致的，它是否总是出现或仅在某一注视距离出现。异常头位必须引起关注，因为它可以造成颈部劳损，如果放任不管的话，可继发脊柱侧凸、颈肌挛缩[57 p.173]和颜面部[23 p.330]不对称。

(1)见 1.26。

(2)见 1.27。

(3)见 1.28 和 1.29。

(4)见 1.26，1.27，1.28 和 1.29。

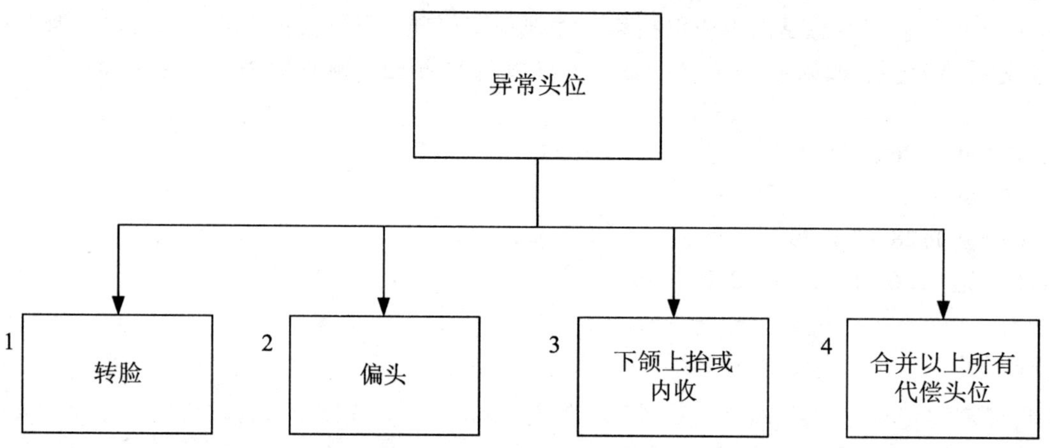
异常头位
1
转脸
2
偏头
3
下颌上抬或
内收
4
合并以上所有
代偿头位

1.26 偏头

患者头或脸偏向一侧而眼睛注视对侧有两个原因：①他或她不能注视一侧故而转向注视另外一侧；②他或她之所以选择注视那一侧是因为这样比较舒服，可以提高视力或避免复视。尽管绝大多数偏头是由斜视或眼球震颤引起，但也应该考虑到未矫正的屈光不正或一侧听觉缺陷也可以引起偏头。

(1)患者通过转脸，使眼球转到某一位置以达到眼球震颤幅度减弱到最低(这一位置称为中和点或中间带)。在这一位置视力最佳，但矫正头位后视力会降低。在不经意的情况下，眼位或头位可能是正的，但当注视较小物体或视物集中时(如检查视力时或看电视时)，转脸就非常明显了。周期性交替性眼球震颤可以交替出现不同方向的转脸代偿(见2.33和2.34)。[23 p.446]

(2)先天性婴幼儿内斜和显隐性眼球震颤的患者常喜欢其主导眼保持在一个极端内转的位置。之所以这样是因为眼球震颤在这个位置可以明显减弱。注视眼的方向通常会形成代偿头位。[23 p.365; 69]

(3)分离性垂直或水平偏斜通常伴随代偿头位(见2.16)。

(4)在其他情况下大多数人习惯“闭上”内转眼以避免复视。头位转向内转眼一侧。

(5)当一眼不能内转或外转时，患者通常会朝受限制方向对侧注视。这样可以使内或外转受限的患眼能够进行一定水平范围的运动。例如，当外转受限时，最喜欢的注视眼位是其中一个内转位。为了避免复视通常会出现代偿头位。

(6)有一些单侧动眼神经麻痹的病例，患者会用麻痹眼注视而对侧眼可能是弱视眼。在这种情况下，头转向非麻痹眼一侧(见2.36)。

(7)合并外斜的Ⅱ型 Duane 眼球后退综合征，面常转离受累眼一侧，与较常见的合并内斜的Ⅰ型 Duane 眼球后退综合征头转向受累眼一侧相反(见2.50，2.51，和2.52)。代偿头位可见于任何一类 Duane 眼球后退综合征。

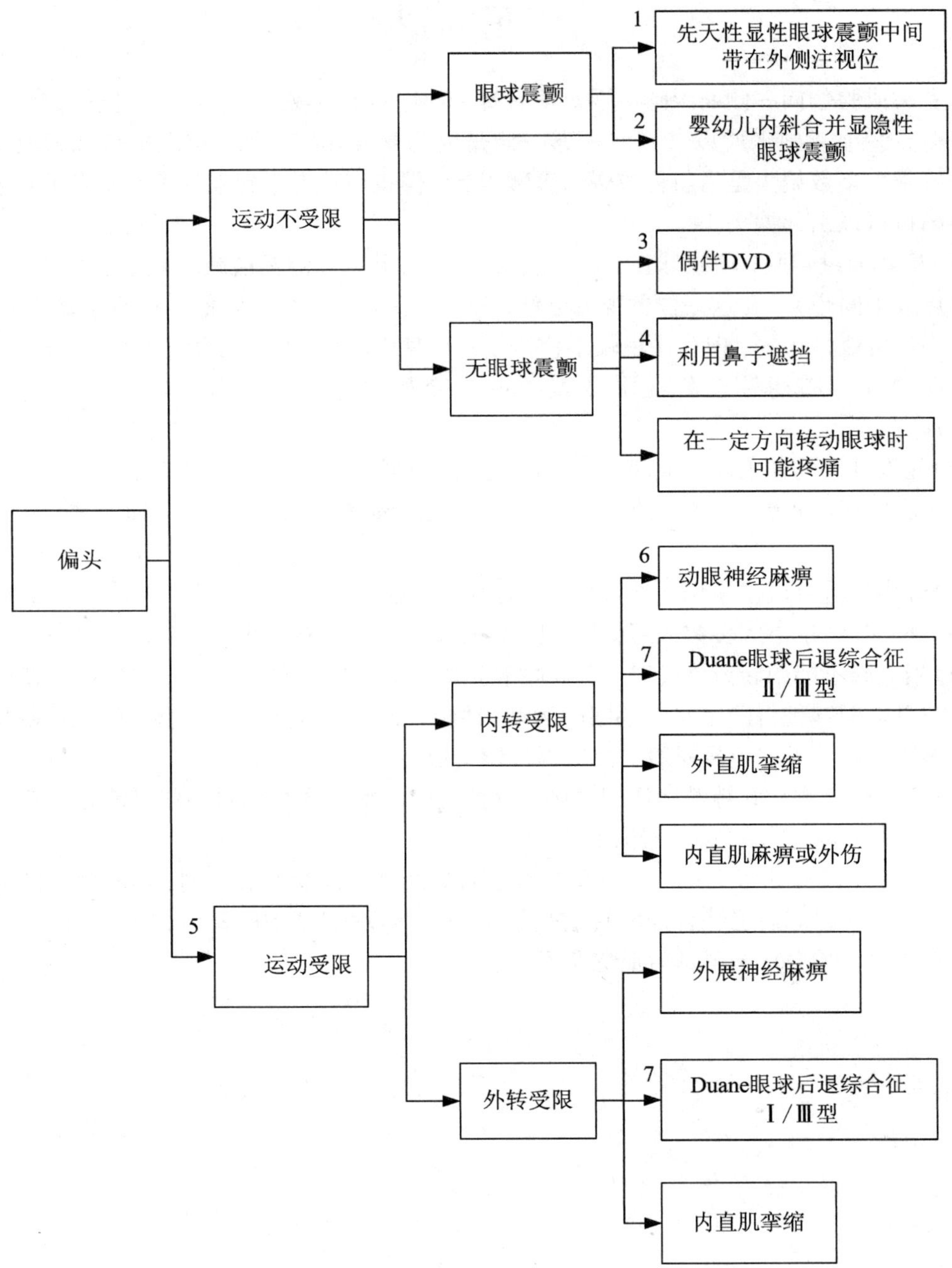
偏头
运动不受限
眼球震颤
1 先天性显性眼球震颤中间带在外侧注视位
2 婴幼儿内斜合并显隐性眼球震颤
无眼球震颤
3 偶伴DVD
4 利用鼻子遮挡
在一定方向转动眼球时可能疼痛
5 运动受限
内转受限
6 动眼神经麻痹
7 Duane眼球后退综合征Ⅱ/Ⅲ型
外直肌挛缩
内直肌麻痹或外伤
外转受限
外展神经麻痹
7 Duane眼球后退综合征Ⅰ/Ⅲ型
内直肌挛缩

1.27 头向一侧肩倾斜

1. 先后遮盖右眼和左眼，观察患者头位有无变化。非眼性斜颈的患者遮盖试验头位无变化，检查过程中应鼓励患者坐直，并把患者的注意力引向远处的注视目标。非常重要的是，在检查过程中不要让患者知道检查的目的并使患者处于放松状态。对于幼儿，最好要求他在检查室来回走动以便观察。

2. 偏头可以补偿视觉上的倾斜。遮盖旋转斜视的患眼，偏头就会消失。

3. Brown 综合征的患者通过采用下颌上抬，面转向对侧肩的代偿头位来获得融合。[23 p. 352, 353, 381, 384; 57 p. 470]

4. 对于垂直旋转斜视患者，偏头合并转脸可以避免复视。少见情况是，当难以获得融合时通过偏头以使复视像最大限度地分离。[70]这时候头位倾斜的方向就不具有诊断意义。遮盖一眼就可以消除复视，保持头位正位。

5. 具有中间带的先天性眼球震颤患者注视时，为获得中间带头会向一侧肩倾斜。偏头时患者可获得最佳视力，眼球震颤的振幅可降到最小幅度甚至不容易观察到。[67]

6. 长期的眼性斜颈可导致颈部肌肉强直，颈椎畸形[57 p. 173]和面部不对称。[74]即使去除眼部病因后，异常头位作为眼性斜颈的后遗症仍可长期存在。

7. 胸锁乳突肌纤维化可能因生产过程中肌肉内的出血造成。不同于眼性斜颈，先天性斜颈在出生后 6 个月就可能出现。可触到强直的肌肉阻止头部向健侧被动倾斜。

8. 至于非常少见的引起严重头部倾斜[55]的病因，应该考虑鉴别诊断。

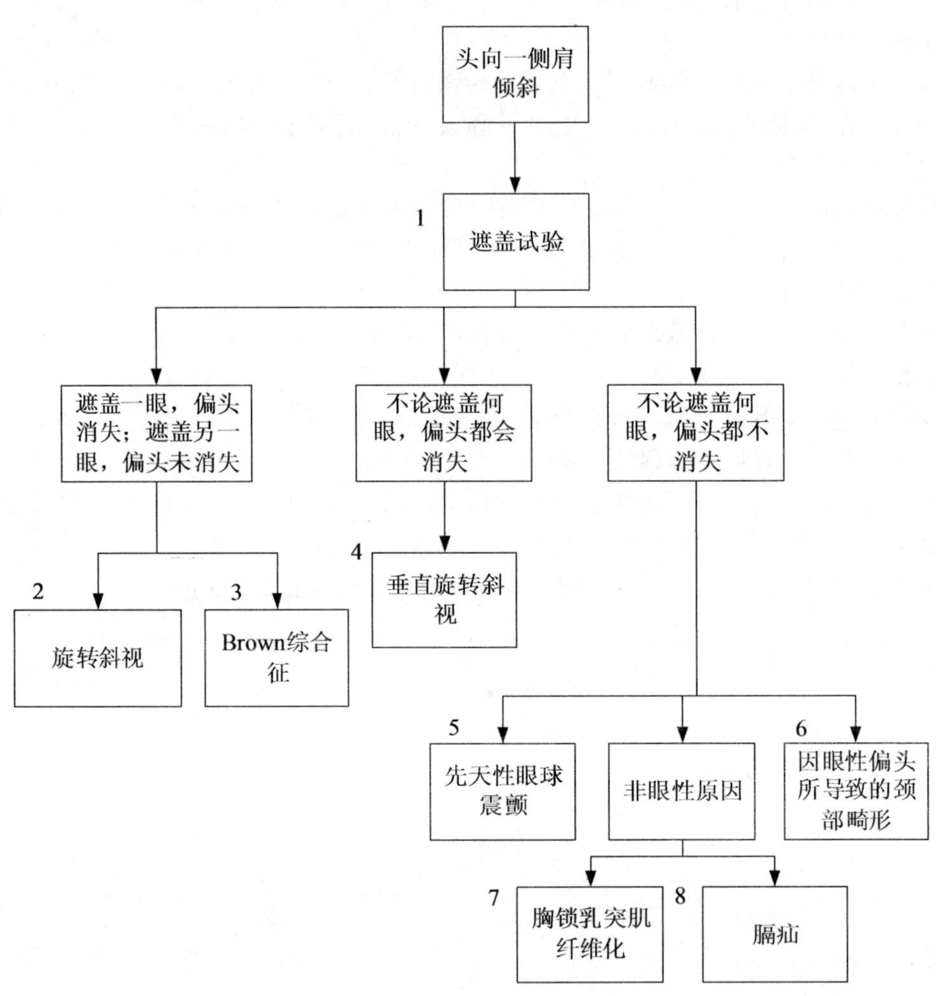
头向一侧肩倾斜
1
遮盖试验
遮盖一眼，偏头消失；遮盖另一眼，偏头未消失
不论遮盖何眼，偏头都会消失
不论遮盖何眼，偏头都不消失
2
旋转斜视
3
Brown综合征
4
垂直旋转斜视
5
先天性眼球震颤
非眼性原因
6
因眼性偏头所导致的颈部畸形
7
胸锁乳突肌纤维化
8
腸疝

1.28 下颌上抬

1. 当双眼处于向下注视位时，患者往往会采取下颌上抬的异常头位以得到一个舒适的双眼视或提高视力。患者可能会避免采用第一眼位，因为在这一位置可能会出现复视或视力下降。

2. 诊断的第一步必须决定患者双眼上转是否正常。如果正常，就可以排除因神经源性或机械限制性因素引起的垂直斜视。

3. 当遮盖试验(见 1.16)显示向上注视时存在斜视，向下注视时遮盖任何一眼，眼球都没有移动，就说明水平斜视在垂直位存在非共同性(A 或 V 征)。一些患者可能注意到当头伸直时会出现复视，但下颌上抬时却不会出现复视。

4. A 或 V 征的诊断通过注视上转 30 度和下转 30 度的目标用三棱镜加遮盖试验得到(见 2.22 和 2.23)。[23 p.371, 375, 376; 57 p.405]

5. 直接注视通常就可以诊断眼球震颤。偶尔，眼球震颤的幅度太小，常规检查可能不易发现，就可能需要借助眼底镜或双目间接检眼镜(微小眼球震颤)(见 2.33)。

6. 先天性或获得性眼球震颤患者当眼处于下转位时可能存在中间带。在这种情况下患者通过下颌上抬获得较好的视力。因为提高幅度很小难以用视力表测量但足可以导致患者保持一个不舒适的异常头位。[23 p.444]

7. 见 2.33。

8. 当眼球运动检查提示上转受限时应该进行被动牵拉试验。在绝大多数情况下这些限制提示存在以下多种原因引起的上转机械限制。对于合作的患者可以在诊室局部予以 4% 盐酸利多卡因麻醉的情况下进行被动牵拉试验。要决定患者是否存在上转受限，引导患者向上注视是非常重要的。

9. 因下直肌内分泌性肌病引起的上转受限常常是非对称的。然而在大多数情况下双眼均会受累，需要在双眼肌肉上施行手术(见 2.55)[23 p.402, 403, 405; 57 p.410]

10. 见 2.54。

11. 见 2.29。

12. 见 2.53。

13. 见 2.37 和 2.40。

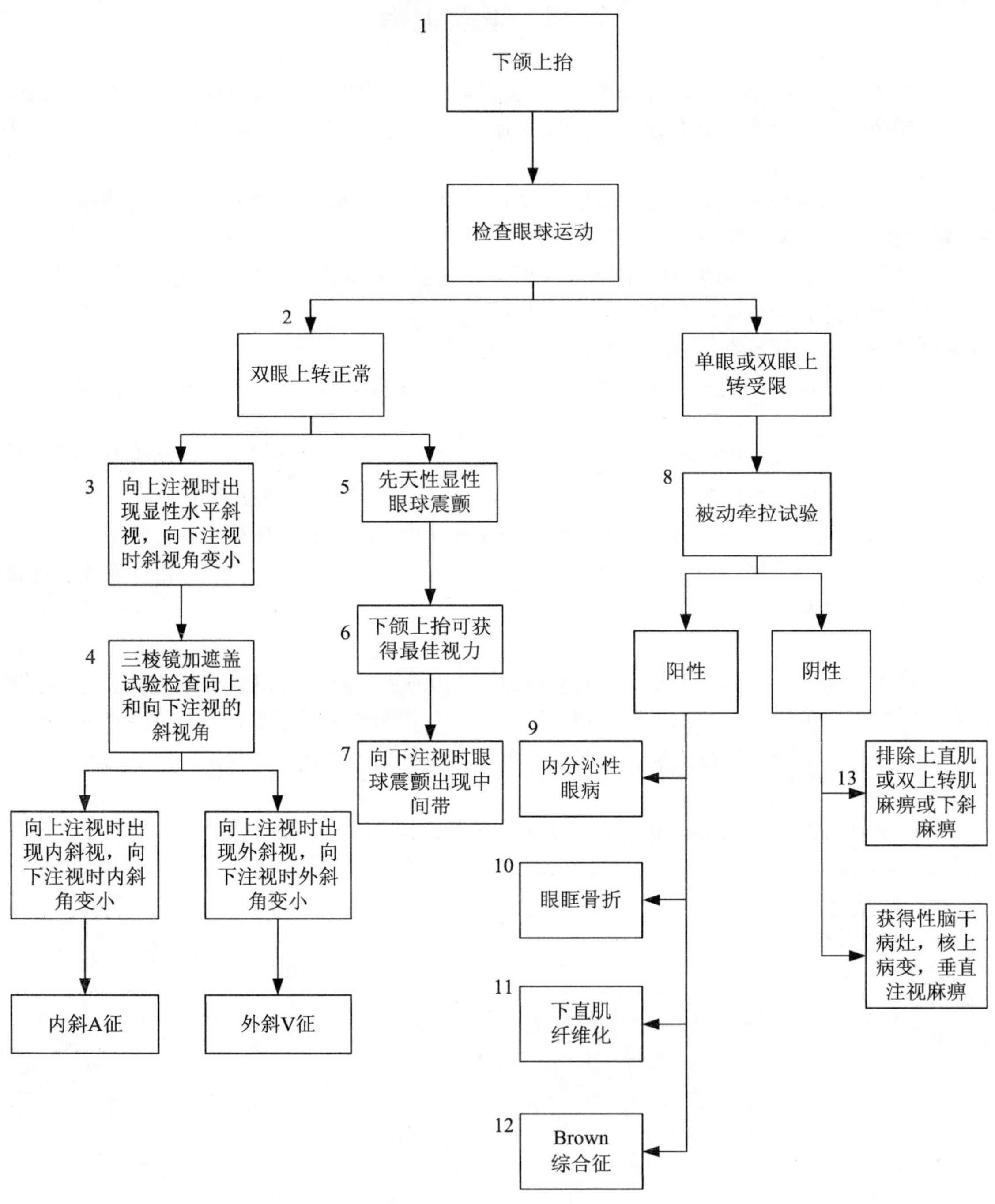
1
下颌上抬
检查眼球运动
2
双眼上转正常
单眼或双眼上转受限
3
向上注视时出现显性水平斜视，向下注视时斜视角变小
5
先天性显性眼球震颤
8
被动牵拉试验
4
三棱镜加遮盖试验检查向上和向下注视的斜视角
6
下颌上抬可获得最佳视力
7
向下注视时眼球震颤出现中间带
阳性
阴性
9
内分泌性眼病
13
排除上直肌或双上转肌麻痹或下斜麻痹
向上注视时出现内斜视，向下注视时内斜角变小
向上注视时出现外斜视，向下注视时外斜角变小
10
眼眶骨折
获得性脑干病灶，核上病变，垂直注视麻痹
11
下直肌纤维化
内斜A征
外斜V征
12
Brown综合征

1.29 下颌内收

1. 下颌内收可以帮助患者避免向下注视并获得一个舒适的双眼视或者向上注视时提高视力。当眼处于低位时，患者可能会出现复视或视觉疲劳。这种视觉疲劳是因肌力不平衡时患者努力维持融合所致(肌性视疲劳)。下颌内收和上抬均可引起颈强直，因此需要治疗。

2. 在检查开始时必须注意双眼是否能同时下转或者其中一眼是否存在下转受限。这种限制多为神经源性的，很少由机械限制引起(见 1.09 和 1.10)。

3. 有一些患者下颌内收时可以提高视力，但当双眼处于第一眼位或下转位时视力会降低。这可能是由于先天性显性眼球震颤引起，在检查时可以发现这一现象并且眼球上转时存在中间带。在某些情况下因为震颤的幅度太小以至于大体检查时检查者没有发现。在这种情况下通过裂隙灯显微镜或检眼镜让患者注视目标可以帮助发现震颤。获得性的垂直震颤向上注视时也存在视力较好的中间带，这时患者常表现为下颌内收(见 2.41 和 2.42)。

4. 见 2.24，其他引起下颌内收的原因可能为双侧外展或滑车神经部分或完全麻痹(见 2.41和 2.42)。

5. 见 2.23。

6. 下直肌麻痹可较快地引起同侧上直肌挛缩。由此产生的复视使患者下颌内收，避免麻痹眼在第一眼位和向下注视位出现上斜视。

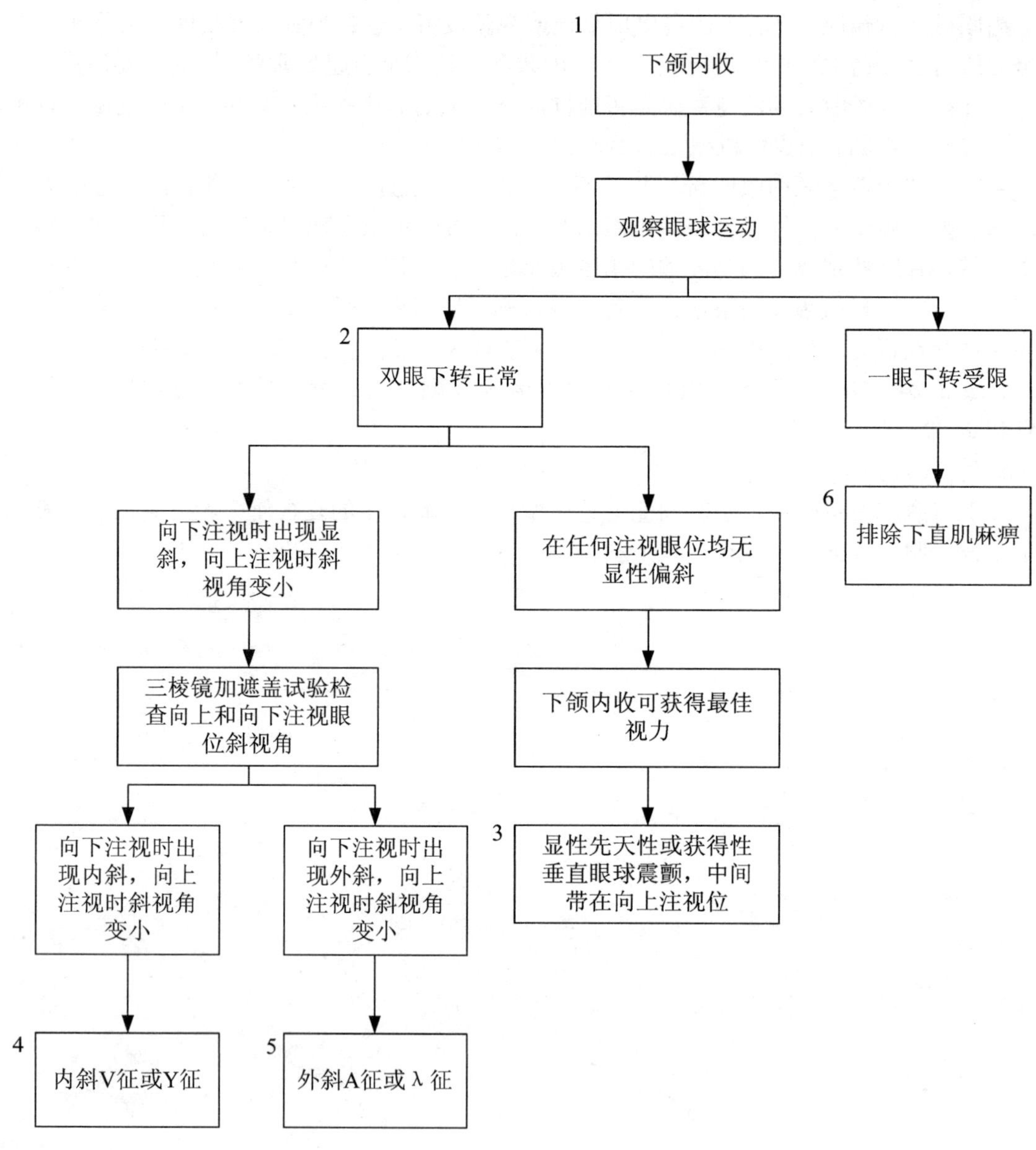
1
下颌内收
观察眼球运动
2
双眼下转正常
一眼下转受限
向下注视时出现显斜，向上注视时斜视角变小
在任何注视眼位均无显性偏斜
6
排除下直肌麻痹
三棱镜加遮盖试验检查向上和向下注视眼位斜视角
下颌内收可获得最佳视力
向下注视时出现内斜，向上注视时斜视角变小
向下注视时出现外斜，向上注视时斜视角变小
3
显性先天性或获得性垂直眼球震颤，中间带在向上注视位
4
内斜V征或Y征
5
外斜A征或λ征

1.30 神经源性与限制性斜视

1. 当眼球运动不到位时，我们就应该考虑眼球运动受限的原因可能是部分麻痹、完全麻痹、机械限制或二者皆有。

2. 如果患者合作的话，可以滴几滴盐酸普鲁卡因、丁卡因或4%的利多卡因麻醉结膜后在诊室行被动牵拉试验。用镊子在近角膜缘处夹住结膜，当患者向肌力不足的方向注视时检查者牵拉完成受限的眼球运动。需要注意的是，检查过程中不要压迫眼球，因为这样可以导致被动牵拉失效而事实上限制是存在的。如果被动牵拉不受限制，就应该考虑存在部分或完全麻痹。如果运动受限，说明眼球运动存在机械限制。

3. 我们的书中描述了如何评估肌力。[23 p. 93，100；57 p. 426]如果有相应的设备，眼球扫视速度也可以测量并记录。

4. 任何时候只要有可能就应该鉴别是一条或一组肌群的部分麻痹还是完全麻痹。

5. 眼球运动受限的患者，在眼球运动的有限范围内产生的肌力可以是阳性的。在这种情况下，当眼球试图向运动受限方向注视时，眼内压会增加。[23 p. 102]这是一种间接测量肌力的方法。此外，在运动受限范围内，眼球扫视是敏捷的而不是漂移的。如果在眼球运动受限的情况下眼内压增加或者发现敏捷的眼球扫视，就说明有正常神经支配的运动受限存在。在这些情况下解除限制就足以恢复眼位正位。

6. 如果限制存在的情况下没有肌力产生，就有必要在解除限制的同时行肌肉移位以恢复第一眼位的正位。[23 p. 100]

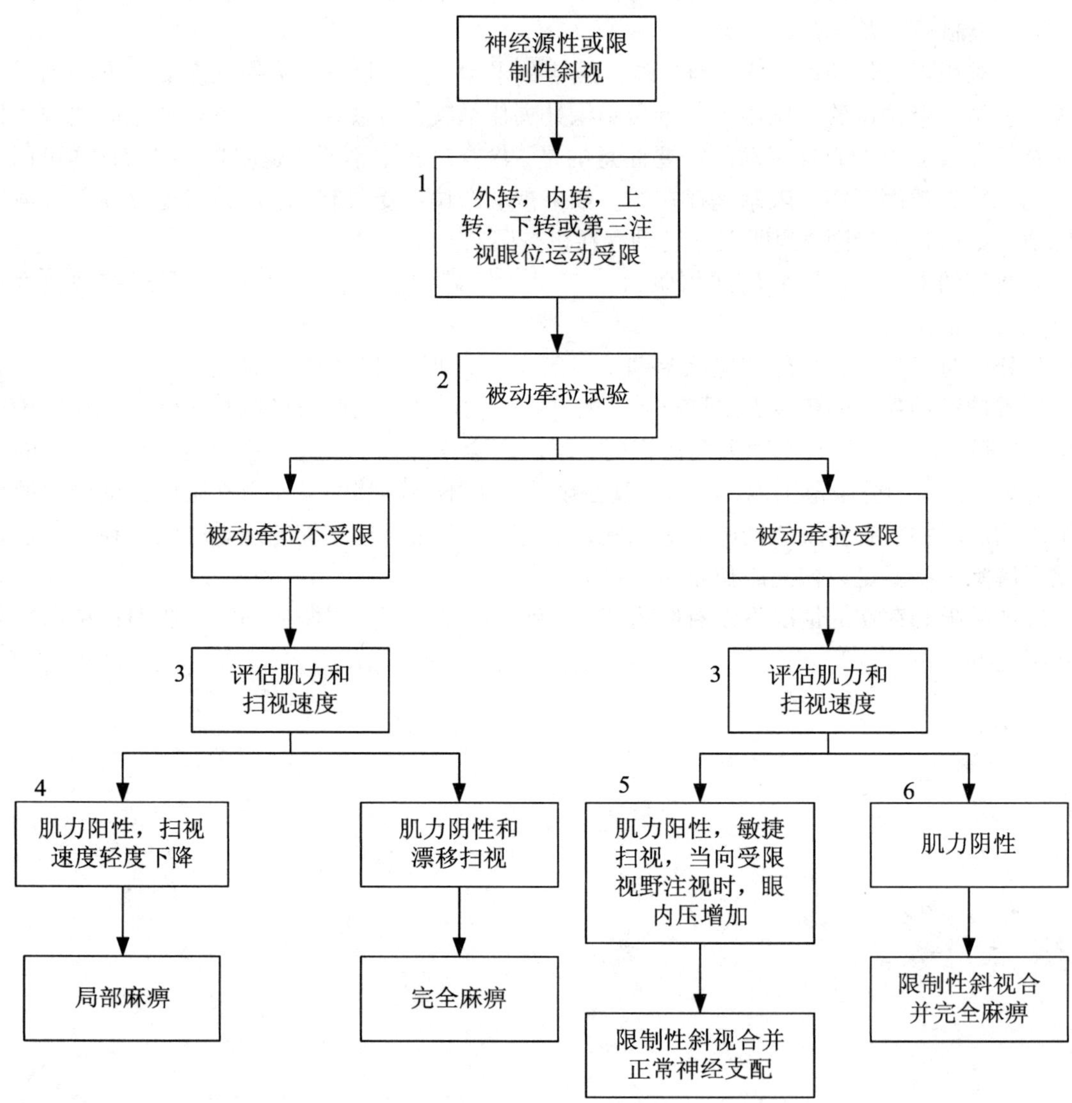
神经源性或限制性斜视
1
外转，内转，上转，下转或第三注视眼位运动受限
2
被动牵拉试验
被动牵拉不受限
被动牵拉受限
3
评估肌力和扫视速度
3
评估肌力和扫视速度
4
肌力阳性，扫视速度轻度下降
肌力阴性和漂移扫视
5
肌力阳性，敏捷扫视，当向受限视野注视时，眼内压增加
6
肌力阴性
局部麻痹
完全麻痹
限制性斜视合并正常神经支配
限制性斜视合并完全麻痹

1.31 陈旧性麻痹与新近发生的麻痹

判断麻痹是否是新近发生的还是存在已久或者一出生就存在，这对于决定患者的治疗方案以及在某些情况下需要作出法医学鉴定而言是非常重要的。表1罗列了一些鉴别要点，可以帮助检查者在没有详细外伤史或医疗记录、或者牵涉到医疗赔偿、患者故意误导检查者的情况下做出正确的决定。

1. 对于新近发生的眼外肌麻痹，复视是患者最突出的主诉。对于婴儿或年幼的小孩，可能没有主诉，但不自主地总是闭上一只眼，这也可能是复视存在的一个征兆。对于存在时间较久的麻痹，患者可通过代偿头位避免复视。

2. 主诉物像倾斜几乎无一例外地出现在新近发生的滑车神经麻痹病例，特别是双侧麻痹。目前我们还没有在先天性的病例中发现这一现象。

3. 父母、亲戚和往来比较密切的人可能不易觉察到患者异常头位的存在。旧照片、比较正规的正面照（驾照或护照照片，毕业或结婚典礼照片）对追溯异常头位出现的时间是功不可没的。

4. 颜面部不对称是婴幼儿时期就出现头部倾斜的患者的常见特征，且不限于单眼因素引起的先天性斜颈。面向头部倾斜位的一侧颜面部会发育不全（位于麻痹侧的颜面部发育充分）。

5. 因麻痹肌的拮抗肌或配偶肌继发改变，非共同性斜视可能最终转向共同性。因此，这种共同性信号的存在提示这种情况已经存在已久。但需要注意的是，趋向共同性并不是几周就能发生，对于有些麻痹患者经过很多年仍保持高度非共同性。

6. 今天在诊断麻痹性斜视时偶尔也会用到过指试验。这一试验对于鉴别麻痹是新近发生的还是陈旧性的往往是很有帮助的。[57 p. 421]

表1 陈旧性与新鲜麻痹的鉴别

	陈旧性或先天性麻痹	新鲜麻痹
复视(1)	仅存在于麻痹侧注视方向	非常突出的主诉
物像倾斜(2)	缺如	诊断性的
旧照片(3)	可能显示异常头位	正常头位
颜面部不对称(4)	常见于滑车神经麻痹	缺如
被动牵拉试验	可能有挛缩	阴性
弱视	可能存在	双眼视力正常
共同性(5)	趋向共同性	非共同性
过指试验	缺如	正常

1.32 视疲劳

1. 患有视疲劳的患者可能会抱怨眼疲劳、视物模糊、间歇性复视、头痛、眼内或眼周疼痛。这些主诉常与近距离工作或长时间阅读学习有关，尽管也可出现在驾驶或其他枯燥的视觉任务之后。典型的视疲劳多发生在工作过程中或结束工作后，在清晨醒来时症状会消失。视疲劳的两个主要原因包括眼球运动不平衡的情况下持续努力保持融合(肌性视疲劳)和屈光不正未矫正或调节不足(屈光性视疲劳)。

2. 为了鉴别是肌性视疲劳还是屈光性视疲劳，我们常要求患者在近距离工作或学习时遮盖任一眼数天。如果在单眼视物的情况下视疲劳持续存在，很明显视疲劳非肌源性。

3. 如果遮盖一眼后症状明显改善则提示视疲劳是因眼肌运动不平衡、努力维持双眼视的结果。许多类型的隐性或间歇性斜视可造成这种不平衡，这里仅列出最常见的情况，本书将会在其他地方详细讨论(见 1.15，1.16，1.22 和 2.12)。

4. 调节不足或合并集合不足常无明显诱因，可作为独立的异常[11]出现在健康年轻人中。[64]第一种情况需要阅读辅助，第二种情况视近时需要双焦镜联合底向内的三棱镜。

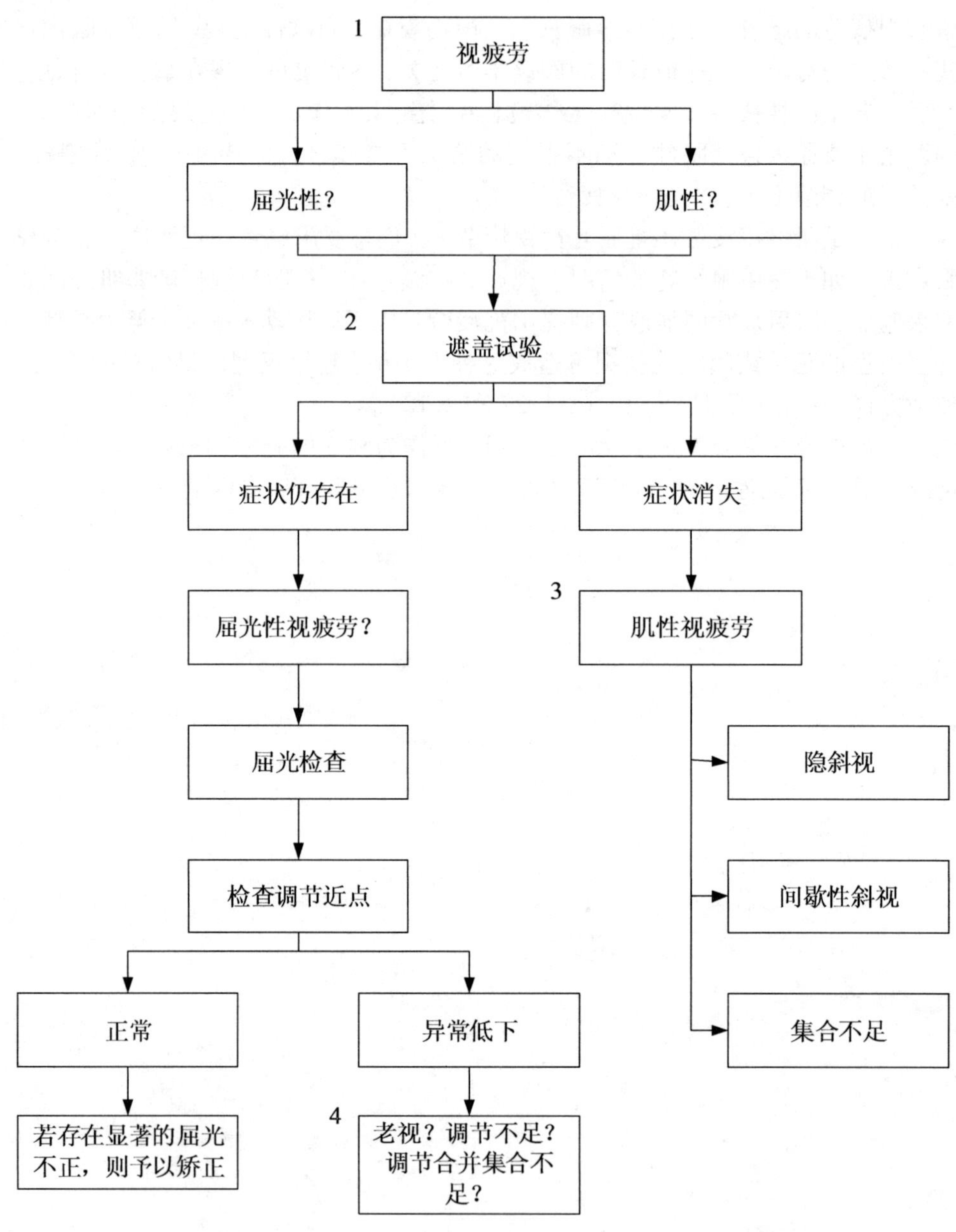
1
视疲劳
屈光性？
肌性？
2
遮盖试验
症状仍存在
症状消失
屈光性视疲劳？
3
肌性视疲劳
屈光检查
隐斜视
检查调节近点
间歇性斜视
正常
异常低下
集合不足
若存在显著的屈光不正，则予以矫正
4
老视？调节不足？调节合并集合不足？

1.33 复视

1. 在给出一个完整的眼球运动评估之前，检查者必须首先考虑患者是否真的视物有重影或者是视物模糊、影像重叠或视物有光圈环绕（虹视）。详细询问病史常可以得到这一信息，或请患者画出他或她所看到的东西也可以提供这一信息。

2. 除非复视的病因明显是由斜视引起，否则都应该简短遮盖一眼，询问患者在单眼的情况下复视是否仍然存在。

3. 很多人常常会忽视生理性复视。然而，有患者偶尔也会意识到它的存在而求助于医院。很容易向患者解释这一现象。[57 p. 18]

4. 当患者通过小孔视物时偶尔可出现单眼复视，但非常短暂、仅在弱视治疗过程中因知觉方面的原因导致[57 p. 358]或者是脑外伤或脑血管意外后视网膜新生血管膜形成所致。在这些情况下，患者注视物体时常会出现多个影像（多视或视物显多症）。[57 p. 201]

5. 因光学原因所造成的单眼复视患者通过小孔视物时复视会自动消失。这种复视较知觉性单眼复视常见得多。因光学原因所造成的单眼复视常见于初发期白内障，裂隙灯检查可见晶体前、后囊下或核密度增加。这种情况也偶尔见于具有较好视力的人工晶体眼。

6. 通过红色滤光片试验可以确定复视野——当患者注视一固定光源时，置红色滤光片于注视眼前，让患者指出红光相对于注视光的位置。

7. 外伤性融合不足也称为运动融合的中央分裂，由脑震荡引起同时存在运动融合的缺陷。[57 p. 143]患者交替出现交叉性和非交叉性复视。运动融合可以短暂地获得但不能维持，尽管知觉性融合可能是完好的。

8. 斜视手术后内斜眼可短暂出现交叉复视，外斜眼出现同侧复视。这与异常视网膜对应持续存在有关。[57 p. 258]在这种情况下术后眼位不再与术前已建立的异常对应角一致。在鉴别矛盾性复视和眼肌手术后因手术过矫引起的术后复视时，红色滤光片试验是必不可少的。

9. 在某些情况下长期存在的斜视，因没有足够的抑制或没有能力形成运动或知觉融合，两个中心凹互相排斥，从而产生持续性的或至少是经常性的复视。

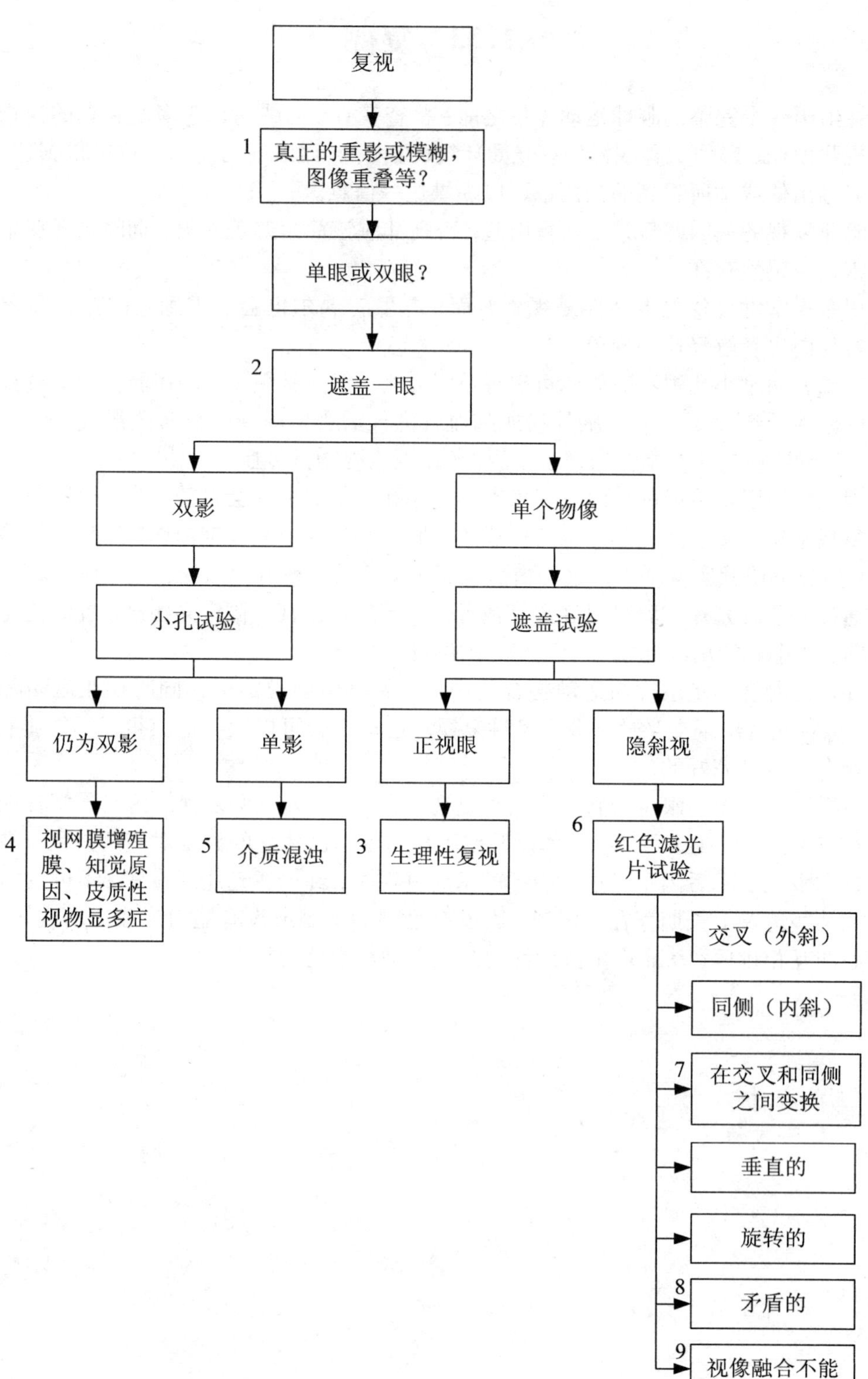
复视
1 真正的重影或模糊，图像重叠等？
单眼或双眼？
2 遮盖一眼
双影
单个物像
小孔试验
遮盖试验
仍为双影
单影
正视眼
隐斜视
4 视网膜增殖膜、知觉原因、皮质性视物显多症
5 介质混浊
3 生理性复视
6 红色滤光片试验
交叉（外斜）
同侧（内斜）
7 在交叉和同侧之间变换
垂直的
旋转的
8 矛盾的
9 视像融合不能

1.34　先天性眼球震颤：临床表现

1. 所谓的先天性眼球震颤很少在出生时就出现，多在出生后 2 ~4 个月形成。先天性眼球震颤以两种形式出现："抖动型"从注视位较慢的漂移然后很快的回转；"摆动型"震颤眼的往返运动基本上保持同一速度。抖动型和摆动型眼球震颤的频率和幅度均可改变。

2. 隐性眼球震颤当遮盖一眼后震颤开始出现。更常见的是双眼打开时出现震颤但遮盖一眼后震颤加剧（显隐性眼球震颤）。两种形式的眼球震颤常见于先天性婴幼儿内斜，但也见于其他类型的斜视或没有斜视的情况。隐性眼球震颤的波形有别于显性眼球震颤，这与隐性眼球震颤具有一个减速阶段有关。[69]

3. 先天性显性抖动型眼球震颤认为与脑干缺损有关，偶见于婴幼儿内斜，可引起震颤阻滞综合征（见 2.33）。

4. 钟摆型眼球震颤可见于眼部情况正常的患者。在这种情况下，应该考虑行神经系统检查。可以先行视网膜电图检查。这一检查可以揭示眼底镜不易观察到的视网膜病变。单纯的钟摆型眼球震颤很少见，较常见的是钟摆型眼球震颤在向周边注视时转变为抖动型。

5. 当眼有异常时，如黄斑发育不全、无虹膜、白化病和 Leber's 黑朦，因视觉输入减少可导致摆动型震颤。这也称为"知觉性"震颤。

6. 见 2.33。

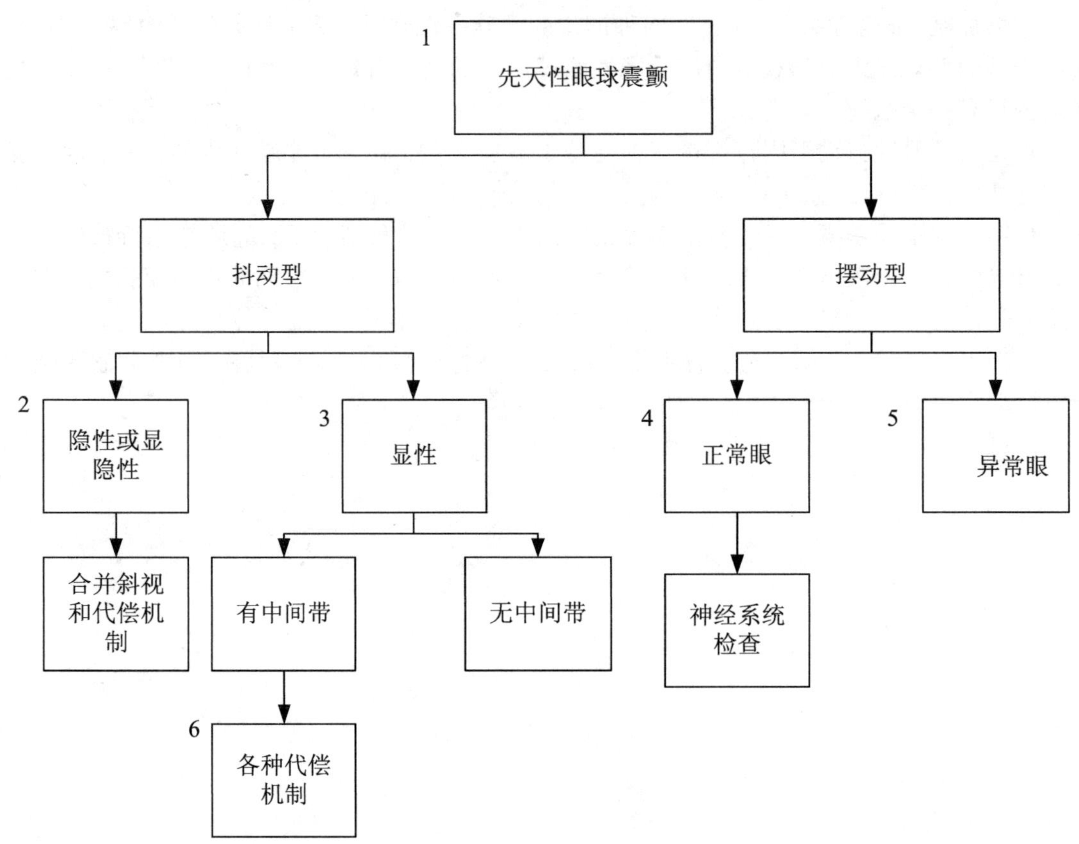
1
先天性眼球震颤
抖动型
摆动型
2
隐性或显隐性
3
显性
4
正常眼
5
异常眼
合并斜视和代偿机制
有中间带
无中间带
神经系统检查
6
各种代偿机制

1.35 儿童期获得性眼球震颤

1. 儿童时期发生的获得性眼球震颤，可能有严重的神经系统疾病存在，因此临床医师应该考虑可能的潜在疾病。

2. 童年时期发生的获得性垂直性眼震在上射过程中可伴或不伴眼球后退。提示视交叉可能有病变，因此应行神经影像学检查，最好是核磁共振。下射型眼球震颤同样是很严重的，提示后颅窝或者脑干病变。与上射型眼球震颤一样，下射型眼球震颤应行神经影像学检查。

3. 眼球颤动或者斜视眼阵挛可见于神经母细胞瘤患者。无秩序的大幅度的水平、垂直、旋转眼球运动可见于一种称为"中枢系统危象"的病变。许多因素可引发这种危象，包括发热或癫痫发作。眼球震颤或者震颤样的(非节律性)眼球运动可由各种脑干病变引发。这些脑干病变可能是血管性的、外伤性的、压力性的或脱髓鞘病变。点头状痉挛是一种特殊的儿童期获得性眼球震颤，单侧发生，通常为水平性眼球震颤伴随点头和斜颈，近来研究发现，神经影像学检查对这类患者有重要意义。

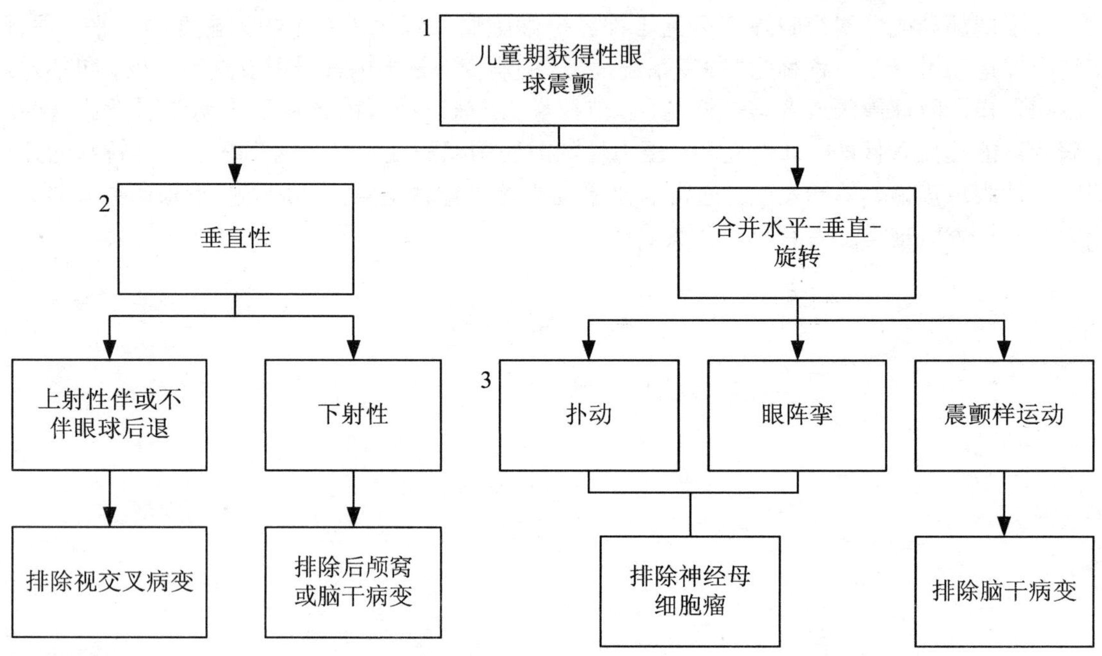
1
儿童期获得性眼球震颤
2
垂直性
合并水平-垂直-旋转
上射性伴或不伴眼球后退
下射性
3
扑动
眼阵挛
震颤样运动
排除视交叉病变
排除后颅窝或脑干病变
排除神经母细胞瘤
排除脑干病变

1.36 融合性会聚评估

眼球通过运动融合维持平衡。视网膜成像的差异可引发反射。在正常状态下视网膜成像差异可产生复视。运动融合激发会聚反应——使位于两个中心凹的物像重叠。当呈现给观察者的两个物体相距较近时可产生短暂的差异继而引发会聚。当两个视觉物体相距很远时就会激发分开产生鼻侧差异。同理，垂直会聚(眼球上聚和下聚)以及旋转会聚可以矫正垂直和旋转的视网膜成像差异。临床上，通过检测融合功能来评估运动融合的能力和稳定性以及患者对潜在隐斜视的代偿能力。

1. 融合会聚的幅度可以通过人工诱发的视网膜像差进行测试。检测方法因检查者个人的喜好而有差异。

2. 当患者分别注视 33 cm 和 6 m 远距离的目标时，在一眼前逐渐增加水平或垂直三棱镜度数，直至患者出现双影，即达到融合破裂点。然后逐渐减少三棱镜度数，直至双影再次融合为一个，此点即为融合恢复点。常规是先测量融合分开。[57 p. 202]融合的幅度取决于被检测患者视野范围内所能融合的量。

3. 应用旋转三棱镜的优点在于较三棱镜块更平稳地增加或减少棱镜度数。

4. 应用视轴测定器的两大缺点是可用于融合的物体变小和近感性辐辏的存在可能影响检查结果。

5. 正常人群的水平和垂直融合幅度范围参见参考文献。[57 p. 204]

6. 旋转融合主要发生在知觉的基础上。很少检测旋转融合的幅度，也不存在标准的检测程序。这些检测尽管理论上有意义，但临床上应用价值不大。

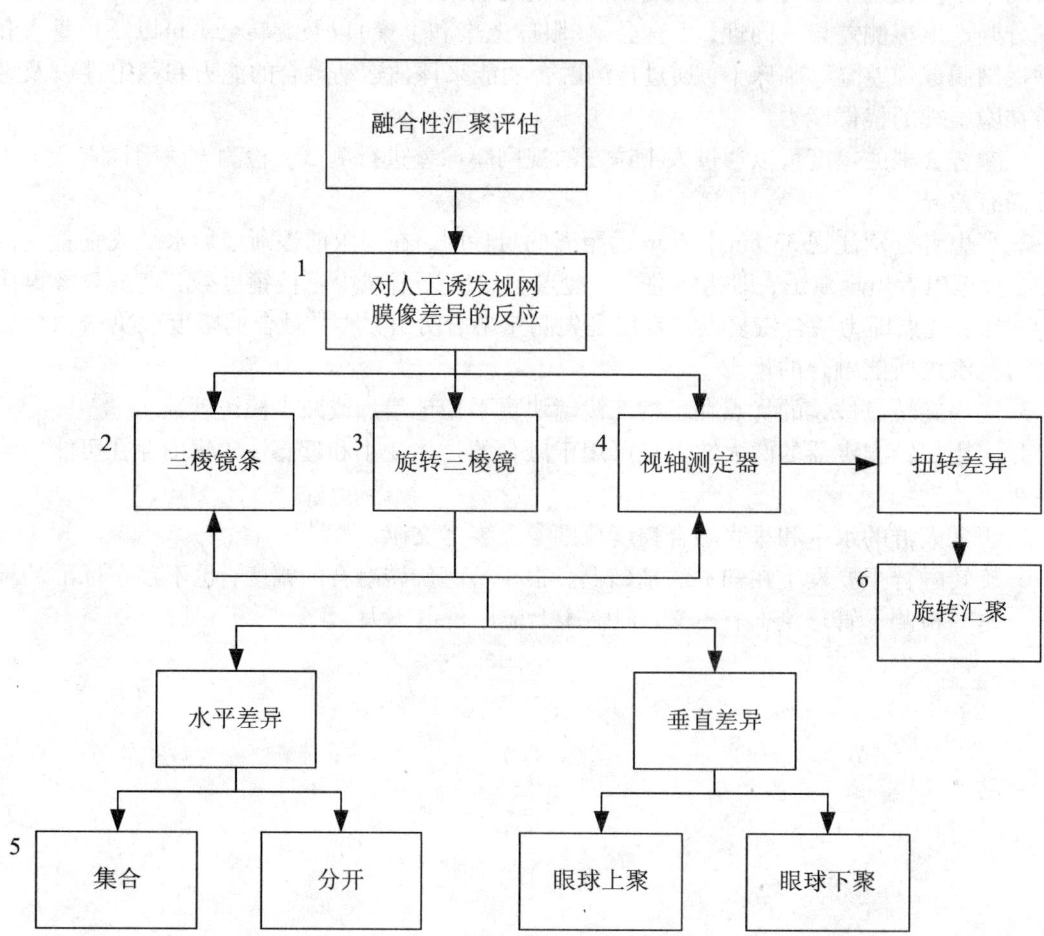
融合性汇聚评估
1
对人工诱发视网膜像差异的反应
2
三棱镜条
3
旋转三棱镜
4
视轴测定器
扭转差异
6
旋转汇聚
水平差异
垂直差异
5
集合
分开
眼球上聚
眼球下聚

1.37 知觉状态的评估

1. 知觉状态需要在患者双眼打开的情况下执行某一特定的视觉任务时进行评估。

2. 见1.33。

3. 当患者把位于一定视觉空间的同一点上的两个不同物像试图融合为一个物像时就会出现混淆视。[57 p。212]混淆视出现时很少有人主动报告，但可能是新近发生斜视的患者最为烦恼的症状。它主要产生于斜视发生的最初阶段，在抑制产生之前或者在患者学会忽略第二影像之前，患者在一个共同的视觉方向上对不同中心凹影像的主观定位所导致。[57 p. 207]

4. 具有显性斜视的一些患者可能会否认看到双影，这是因为他们能够忽视偏斜眼所看到的影像。如果进一步提问，检查者可以发现患者实际上看到了双影。另外有些患者如果迅速在一眼前置一红色滤光片，患者就能意识到第二影像的存在。

5. Worth 四点灯和 Bagolini 线状镜均需要分别在远和近距离注视情况下检测。[56 p. 70,90]

6. 正常反应(Worth 四点灯看到四个点、线状镜试验看到一个交叉)提示融合存在，或在显斜存在的情况下基于异常视网膜对应的基础上建立了异常双眼视。

7. 运动和感觉融合的诊断并不足以证明正常双眼视的存在。正常双眼视仅存在于融合同时伴有正常立体视的情况下。

8. 如果患者通过 Worth 四点灯检查仅看到两到三个点而非四个点，Bagolini 线状镜检查只看到一条线而非两条线，就说明有抑制存在。如果 Worth 四点灯检查看到五个点或 Bagolini 线状镜检查看到两条线但交叉点位于点光源之上或之下，提示复视存在。[57 p. 227]

9. 临床上估测视网膜对应状态通常会用后像镜和 Bagolini 线状镜。有些时候，患者对两种检查可能做出不同的反应。这对于决定斜视知觉适应的程度提供了非常重要的信息。[57 p. 232]

10. 优势注视的患者可同时存在弱视和异常视网膜对应(见2.10)。在这种情况下非注视眼的视力可能低下，异常视网膜对应检查可能为阳性。对于交替性斜视，不存在弱视但异常视网膜对应可能存在。

11. 见2.01。

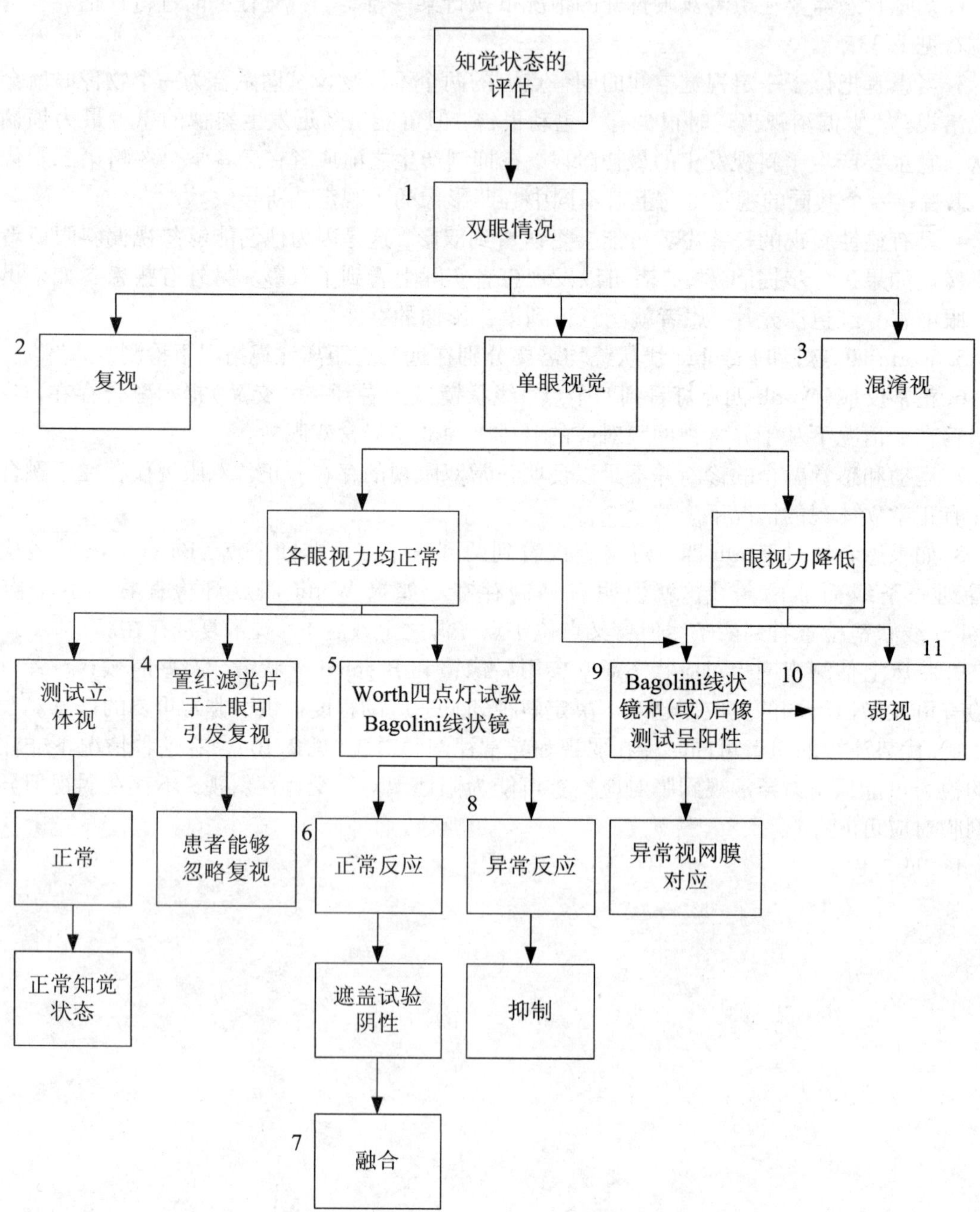
知觉状态的评估
1
双眼情况
2
复视
单眼视觉
3
混淆视
各眼视力均正常
一眼视力降低
测试立体视
4
置红滤光片于一眼可引发复视
5
Worth四点灯试验 Bagolini线状镜
9
Bagolini线状镜和(或)后像测试呈阳性
10
11
弱视
正常
患者能够忽略复视
6
正常反应
8
异常反应
异常视网膜对应
正常知觉状态
遮盖试验阴性
抑制
7
融合

1.38 斜视患者的上睑下垂

1. 上睑下垂常见于斜视患者。上睑下垂可以是真性上睑下垂或假性上睑下垂。上睑下垂可与斜视的病因相关或不相关。

2. 重症肌无力常伴随上睑下垂。上睑下垂可以是单眼或双眼但常常是变化的。通过藤喜龙试验观察上睑下垂有无改善是眼性重症肌无力的一个重要鉴别体征。注射藤喜龙后眼球运动的改善对诊断重症肌无力并不是非常可信的。[23 p.431]

3. 阳性家族史的获得是评价上睑下垂的一个重要依据。单纯由提上睑肌或提上睑肌及眼外肌相关的多种原因引起上睑下垂是非常常见的。

4. 先天性纤维化综合征是一种常染色体显性遗传病。它的临床特征是双侧上睑下垂和被动牵拉试验上转受限。这种患者常特征性地保持下颌上抬和双眼向下注视。[23 p.518；57 p.474]

5. 慢性进行性眼外肌麻痹患者早期眼部可以没有症状，随疾病进展可以逐渐出现上睑下垂和双眼各方运动受限。在青少年时期这些主要症状可能会比较明显。如果是 Kearns - Sayre 综合征可同时合并心脏阻滞。慢性进行性眼外肌麻痹患者应该常规行心电图检查以监测心脏阻滞。[23 p.430]

6. 如果患者用上睑下垂眼注视时上睑下垂消失就应该考虑假性上睑下垂。比较常见于上直肌不全麻痹，受累眼会出现下斜视伴假性上睑下垂。偶见于对侧眼上斜肌麻痹而患者习惯用麻痹眼注视。当患者向麻痹上斜肌作用方向注视时，根据 Hering's 法则其配偶肌对侧下直肌接受过多的神经冲动，按照 Sherrington's 法则，配偶肌的拮抗肌上直肌，连同提上睑肌因接受较少的神经冲动出现下斜视和上睑下垂。这也称为“对侧拮抗肌的抑制性麻痹”。[57 p.415]

7. 当遮盖非上睑下垂的注视眼时，动眼神经麻痹和双上转肌麻痹的患者的上睑下垂会持续存在。

8. 如果过多缩短上直肌可能会出现上睑下垂，因为提上睑肌也因此前徙。[23 p.464]

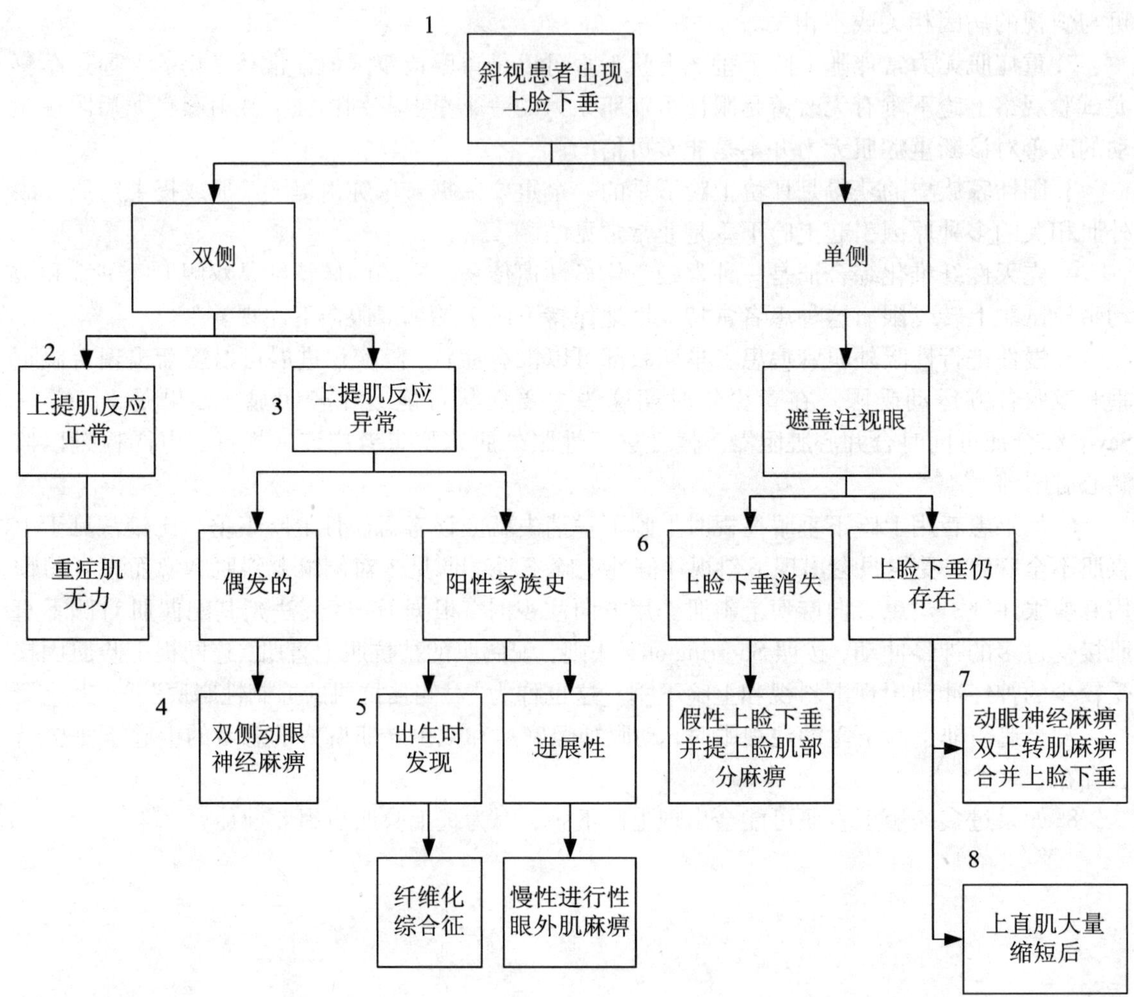
1
斜视患者出现上睑下垂
双侧
单侧
2
上提肌反应正常
3
上提肌反应异常
遮盖注视眼
重症肌无力
偶发的
阳性家族史
6
上睑下垂消失
上睑下垂仍存在
4
双侧动眼神经麻痹
5
出生时发现
进展性
假性上睑下垂并提上睑肌部分麻痹
7
动眼神经麻痹双上转肌麻痹合并上睑下垂
纤维化综合征
慢性进行性眼外肌麻痹
8
上直肌大量缩短后

2. 诊断和治疗策略

2.01 诊断和治疗决策

1. 弱视定义为眼部检查没有发现任何器质性病因而出现的单眼或双眼视力下降，经过治疗相当一部分病例是可逆的。[57 p.246]这一定义是基于视力下降不能通过屈光矫正提高而言(见1.06)。

2. 遮盖试验阴性可以排除显性斜视。基于这一点，在诊察过程中，检查者必须明确患者先前没有任何斜视病史，包括特发性斜视已改善，或者通过戴镜，或手术已获得改善。如果具有这一病史，则应该考虑斜视性弱视(见2.02)。

3. 屈光检查可以明确是否存在屈光参差性弱视。眼底检查可以排除引起视力降低的眼部器质性原因。功能性弱视(如可逆性的)患者视盘或黄斑区可能存在局部病灶(相对性弱视)。对所有怀疑单眼弱视的患者，都必须检查其注视性质。应用改进的、含有固视靶环可以投射至眼底的检眼镜可以测试患者的注视性质，检查者和患者均可看到固视靶环。[57 p.260]对于屈光参差性弱视患者，4 度底向外的三棱镜检查为阳性。[56 p.72]

4. 目前尚不清楚双眼之间具体多少屈光差异可以引起弱视。然而，大多数临床医师认为双眼之间等效球镜度数差异超过 1.5 个屈光度就可能引发弱视。

5. 在缺乏阳性遮盖试验结果以及斜视或屈光参差病史时，检查者应该仔细询问患者或其父母，明确患者在婴幼儿期或童年早期是否有单眼遮盖的病史。引起单眼形觉剥夺的原因包括单侧上睑下垂、白内障，眼眶蜂窝织炎眼睑肿胀以及遮眼时间过长。

6. 在缺乏阳性遮盖试验结果、屈光参差、斜视或者形觉剥夺病史时，原发性弱视(没有明确病因的)是有可能存在的。[58]

7. 屈光参差在斜视患者中是非常常见的。很难确定这类患者的弱视是否由斜视和/或屈光参差所引起。斜视也可因为一眼视力低下引起，例如黄斑部视网膜母细胞瘤患者因视力低下可引起斜视。因此对于所有伴有斜视的弱视患者都应仔细检查眼底。注视性质可以记录为中心凹性，旁中心凹性或者周边注视。[57 p.261]

8. 未矫正的双眼高度远视，尽管屈光度相等，仍可引起双侧形觉剥夺性弱视。患者无法应用调节，成长过程中逐渐形成模糊的视网膜图像(双侧形觉剥夺)。显性先天性眼球震颤对正常视敏度的发育可能具有相似的影响。

9. 当无法找到引起双眼视力下降的原因时，就应该行一些特殊检查以排除一些少见疾病，如视锥细胞缺乏。

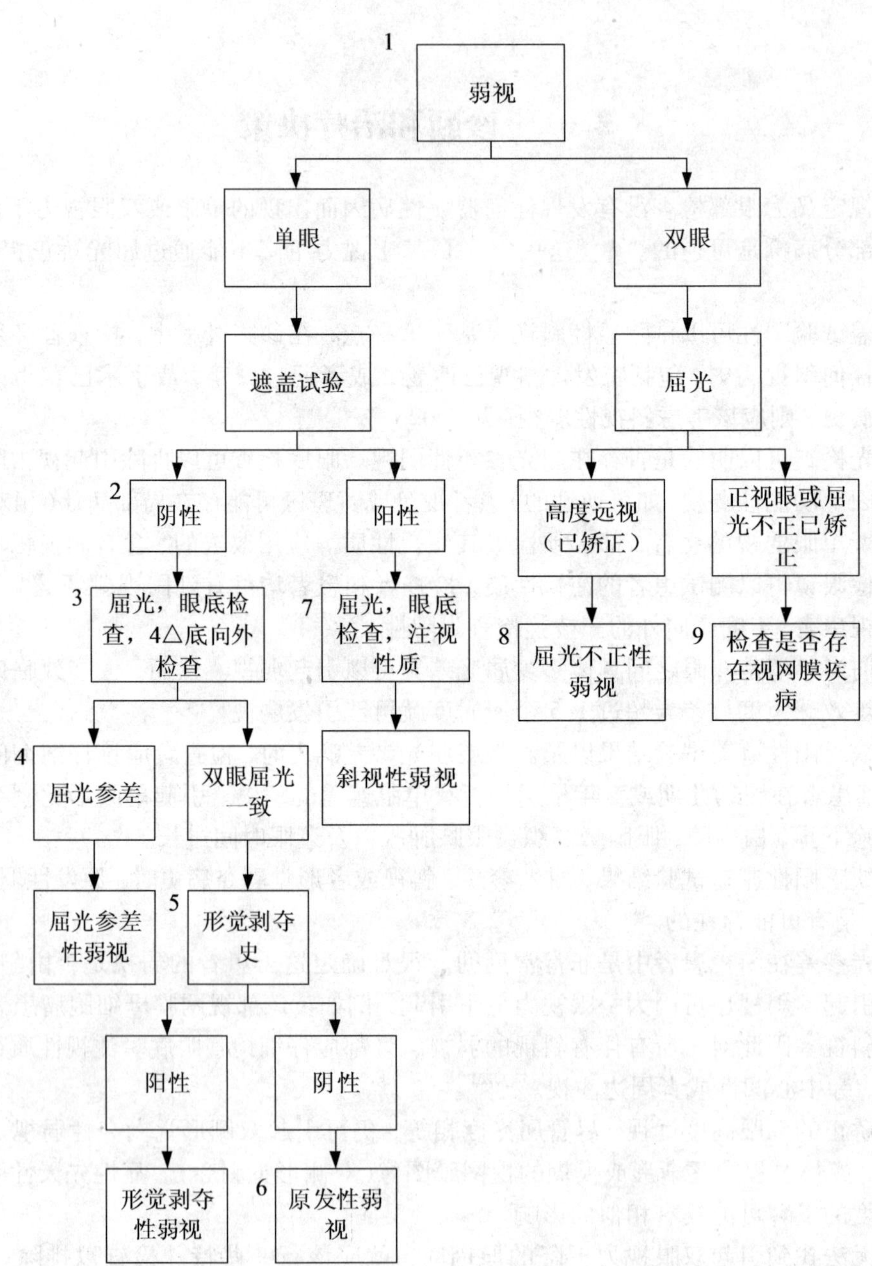
1
弱视
单眼
双眼
遮盖试验
屈光
2
阴性
阳性
高度远视（已矫正）
正视眼或屈光不正已矫正
3
屈光，眼底检查，4△底向外检查
7
屈光，眼底检查，注视性质
8
屈光不正性弱视
9
检查是否存在视网膜疾病
4
屈光参差
双眼屈光一致
斜视性弱视
屈光参差性弱视
5
形觉剥夺史
阳性
阴性
形觉剥夺性弱视
6
原发性弱视

2.02 斜视性弱视：治疗

1. 弱视治疗的目标是使弱视眼视力正常化或者当不可能达到时，尽可能改善至最理想水平。视力一旦达到最佳水平就必须长期保持。

2. 在进行弱视遮盖治疗之前，如果弱视眼存在明显的屈光不正就应该矫正，为该眼创造最佳功能条件。

3. 不管弱视眼的注视性质是什么，我们喜欢使用一粘性遮盖物附着于皮肤完全遮盖健眼。

4. 6 岁或者 7 岁以下幼儿易患形觉剥夺，遮盖眼可能会发展成弱视。这一风险在头两年较高，随着年龄增大逐渐减少。为防止形觉剥夺性弱视形成，遮盖健眼的同时应该交替遮盖弱视眼。交替遮盖的节律必须根据患者对遮盖治疗的个体敏感性进行调整。[57 p.547]

5. 年长幼儿可耐受遮盖健眼 4 至 6 周。如果发生形觉剥夺性弱视，经过短期遮盖弱视眼，健眼往往可以快速恢复。

6. 一旦双眼视力平衡，就达到了弱视治疗的目标。

7. 不能耐受遮盖治疗的患儿(皮肤敏感，严重的行为问题)可考虑压抑治疗。[57 p.546]但效果不及遮盖治疗，因此不应该作为治疗的首选。

8. 完全的压抑治疗可导致健眼远近视力均模糊。远视患者压抑治疗可通过去除健眼镜片和阿托品化达到(远压抑和近压抑)。

9. 部分压抑是使健眼光学视近或视远模糊，我们的经验显示不是很有效。[57 p.55]。

10. 交替压抑治疗对防止弱视复发是很有效的。准备两副眼镜，一付施以 +3.00 度球镜过矫右眼，另一付过矫左眼。

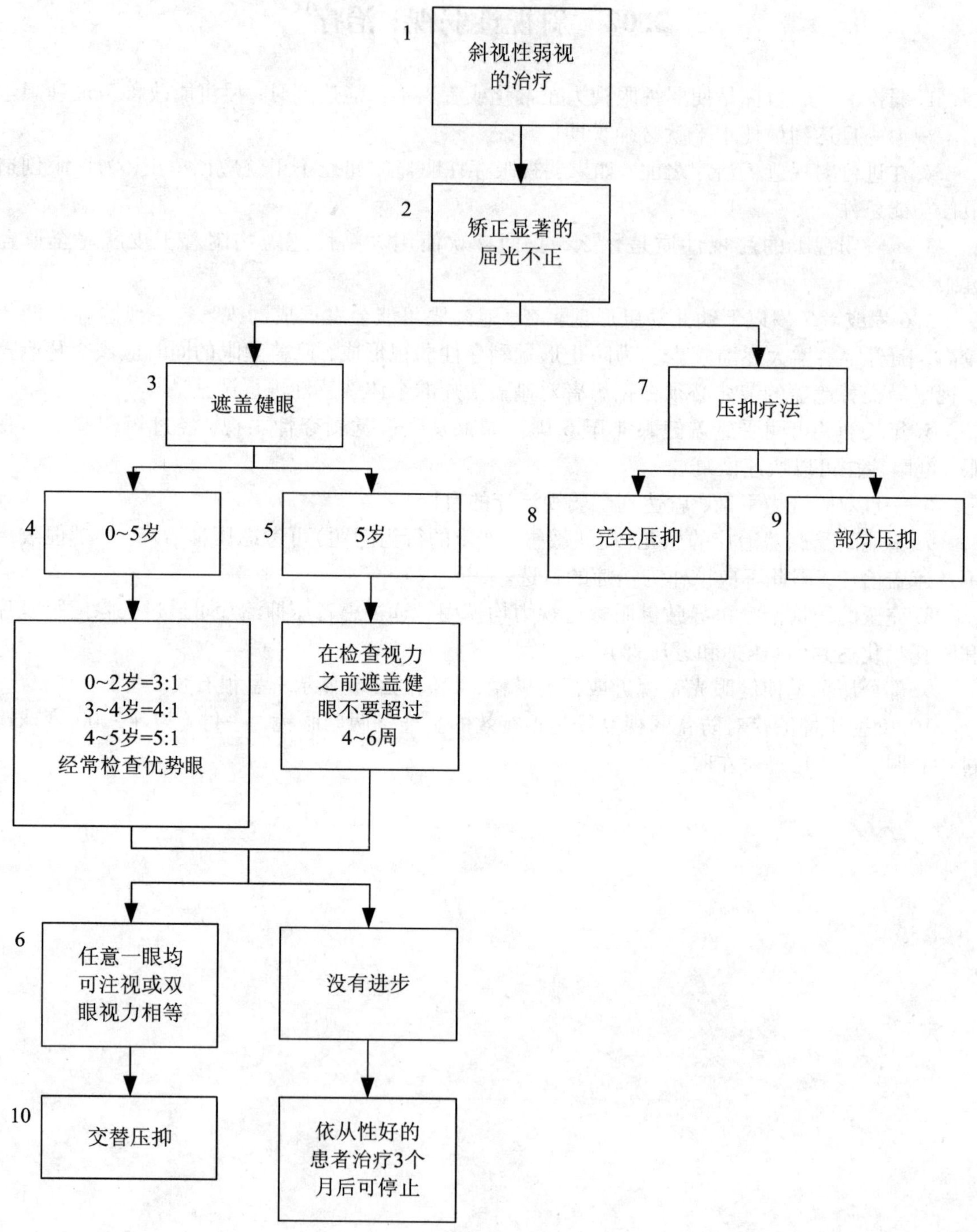
1
斜视性弱视的治疗
2
矫正显著的屈光不正
3
遮盖健眼
7
压抑疗法
4
0~5岁
5
5岁
8
完全压抑
9
部分压抑
0~2岁=3:1
3~4岁=4:1
4~5岁=5:1
经常检查优势眼
在检查视力之前遮盖健眼不要超过4~6周
6
任意一眼均可注视或双眼视力相等
没有进步
10
交替压抑
依从性好的患者治疗3个月后可停止

2.03 屈光参差性弱视：治疗

1. 从未经过光学矫正的弱视患者，在行遮盖治疗或者提供接触镜之前应先单独给予眼镜矫正。有些患者视力可以很快地提高而不需要后续治疗。

2. 如果不遮盖视力仍可持续提高，除矫正屈光不正以外就没必要再行其他治疗。当视力不能进一步提高且双眼视力不平衡，就应该对好眼采取遮盖治疗。

3. 如果给予眼镜矫正 6 周视力仍无明显改善，就应该遮盖好眼。正如 2.02 屈光参差性弱视治疗中所提到的，同样要注意预防好眼形成形觉剥夺性弱视。

4. 与斜视性弱视一样，屈光参差性弱视的治疗目标是使双眼视力平衡，当无法达到时，则应该使弱视眼的视力达到最佳。一旦停止治疗，应该借助光学压抑治疗以维持弱视眼先前的视力。[57 p. 550]

5. 根据患者的个人需要或者耐受性，可给予眼镜或者接触镜处方。有些患者通过成功的屈光参差性弱视治疗可以达到双眼视力相等并形成正常的知觉融合，尤其是低度屈光参差患者。

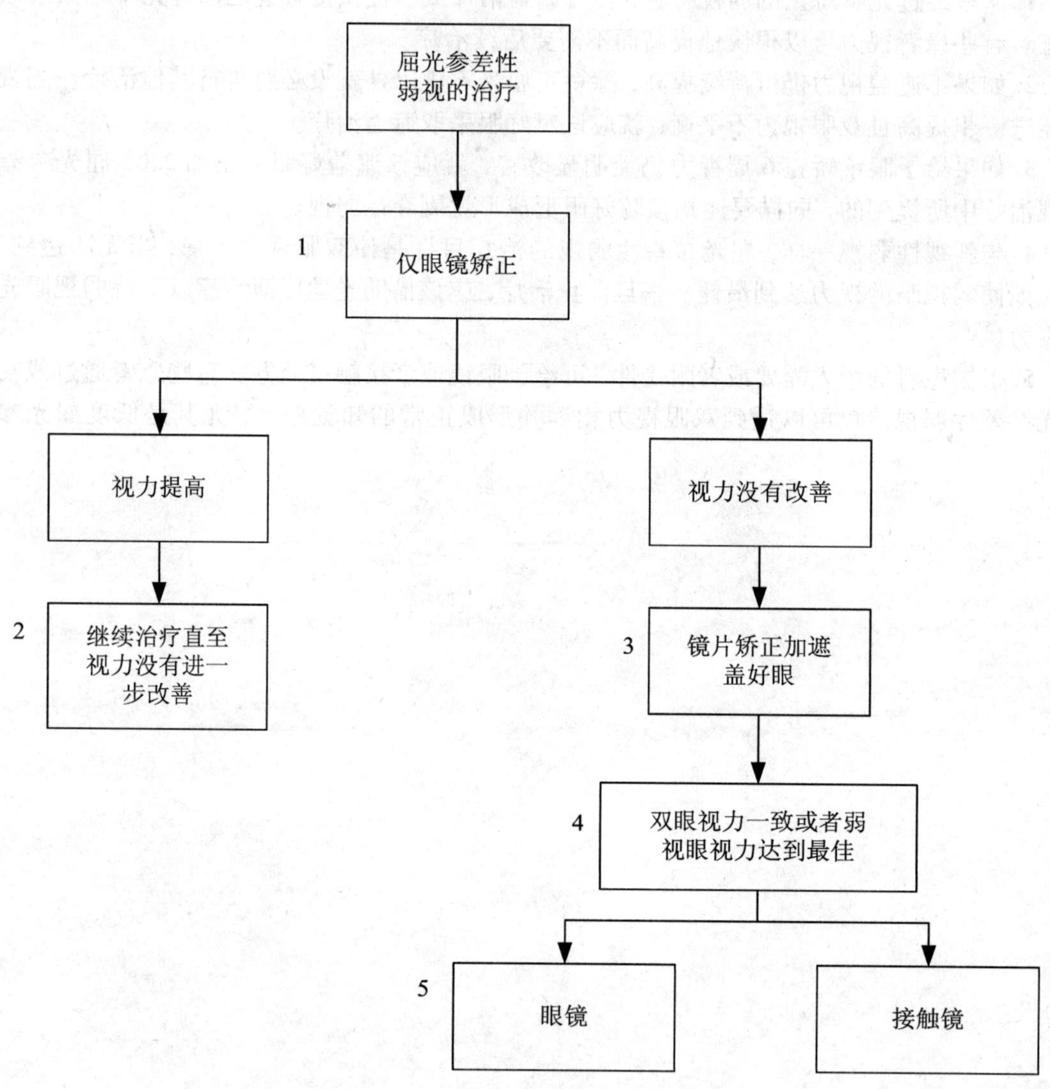
屈光参差性
弱视的治疗
1
仅眼镜矫正
视力提高
视力没有改善
2
继续治疗直至
视力没有进一
步改善
3
镜片矫正加遮
盖好眼
4
双眼视力一致或者弱
视眼视力达到最佳
5
眼镜
接触镜

2.04 婴幼儿内斜：诊断性评估

1. 父母亲通常会抱着内斜患儿到医院寻求初步治疗，患儿多由母亲抱在手里。可以在短时间内对这样一个存在婴幼儿内斜的患儿做出完整的评估，而且不会引起患儿太多的不适。[23 p.125, 363, 365]

2. 在进一步诊察之前，询问家族史（见 1.02）并把这一病史记录于表格中是很重要的。应注意常规记录婴儿的出生体重和斜视家族史。出现偏斜的时间是非常重要的。大多数婴幼儿内斜患儿的父母报告他们的孩子自出生或者出生后不久就出现了内斜视。母亲习惯注意孩子出现对眼的时间而非保持正位的时间。临床上，4 个月龄就可以诊断为婴幼儿内斜。通常如果由一个可靠的观察者在患儿 6 个月龄以内证实其内斜的存在，就达到了诊断婴幼儿内斜视的要求。出生 6 个月后出现的内斜可能是获得性内斜视。

3. 见（1.03）。

4. 大体的运动评估通常显示患儿发育迟滞或者有脑瘫。然而，对于年幼患儿，初次检查时可能会忽视这一点。

5. 见 1.25。

6. 出现点头状痉挛需要行神经系统的评估。[23 p.362]

7. 见 2.33。

8. 注意判别幼儿是否喜欢固定用一眼注视或者另一眼也可以注视。大多数患儿拒绝遮盖任一眼。应该采用非威胁的办法进行婴儿的遮盖试验。

9. 通常通过评价双眼眼球运动进行运动评估（见 1.10）。可以借助旋转婴儿以引出眼 - 头或者娃娃头反射。实际上不大可能评估婴儿的单眼运动，因为他们通常会强烈反对遮盖一眼。

10. 见 1.07。

11. 婴儿知觉功能的测试是受限制的，因为缺乏可靠的主观反应。然而，诊察过程中知觉异常的存在经常是可以从其他发现中推断出来的。

12. 所有内斜婴儿都应该行视网膜检影。+3.00D 或更大度数远视眼提示需要排除屈光调节的因素。

13. 检查眼底和屈光介质对于内斜婴儿是非常重要的，这一检查可以排除一些病理情况，如白内障，眼组织先天缺损，视神经发育不全或萎缩，以及视网膜肿瘤。

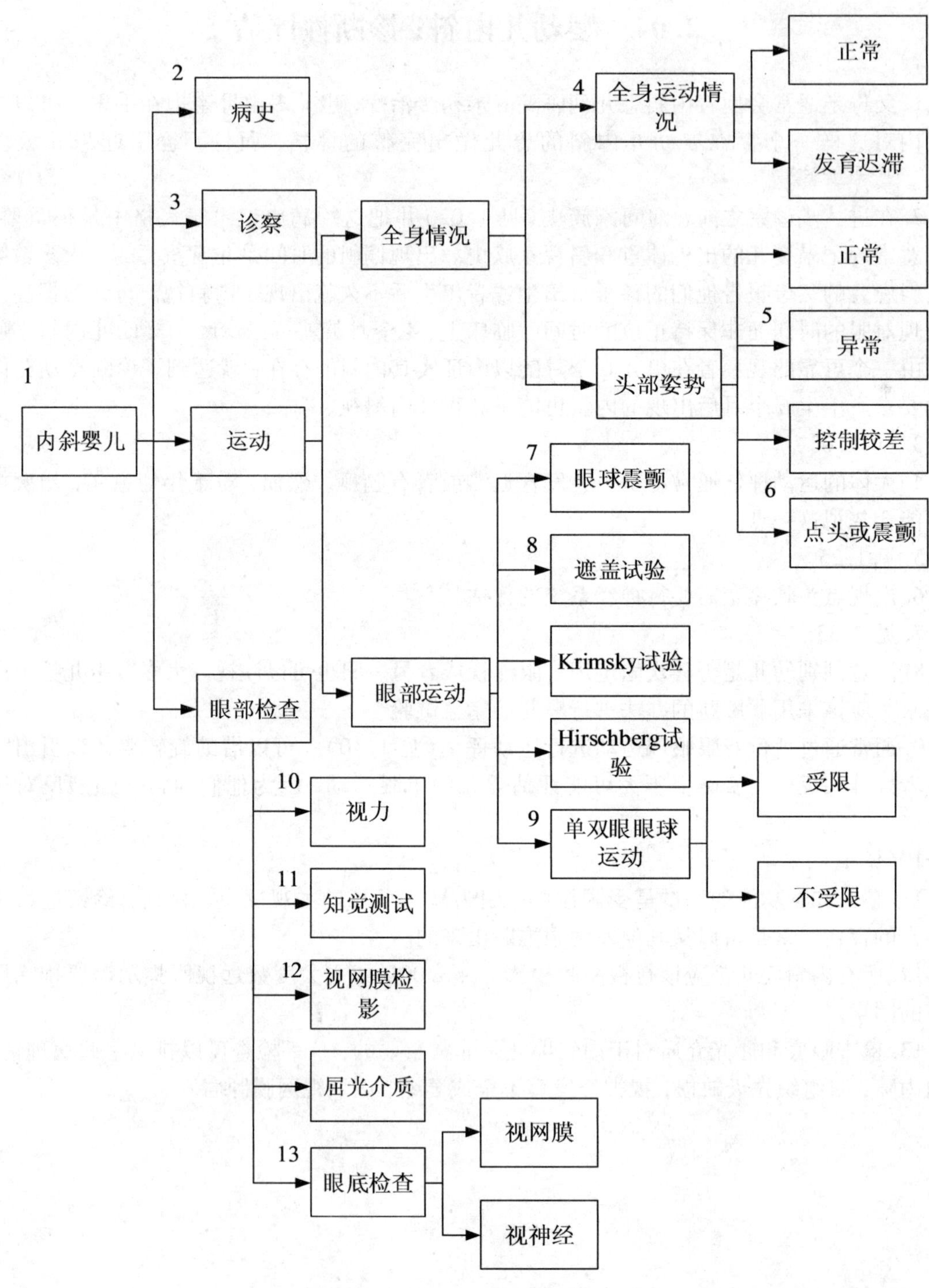
1
内斜婴儿
2
病史
3
诊察
运动
全身情况
4
全身运动情况
正常
发育迟滞
头部姿势
正常
5
异常
控制较差
6
点头或震颤
眼部运动
7
眼球震颤
8
遮盖试验
Krimsky试验
Hirschberg试验
9
单双眼眼球运动
受限
不受限
眼部检查
10
视力
11
知觉测试
12
视网膜检影
屈光介质
13
眼底检查
视网膜
视神经

2.05 婴幼儿内斜：治疗

1. 初次检查结束时须行睫状肌麻痹屈光检查和眼底检查，结果可以决定治疗的过程。对于不合作幼儿，可能需要在全身麻醉的情况下进行这一检查。如果不清楚屈光不正及眼底的情况，就不应该启动治疗。

2. 对于婴幼儿，小于 +3.00 屈光度的远视是生理性的，光学矫正通常对内斜视没有明显影响。然而，对于超过 +3.00 度的远视，我们常规给予戴镜至少一段时间。屈光调节性内斜视，虽然通常见于 1 至 2 岁，但也偶见于婴儿并且对屈光矫正的效果较好。[23 p.453]

3. 一旦决定矫正内斜患者的远视，就应该全部矫正，通常患者也容易接受。对于耐受性差的患者，可双眼阿托品化 3 天以帮助患者逐渐耐受眼镜。

4. 双眼自发交替注视或偏斜提示弱视不存在。

5. 见2.02。

6. 婴幼儿内斜的手术取决于注视偏好。如果双眼能交替注视或者不存在明显的注视偏好，我们常徙后双内直肌。如果存在明显的注视偏好，我们徙后非注视眼的内直肌并缩短其外直肌。手术量取决于患儿的年龄和偏斜度的大小，具体见参考文献。[23 p.363; 57 p.335]

7. 一些作者推荐内直肌注射肉毒杆菌毒素[51]，但这种治疗尚不能替代婴幼儿内斜的手术治疗。

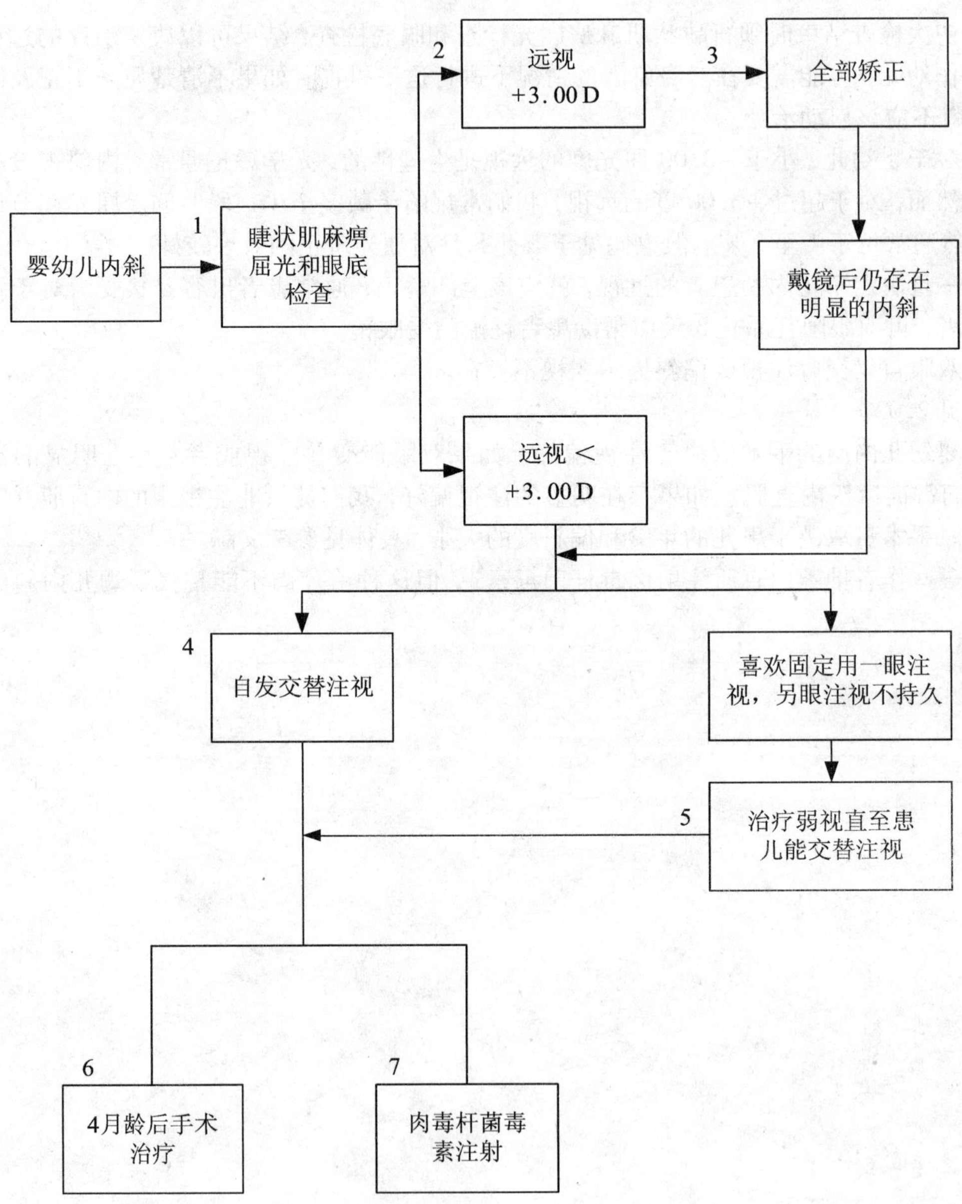
婴幼儿内斜
1
睫状肌麻痹
屈光和眼底
检查
2
远视
+3.00D
3
全部矫正
戴镜后仍存在
明显的内斜
远视＜
+3.00D
4
自发交替注视
喜欢固定用一眼注
视，另眼注视不持久
5
治疗弱视直至患
儿能交替注视
6
4月龄后手术
治疗
7
肉毒杆菌毒
素注射

2.06 获得性内斜

1. 凡出生时没发现但在出生6个月后发现的内斜均称为获得性内斜。

2. 急性内斜(见2.10)。

3. 外直肌损伤或肌腱断裂是不常见的。但是外伤事故发生时，外直肌较其他肌肉更容易受伤。我们曾经见过狗咬伤或发生其他眼眶外伤时外直肌肌腱断裂。较常见的是手术中外直肌部分肌腱断裂或“脱失”，[23 p.467]对于前者，外转可能轻微受限；而后者，受限就比较严重。

4. 对于内分泌眼病内直肌可能会受累(见2.55)，导致外转受限。

5. 长时间的外展神经麻痹之后，可继发内直肌挛缩导致外转受限(见2.45)。被动牵拉试验可以证实这一诊断，肌力的评估可以明确外直肌是否有残存的功能。[23 p.96; 57 p.375]

6. 斜视手术后的这一并发症常伴随内转过度和阳性牵拉试验结果。

7. 近视性眼球增大可以引起眼球运动受限。[12]

8. 婴儿期如果单眼视力明显降低，则该眼可出现相同概率的内斜或外斜。对于年长儿童和成人，外斜则比较常见。[52]

9. 见1.21。

10. 见1.19。

11. 见1.21和2.07。

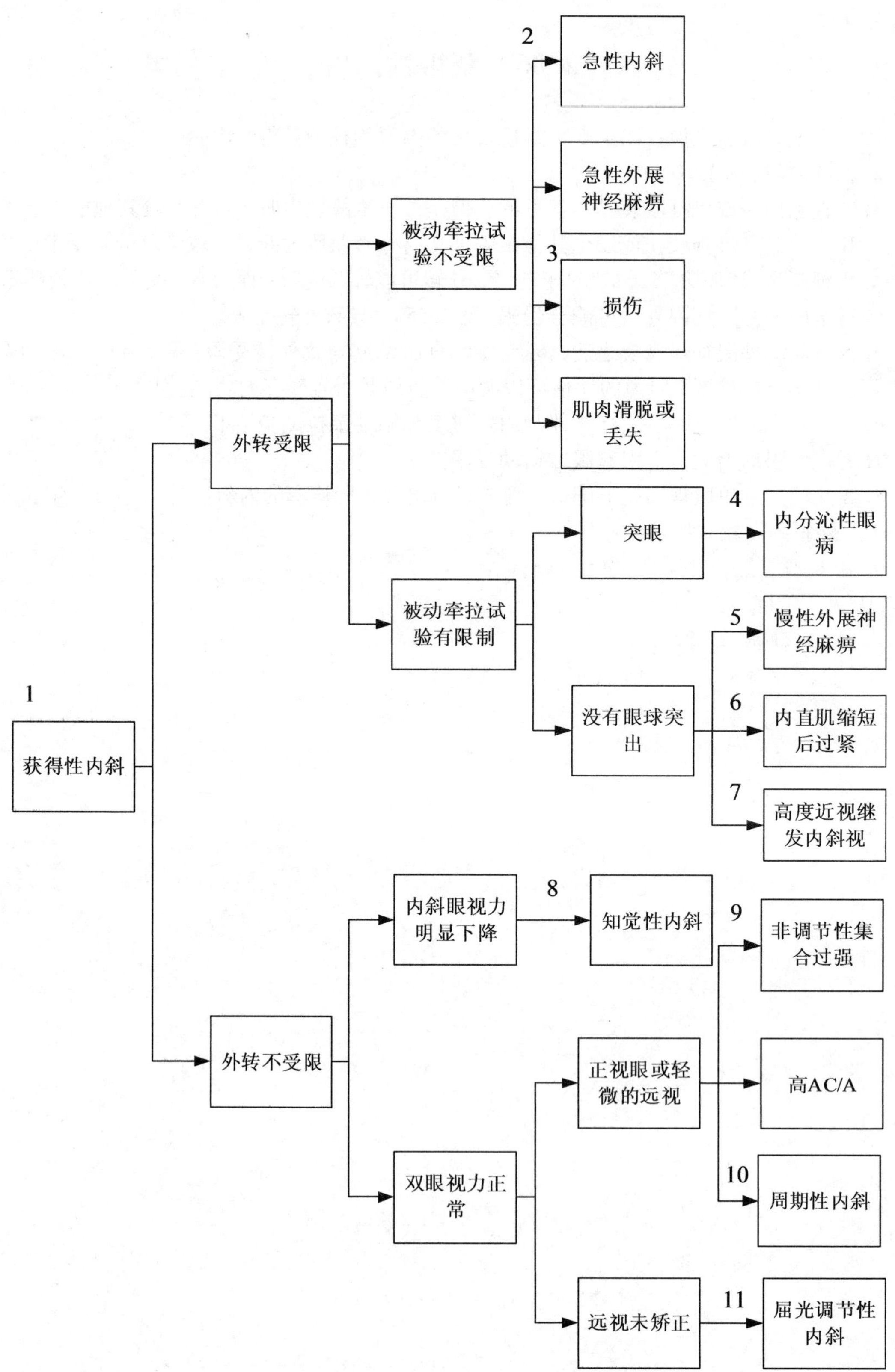
1
获得性内斜
外转受限
被动牵拉试验不受限
2
急性内斜
急性外展神经麻痹
3
损伤
肌肉滑脱或丢失
被动牵拉试验有限制
突眼
4
内分泌性眼病
没有眼球突出
5
慢性外展神经麻痹
6
内直肌缩短后过紧
7
高度近视继发内斜视
外转不受限
内斜眼视力明显下降
8
知觉性内斜
双眼视力正常
正视眼或轻微的远视
9
非调节性集合过强
高AC/A
10
周期性内斜
远视未矫正
11
屈光调节性内斜

2.07 屈光调节性内斜：病因与治疗

1. 屈光调节性内斜是指通过光学矫正远视屈光不正，所有注视眼位的内斜均可完全矫正。自从 Donders(1884)发现调节与集合的关系以来，人们就知道了这种类型斜视的发病机制。[57 p. 85]然而，不是所有未矫正的远视眼都会成为内斜视。除调节以外，其他因素在屈光调节性内斜的病因学中也是非常重要的，我们将在这一节中予以概述。

2. 模糊的视网膜影像可引发调节聚焦影像。

3. 这一调节效应可引出远近注视距离的调节性集合。

4. 当融合性分开足以克服过剩的集合冲动时，融合保持的同时就会出现内隐斜。

5. 如果远视仅为轻度或中度，患者没有症状，融合也是稳定的，就没有必要矫正。然而如果出现间歇性内隐斜或者患者出现症状，在这种情况下就应该戴镜矫正屈光不正。

6. 对于低、平 AC/A 的患者因调节引发的集合冲动会减少甚至缺失。在这种情况下，尽管远视仍未矫正，内斜度会非常小甚至不存在内斜。

7. 这些患者的高度远视不正尽管未矫正，但仍可保持眼正位。[63]他们往往是屈光不正性弱视的高危患者。

8. 当融合性分开不足以克服过剩的集合冲动时，恒定性内斜就会形成。

9. 对未矫正的远视眼，AC/A 一定是正常的(或稍高于正常)以至于产生足够的调节性集合，继而形成内斜视。

10. 治疗屈光调节性内斜需要光学矫正屈光不正。当用这种方式可以完全矫正内斜时，禁忌手术治疗。

11. 一些未矫正的远视眼比较喜欢用模糊的单眼视觉，而非通过努力借助调节聚焦视网膜影像产生复视。这一现象的最终结局可能会形成双眼屈光不正性弱视和调节近点降低。[63]

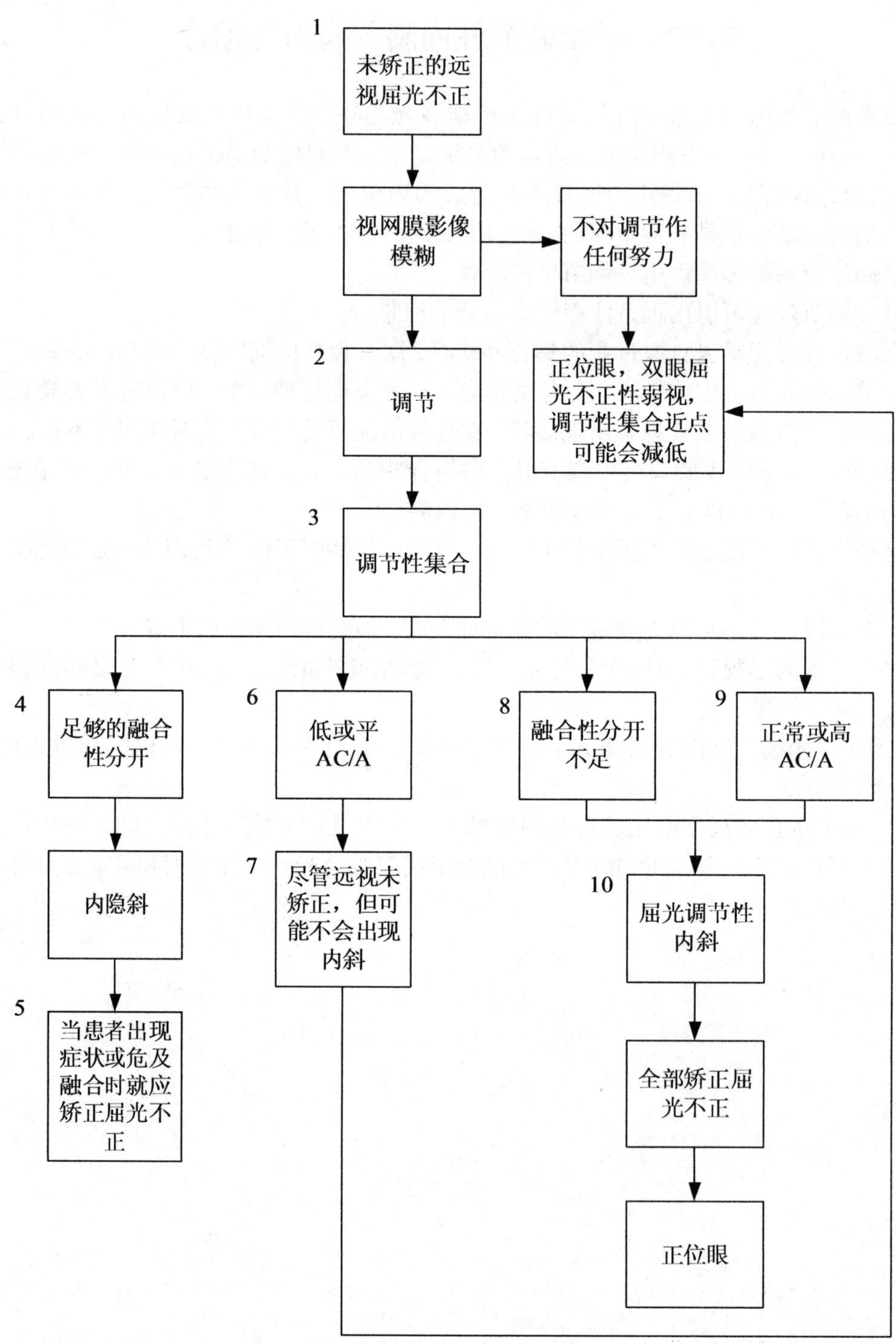
1
未矫正的远视屈光不正
视网膜影像模糊
不对调节作任何努力
2
调节
正位眼，双眼屈光不正性弱视，调节性集合近点可能会减低
3
调节性集合
4
足够的融合性分开
6
低或平AC/A
8
融合性分开不足
9
正常或高AC/A
内隐斜
7
尽管远视未矫正，但可能不会出现内斜
10
屈光调节性内斜
5
当患者出现症状或危及融合时就应矫正屈光不正
全部矫正屈光不正
正位眼

2.08 集合过强型内斜

1. 有多种病因可以造成内斜视远和视近斜视角的差异。不应该因为患者视近时内斜角增大就断定患者存在高 AC/A，其他因素也可导致视近时内斜角增大。[57 p.336]在决定调节是否是引起视近斜视角增大的主要因素时，可根据以下介绍的简单方法计算 AC/A。[57 p.89]

2. 予以患者 +3.00D 的球镜，嘱患者注视 33cm 远的调节试标并测量偏斜角。在这种情况下如果内斜角减少小于 15 个三棱镜度，提示低 AC/A。

3. 除调节性集合以外，其他因素也可增加视近内斜角。在这些因素中，张力性和/或近感性辐辏有助于形成非调节性集合过强。[57 p.141]

4. 手术包括双内直肌徙后伴或不伴后固定术。这种方法对视远的内斜视改善不明显，对视近的斜视度改善也常有波动；我们常见到非调节性集合过强患者早期手术效果很好，后期复发的病例。[23 p.367, 57 p.336]

5. 对于正位眼或视远存在小角度内斜的患者可考虑使用双焦镜。对于视近为内斜视的患者，通过双焦镜借助额外的正球镜转变为无症状的内隐斜或正位眼。双焦镜的度数需要逐步添加；应遵循最小度数最佳效果的原则。[57 p.539]

6. 三分之二的患者最初使用双焦镜的效果尚可但最终仍需要手术。[68]手术治疗的指征是尽管给予最大度数的双焦镜，视近仍存在显性斜视。我们常行双内直肌徙后，如果视近斜视角有波动，可增加后固定术。

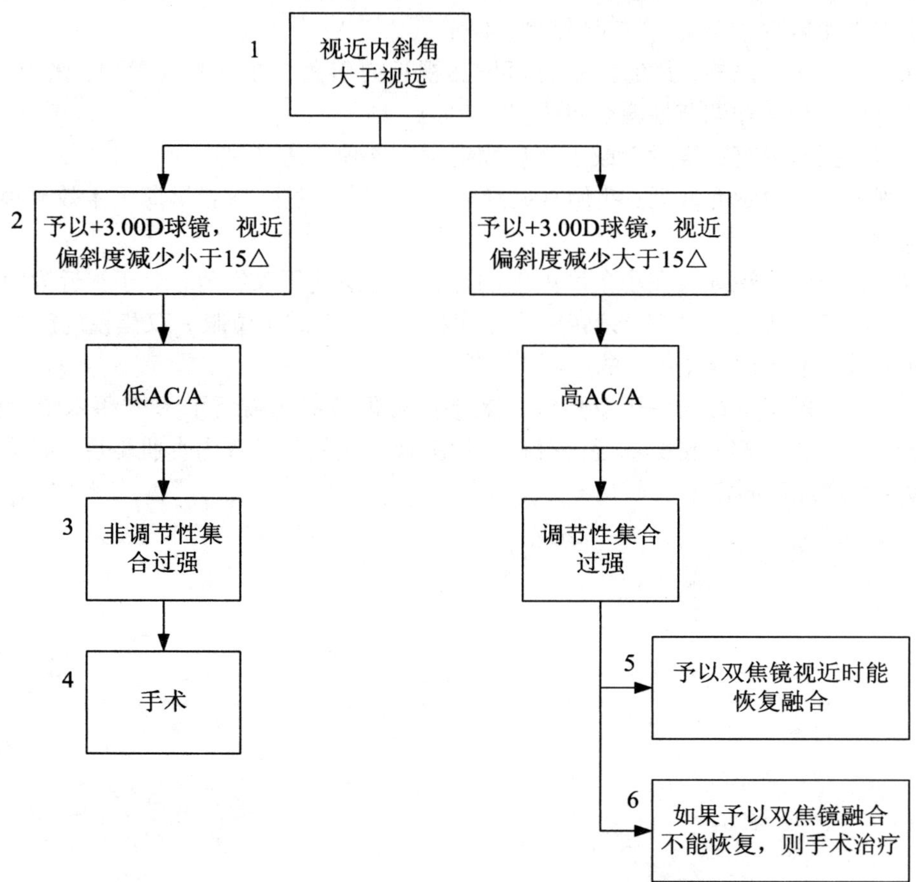
1
视近内斜角
大于视远
2
予以+3.00D球镜，视近
偏斜度减少小于15△
予以+3.00D球镜，视近
偏斜度减少大于15△
低AC/A
高AC/A
3
非调节性集
合过强
调节性集合
过强
4
手术
5
予以双焦镜视近时能
恢复融合
6
如果予以双焦镜融合
不能恢复，则手术治疗

2.09 继发性内斜

1. 外斜视矫正术后出现内斜视或者外斜视自发变为内斜视均称为继发性内斜。

2. 如果外展受限的患者被动牵拉试验不受限，说明外直肌功能不正常。

3. 外直肌过量徙后可导致术后外直肌功能不足而被动牵拉试验正常。必须把外直肌徙前至原肌止点同时予以部分缩短(或不缩短)以恢复正常外转功能。[23 p.380]

4. 如果不能发现外直肌，可行上下直肌肌腱转位连接于外直肌肌止点处。

5. 如果被动牵拉试验受限，首先应解除限制。限制常常由内直肌过量缩短和/或鼻侧结膜大量瘢痕引起。

6. 徙后内直肌和/或鼻侧结膜可能足以解除限制。[23 p.262]

7. 对于大角度的继发性内斜，除了徙后内直肌外可能还要行外直肌缩短或徙前。如果视近时内斜度较大而外直肌功能正常，则需要行双内直肌徙后。

8. 间歇性外斜术后常会出现内斜。如果这种继发性内斜相对较小(小于10△)而外转到位或者接近到位，就不必治疗。间歇性外斜视轻度过矫可以保持术后长期的眼位正位。

9. 过矫大于10△就应该注意监测。如果需要治疗，首先应该考虑保守治疗，包括以下一些方法：足量矫正正球镜，交替遮盖并给予底向外三棱镜矫正。只有在保守治疗无效的情况下才考虑手术治疗。[23 p.145, 57 p.371]

10. 缺乏明显诱因如三叉神经麻痹的情况下，外斜自发变为内斜是很少见的，目前只报道过一次。[17]

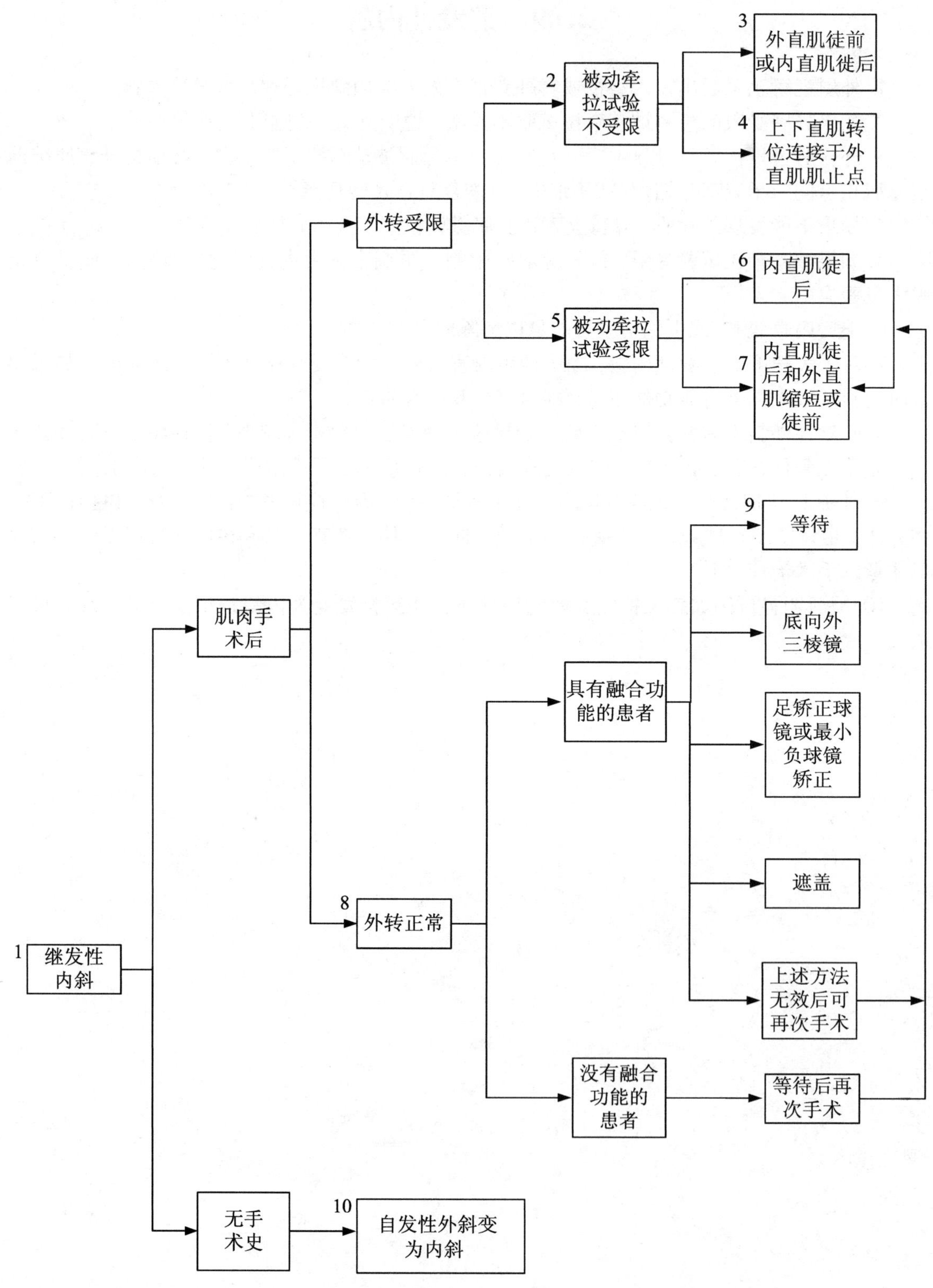
1 继发性内斜
肌肉手术后
外转受限
2 被动牵拉试验不受限
3 外直肌徙前或内直肌徙后
4 上下直肌转位连接于外直肌肌止点
5 被动牵拉试验受限
6 内直肌徙后
7 内直肌徙后和外直肌缩短或徙前
8 外转正常
具有融合功能的患者
9 等待
底向外三棱镜
足矫正球镜或最小负球镜矫正
遮盖
上述方法无效后可再次手术
没有融合功能的患者
等待后再次手术
无手术史
10 自发性外斜变为内斜

2.10 急性内斜

1. 对患者而言，急性内斜总是一个很不舒服的经历。因为重影的干扰，患者会急于求医。儿童可能会很少抱怨重影但症状是很明显的，因为家长可以发现患儿喜欢闭上一只眼或者出现异常头位。检查时首先应明确偏斜是共同性的还是非共同性的。

2. 在急性发作阶段，外转肌完全或部分麻痹的患者大体上是一个非共同性内斜。然而，随着时间延长，特别是轻度麻痹的患者，偏斜逐渐转为共同性的。因此一个共同性斜视并不能排除麻痹性的起因（见 2.45）。

3. 这种情况仅见于儿童时期而且常继发于病毒源性的上呼吸道感染。[32]病程是良性的，功能可以完全恢复。某些情况下，外展麻痹恢复之后同侧内直肌挛缩仍可造成一个残余内斜。在这种情况下，需要考虑手术。复发的具体阐述见参考文献。[4]

4. 急性共同性内斜发生时可无明显诱因。[7]表现为患者对潜在的内隐斜丧失了融合能力，可能是因为压力或疲劳的原因。重影是很明显的症状。应该矫正潜在的未矫正的远视屈光不正。如果患者是正视眼，神经系统检查阴性，应考虑手术治疗。

5. 一些患者在双眼视短暂破坏后，如角膜外伤或小手术（霰粒肿），在给予眼罩遮盖几天后融合幅度可以较快地恶化。当去除遮盖后，先前由融合性分开控制的内隐斜可以表现得非常明显。[57 p.338]在治疗这些患者时，首先应该矫正潜在的远视；只有在发现不了其他病因的时候才考虑手术。在给予未矫正的显著远视性弱视患者遮盖治疗时，应该提醒家长遮盖可能会诱发既往未出现过的斜视。

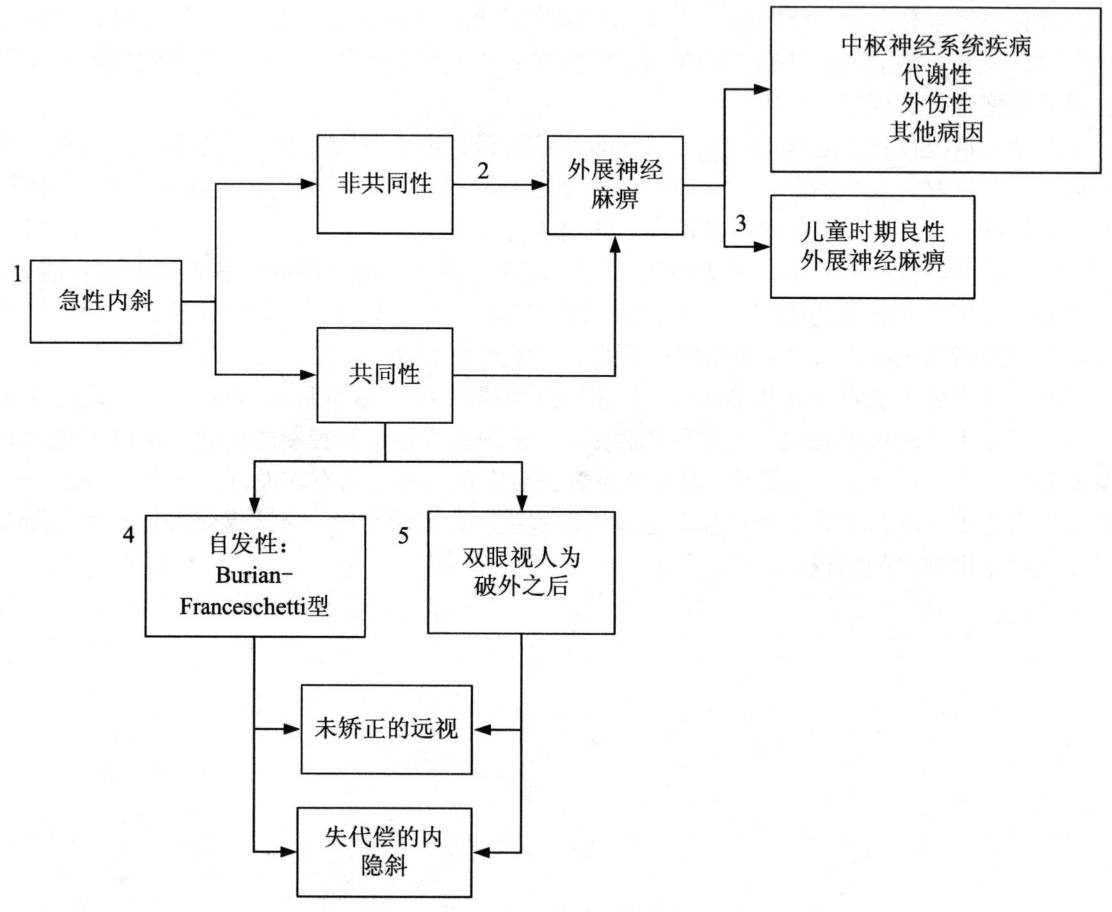
1
急性内斜
非共同性
2
外展神经
麻痹
共同性
中枢神经系统疾病
代谢性
外伤性
其他病因
3
儿童时期良性
外展神经麻痹
4
自发性：
Burian-
Franceschetti型
5
双眼视人为
破外之后
未矫正的远视
失代偿的内
隐斜

2.11 微小斜视和亚正常双眼视

1. 传统的检查方法可能会漏诊或忽略微小角度的斜视。只要有立体视降低并伴随 4△底向外三棱镜检查双眼运动出现明显的缺失反应，[57 p. 34]检查者就应排除患者是否存在微小斜视或双眼视的其他微小异常病变。立体视的测试，我们比较喜欢用随机点立体视检查，如 TNO，Randot 或 Lang 检查。可以使用 Titmus 立体视检查，但其缺点是含有单眼因素。

2. 微小斜视性弱视常常是很轻微的，视力很少低于 20/100。

3. Bagolini 线状镜测试[57 p. 228]提示异常视网膜对应。

4. 附有注视靶环[57p 264]的眼底检查显示旁中心凹注视。

5. 在存在离心注视和异常对应的情况下遮盖试验眼球不移动，这一现象表明离心注视的程度和异常角之间具有一致性。[27; 57 p. 34]

6. 因为注视是中心凹性的，遮盖试验有微小的移动，说明注视性质和视网膜对应状态不一致。

7. 微小斜视可以作为双眼视觉的原发异常出现，[36]但更常见的是以继发性微小斜视出现。[60]

8. 继发性微小斜视可作为婴幼儿内斜治疗的最终结局出现[36, 60]（见 1.17，1.18 和 1.19），但可能也会伴随屈光参差性弱视或者既往有屈光参差病史的弱视。[27]

9. 当在双眼情况下用偏振光测试发现一眼视力降低提示该眼中心凹抑制。

10. 原发性亚正常双眼视常见于婴幼儿内斜患者的家属。[23 p. 139]

11. 继发性亚正常双眼视较原发性更常见，它常被视为婴幼儿内斜治疗的最理想结局。[60]

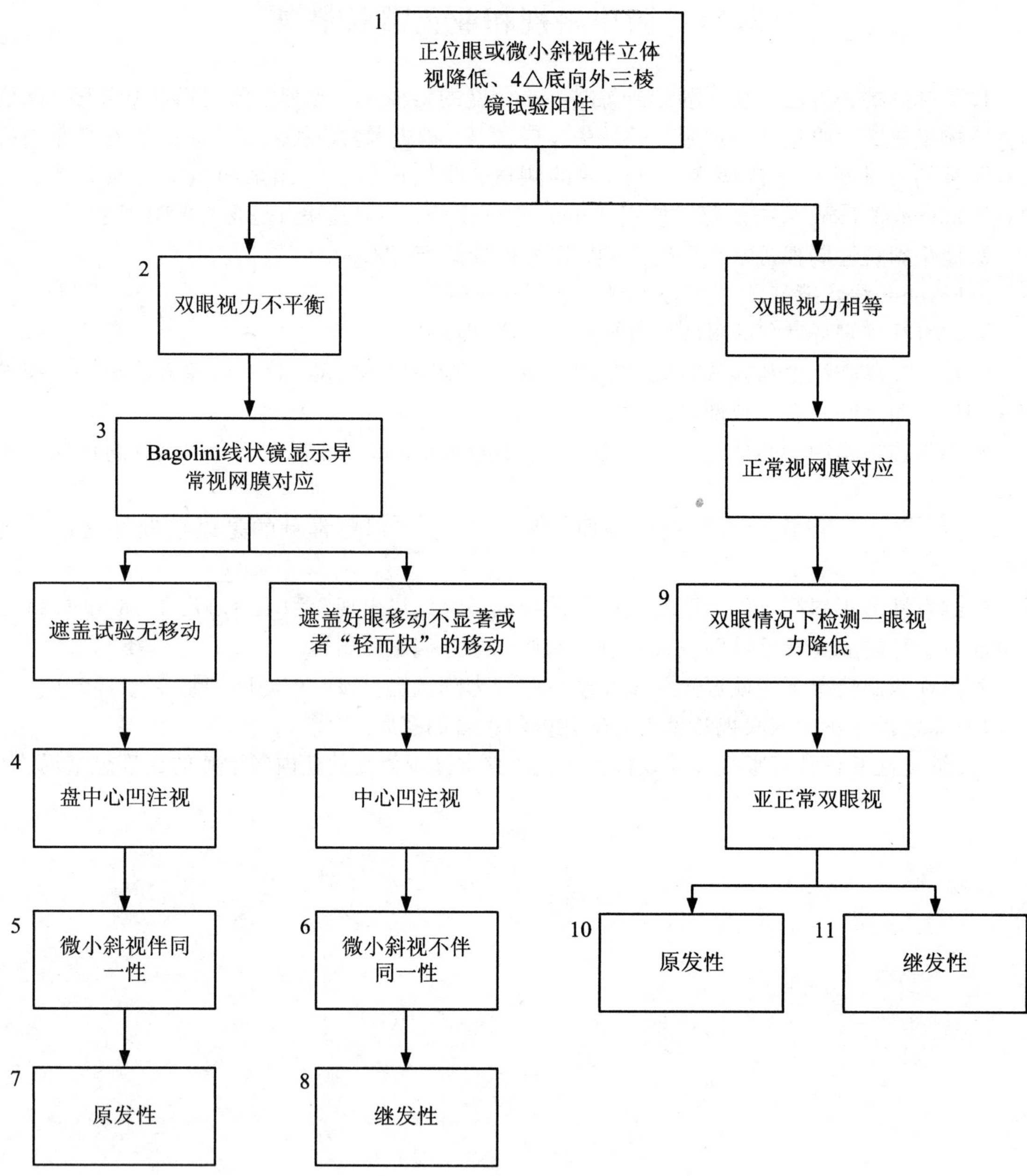
1
正位眼或微小斜视伴立体视降低、4△底向外三棱镜试验阳性
2
双眼视力不平衡
双眼视力相等
3
Bagolini线状镜显示异常视网膜对应
正常视网膜对应
遮盖试验无移动
遮盖好眼移动不显著或者“轻而快”的移动
9
双眼情况下检测一眼视力降低
4
盘中心凹注视
中心凹注视
亚正常双眼视
5
微小斜视伴同一性
6
微小斜视不伴同一性
10
原发性
11
继发性
7
原发性
8
继发性

2.12　外斜：治疗

1. 外隐斜、间歇性外斜和恒定性外斜患者不论是否有融合功能都有可能需要行手术或非手术治疗。[23 p. 377; 57 p. 323]

2. 具体选择何种治疗方法取决于斜视的种类(见 1.22)。

3. 如果是单眼施行手术，我们比较喜欢选择非主导眼。

4. 视近斜视角大于视远斜视角的外斜患者可能存在正常的或稍远的集合近点。这种情况必须与功能性集合不足相鉴别(见 1.22 和 1.23)，后者很少采用手术治疗。

5. 如(3)中所提到的，具体选择哪一眼手术取决于注视偏好。只有在非注视眼上已施行了最大量手术的情况下才考虑在主导眼上施行手术。大角度的外斜，手术可能涉及三至四条肌肉。

6. 大部分有症状的外斜需要手术治疗。如果斜视角很小，难以手术，就应该考虑保守治疗。[57 p. 365]

7. 一些医生选择在肌电图监控下用肉毒杆菌毒素 A 注射外直肌替代手术治疗。这种注射可能需要重复几次。[23 p. 276]

8. 可应用下图中所提到的手术方式施行手术。

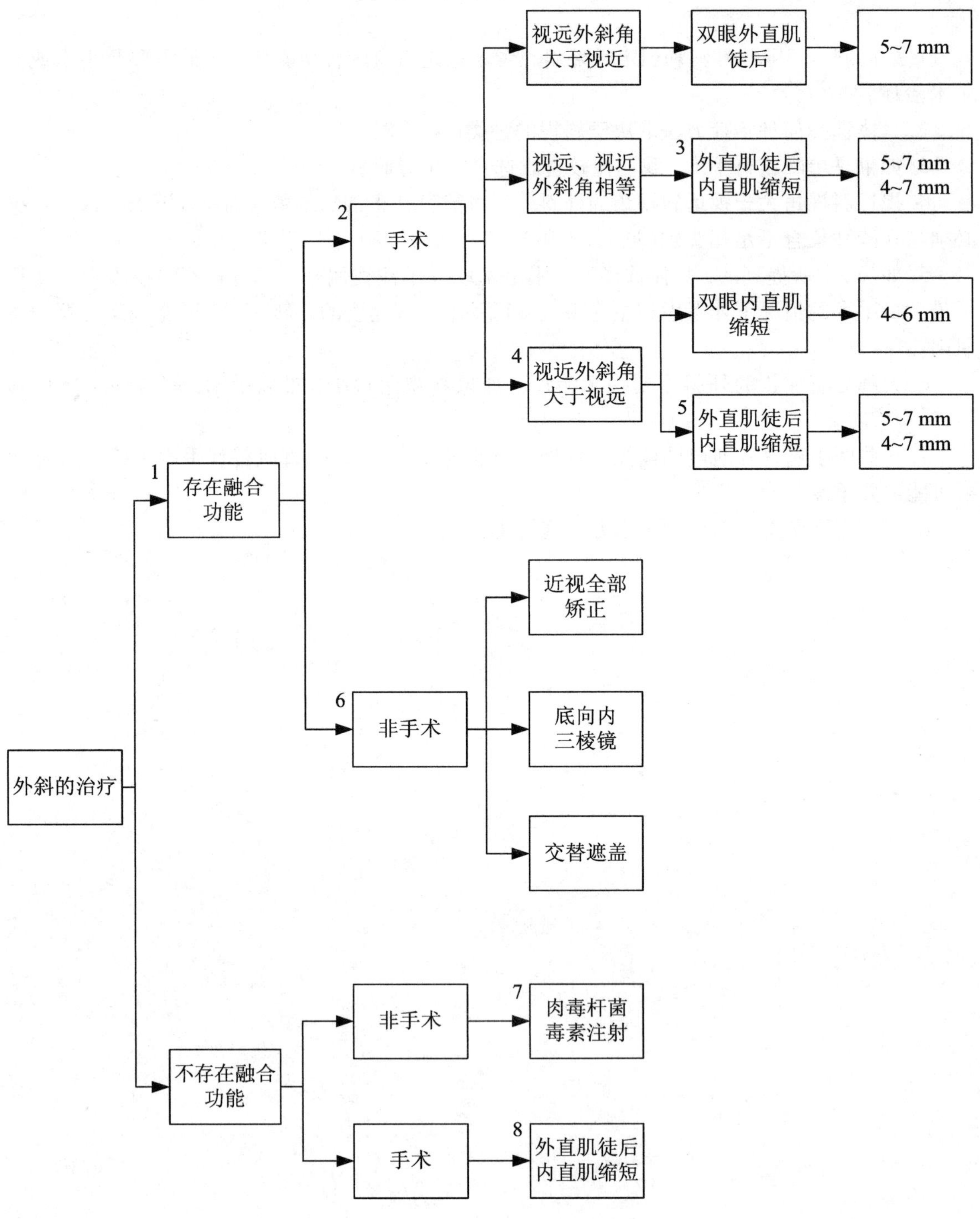
外斜的治疗
1
存在融合功能
2
手术
视远外斜角大于视近
双眼外直肌徒后
5~7 mm
视远、视近外斜角相等
3
外直肌徒后内直肌缩短
5~7 mm
4~7 mm
4
视近外斜角大于视远
双眼内直肌缩短
4~6 mm
5
外直肌徒后内直肌缩短
5~7 mm
4~7 mm
6
非手术
近视全部矫正
底向内三棱镜
交替遮盖
不存在融合功能
非手术
7
肉毒杆菌毒素注射
手术
8
外直肌徒后内直肌缩短

2.13 继发性外斜

1. 继发性外斜可见于先前的内斜自发转为外斜或内斜手术过矫后。

2. 内斜手术后内转受限可能是由外直肌过紧(过量缩短)或内直肌较弱(过量徙后)引起。[23 p. 368]

3. 被动牵拉试验不受限可以排除因外直肌过紧导致外斜的可能。

4. 先前徙后的内直肌徙前通常可以矫正大多数继发性外斜。如果偏斜角较大,可能同时需要徙后外直肌。[23 p. 291, 324]

5. 如果找不到内直肌,则需行上下直肌转位连接于内直肌的原肌止点。[23 p. 265]

6. 被动牵拉试验受限提示外直肌过紧或者眼球、结膜或筋膜囊表面瘢痕形成。

7. 必须徙后外直肌、去除瘢痕组织,内直肌可能需要徙前。

8. 如果内转不存在任何限制,在考虑再次手术之前,需要慎重观察几个月。为了减轻外观的缺陷或复视的影响,可以考虑减少远视矫正镜片的度数。

9. 内斜自发变为外斜可能与偏斜眼的视力较差(知觉性外斜)或高度远视有关。

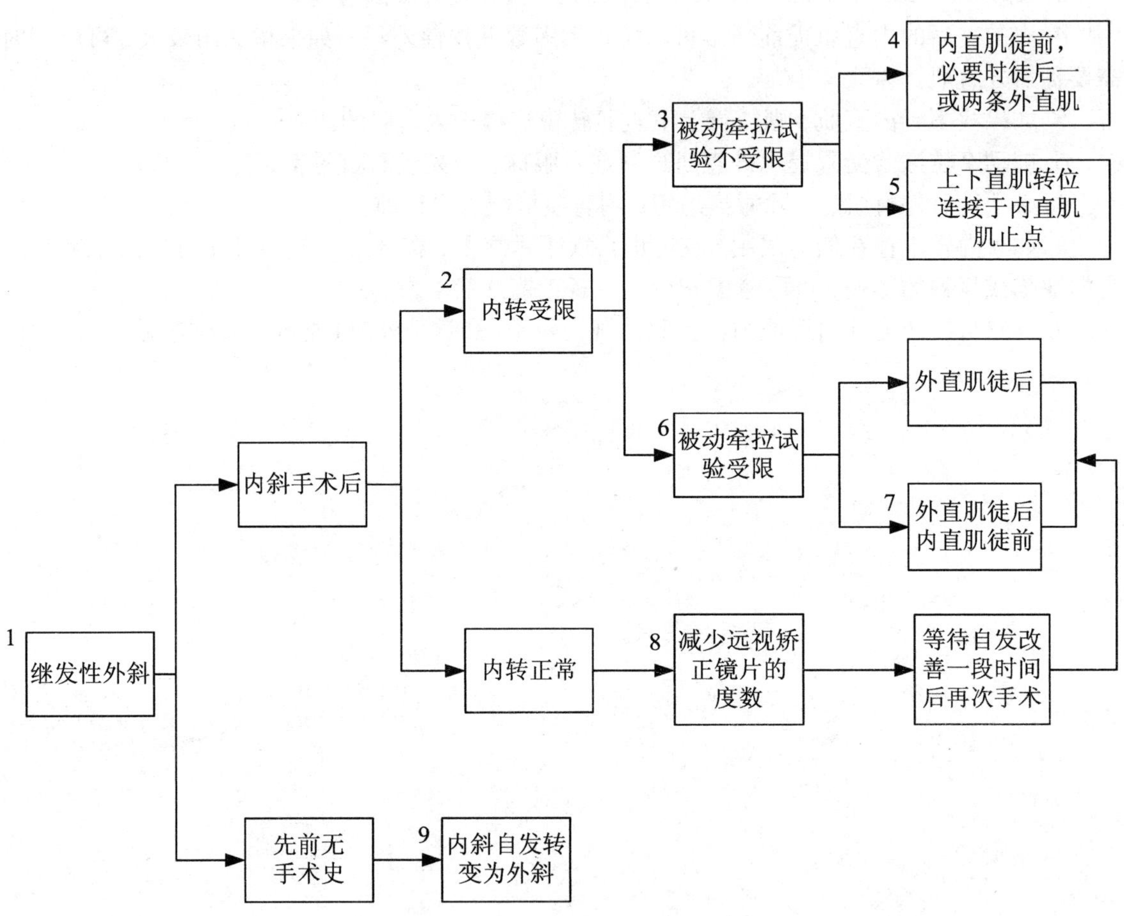

1
继发性外斜
内斜手术后
先前无手术史
2
内转受限
内转正常
3
被动牵拉试验不受限
4
内直肌徒前，必要时徒后一或两条外直肌
5
上下直肌转位连接于内直肌肌止点
6
被动牵拉试验受限
外直肌徒后
7
外直肌徒后内直肌徒前
8
减少远视矫正镜片的度数
等待自发改善一段时间后再次手术
9
内斜自发转变为外斜

2.14 麻痹性旋转垂直斜视

1. Parks 曾指出 Bielschowsky 歪头试验不仅能鉴别是否是斜肌麻痹，同时对鉴别直肌麻痹也很有帮助。[44]他引入了三步法判断究竟是直肌还是斜肌麻痹或肌力减弱。试验中患者需要注视远处的物体。第一步通过遮盖试验判断患者是否存在右或左上斜。如果是右上斜，那么诊断范围就缩窄至四条肌肉：右上斜肌（RSO），右下直肌（RIR），左上直肌（LSR）或左下斜肌（LIO）。

2. 第二步鉴别患者向右或左注视时右上斜是否增加。如果向右注视时斜视角增大，诊断范围就进一步缩窄至两条肌肉：RIR 或 LIO。

3. 如果向左侧注视时右上斜度增加，说明 RSO 或 LSR 肌力减弱。

4. 我们把 Bielschowsky 歪头试验添加为第三步——当患者头向右或左肩倾时偏斜度是否增加。眼位的高低可以帮助确定麻痹肌肉。

5. 见 2.40。

6. 见 2.26。

7. 见 2.42。

8. 见 2.25。

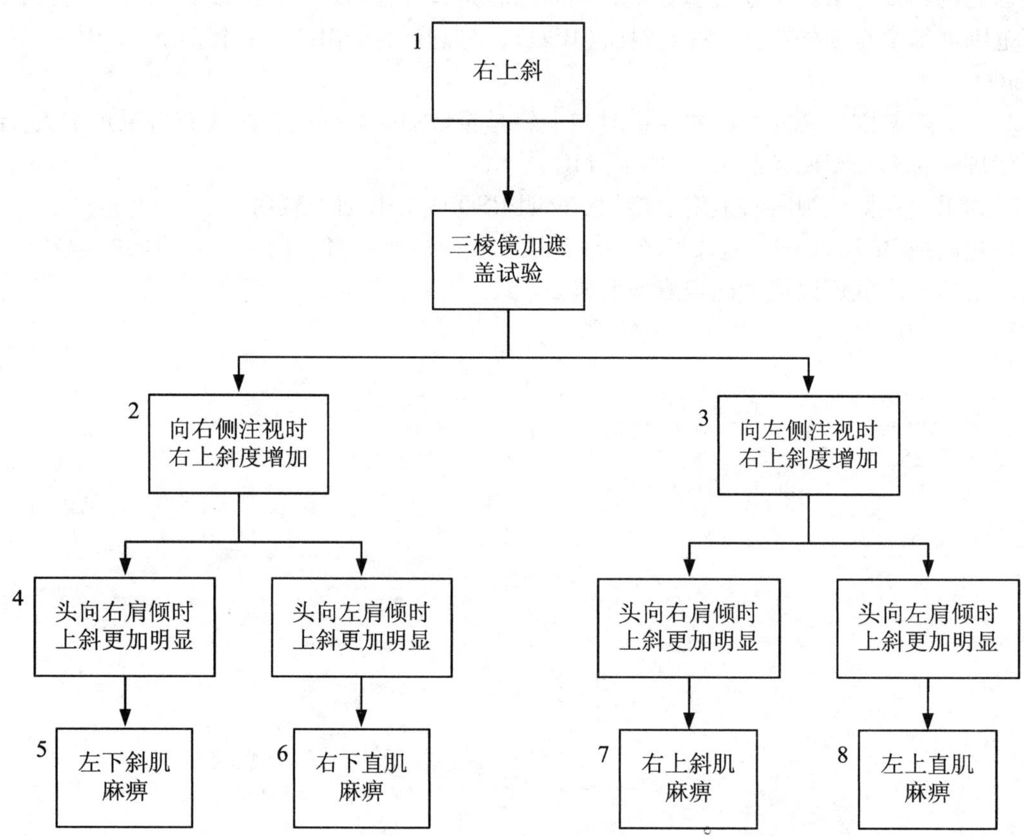
1
右上斜
三棱镜加遮盖试验
2
向右侧注视时右上斜度增加
3
向左侧注视时右上斜度增加
4
头向右肩倾时上斜更加明显
头向左肩倾时上斜更加明显
头向右肩倾时上斜更加明显
头向左肩倾时上斜更加明显
5
左下斜肌麻痹
6
右下直肌麻痹
7
右上斜肌麻痹
8
左上直肌麻痹

2.15 麻痹性旋转垂直斜视

1. 如果遮盖试验判定存在左上斜(Parks 三步法中的第一步)[44](见 2.14),那么诊断范围就缩窄至 RSR、RIO、LIR 和 LSO 麻痹(见 2.14)。

2. 当向右侧注视时左上斜度增加(第二步),说明 RSR 或 LSO 麻痹。

3. 如果向左侧注视时左上斜度增加提示 RIO 或 LIR 麻痹。

4. 并非通过测量头向左或右肩倾的偏斜度大小来确定受累肌肉。

5. 见 2.25。

6. 见 2.42。

7. 见 2.26。

8. 见 2.40。

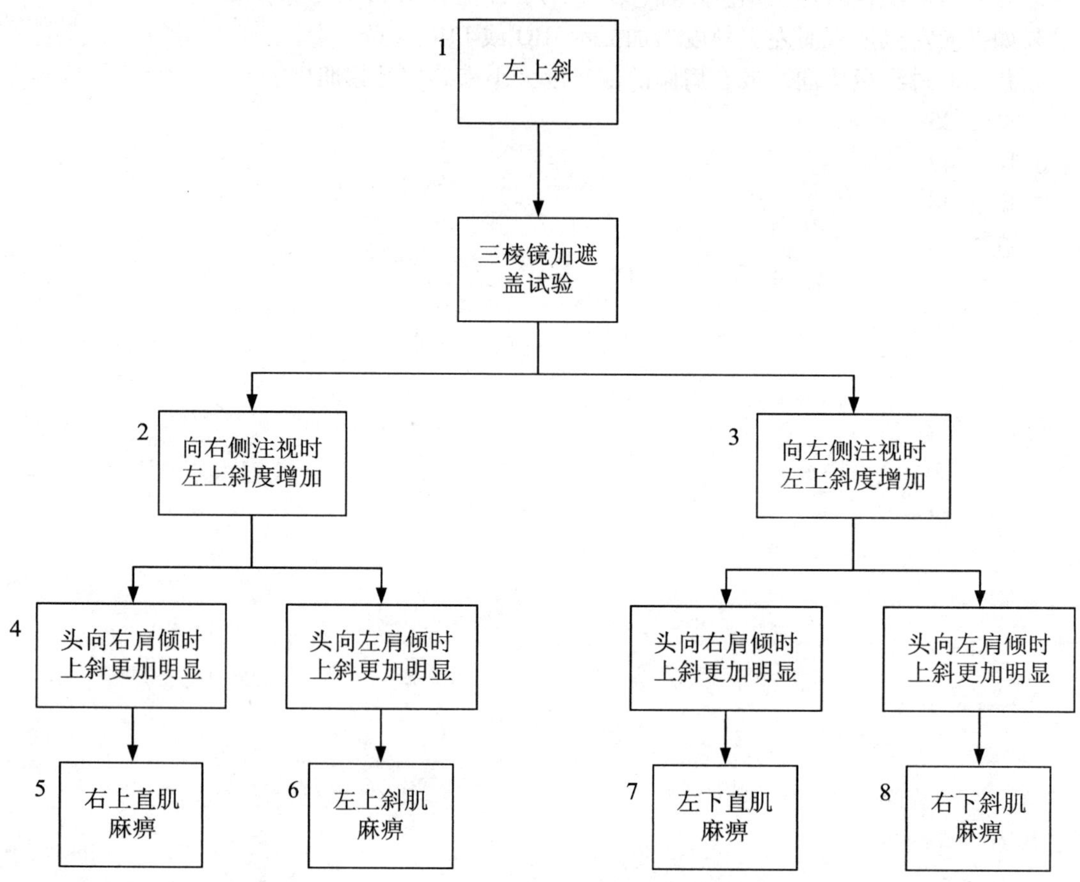
1
左上斜
三棱镜加遮盖试验
2
向右侧注视时左上斜度增加
3
向左侧注视时左上斜度增加
4
头向右肩倾时上斜更加明显
头向左肩倾时上斜更加明显
头向右肩倾时上斜更加明显
头向左肩倾时上斜更加明显
5
右上直肌麻痹
6
左上斜肌麻痹
7
左下直肌麻痹
8
右下斜肌麻痹

2.16 分离性斜视

1. 经验少的临床医生很容易把水平分离性斜视(DHD)误诊为外斜或外隐斜，把垂直分离性斜视(DVD)误诊为垂直斜视。之所以常常导致 DVD 的误诊是因为内转时上射的存在(见2.17 和2.18)，这是由下斜肌亢进所引起的。鉴别诊断(将在其他地方阐述[57 p.383])基于遮盖-去遮盖试验(客观)和红玻璃片试验(主观)。此外在流程图中罗列了分离性斜视的其他特点，其他形式的斜视中不存在这些特点。

2. 去遮盖后，双眼回到正位的垂直运动幅度是一致的。

3. 对于双侧 DVD，当去遮盖后双眼均下转回到正位注视。在大多数情况下，这种情形是双眼发生的，但运动幅度常常是非对称的。

4. DHD 常同时伴随 DVD 或者单独发生。[73]对于 DHD(大部分为外斜)仅一眼在遮盖下外转，并伴随缓慢的张力性内转运动回到正位注视。对比之下，外隐斜则是未遮盖眼以快速敏捷的内转运动回到正位注视。

5. 不同于麻痹性垂直性斜视，不管是从内转位、第一眼位或外转位，分离眼上抬的幅度常常是一致的。

6. 分离眼不仅可以伴随外旋上转，当遮盖对侧眼时分离眼可伴随矫正性的内旋运动回到正位。

7. 当在一眼前放置一中性滤光片同时遮盖另眼时，随着注视眼前滤光片密度的增加，遮盖板后的眼逐渐向下移动(Bielschowsky 现象)。[57 p.380]对于 DHD，分离眼可发生相似的内转运动。

8. 不同于水平、垂直斜视或隐斜视的患者在遮盖-去遮盖试验中可见到快速敏捷的回到正位注视的运动，分离性垂直或水平斜视回到正位注视的运动是缓慢的，张力性的。

9. 分离性垂直与水平斜视可以显性或隐性形式出现。隐性形式仅在遮盖一眼时才可观察到，显性形式则是自发性的，常出现在患者注意力不集中时或者疲劳时。

10. DVD 可伴随 A、V 征和原发或继发的斜肌亢进(见 2.17)。

11. DVD 的手术治疗常常是双侧上直肌大量徙后。如果 DVD 合并下斜肌亢进，下斜肌前转位是很有效的。[57 p.431]下直肌缩短可作为次选方案。

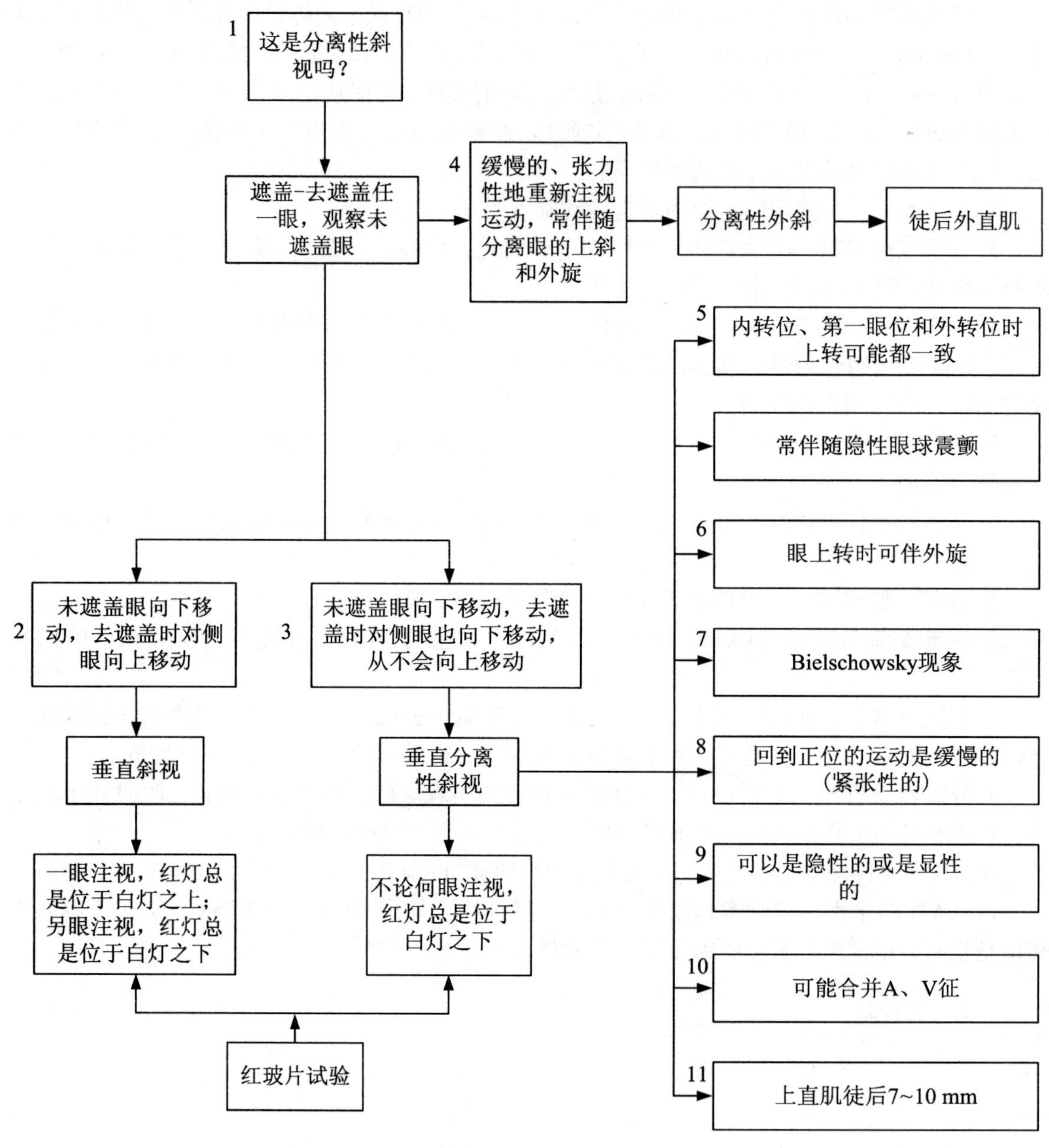
1
这是分离性斜视吗？
遮盖-去遮盖任一眼，观察未遮盖眼
4
缓慢的、张力性地重新注视运动，常伴随分离眼的上斜和外旋
分离性外斜
徒后外直肌
5
内转位、第一眼位和外转位时上转可能都一致
常伴随隐性眼球震颤
6
眼上转时可伴外旋
7
Bielschowsky现象
8
回到正位的运动是缓慢的（紧张性的）
9
可以是隐性的或是显性的
10
可能合并A、V征
11
上直肌徒后7~10 mm
2
未遮盖眼向下移动，去遮盖时对侧眼向上移动
3
未遮盖眼向下移动，去遮盖时对侧眼也向下移动，从不会向上移动
垂直斜视
垂直分离性斜视
一眼注视，红灯总是位于白灯之上；另眼注视，红灯总是位于白灯之下
不论何眼注视，红灯总是位于白灯之下
红玻片试验

2.17 内转时上射：右眼

1. 如果内转眼上转出现在第一眼位无明显上斜视的情况下，通常视为内转时上射。临床上容易错误地认为在下斜肌作用方向的任何一个明显的功能亢进都与下斜肌本身功能亢进有关，由于没有认识到许多不同的情况都可以产生相同的临床结果，进而导致错误的诊断和治疗。

2. 分析这一问题时，第一步首先要观察并测量上转是否仅限于内转位或者也存在于其他注视眼位。同时要特别注意患者在各个诊断眼位用任一眼持续注视时是否存在任何肌肉的功能过强或功能不足。

3. 试图内转时上射、下射或二者皆可以是Ⅰ型 Duane 眼球后退综合征的特点，但更常见于Ⅱ型和Ⅲ型(见 2.50，2.51 和 2.52)。

4. 内转时上射是由原发性或继发性下斜肌功能亢进引起。这条肌肉不能被其麻痹的拮抗肌拮抗。用三棱镜遮盖试验可以测量头向左、右肩倾(Bielschowsky 试验，见 2.14)时的垂直偏斜度的差异。在测量过程中，垂直三棱镜的底部应放置在眼前，并与下眶缘平行。

5. 当头向右肩倾时右上斜度增加，右上斜肌麻痹，Bielschowsky 试验阳性。

6. 在存在原发性下斜肌功能亢进的情况下，上斜肌功能往往是正常的。这种情况常见于双侧，并伴随下转位的内斜Ⅴ征。不同于双侧上斜肌麻痹，Bielschowsky 试验是阴性的。

7. 因为第二斜视角总是大于第一斜视角，因此麻痹眼一定是左眼。

8. Bielschowsky 歪头试验可帮助鉴别麻痹的垂直肌肉(见 2.14)。

9. 见 2.37。

10. 对于垂直分离性斜视(DVD)(见 2.16)，受累眼的上转可见于第一眼位、外转位和内转位。尽管这种上转较常见于外转位，但在内转位时也可能呈现相同程度的上转。

11. 不同于继发性下斜肌功能亢进是由于配偶肌的拮抗肌(LSR)功能不足，当 DVD 的患者用受累眼向外上方注视时该肌肉作用正常。

12. 见 2.16。

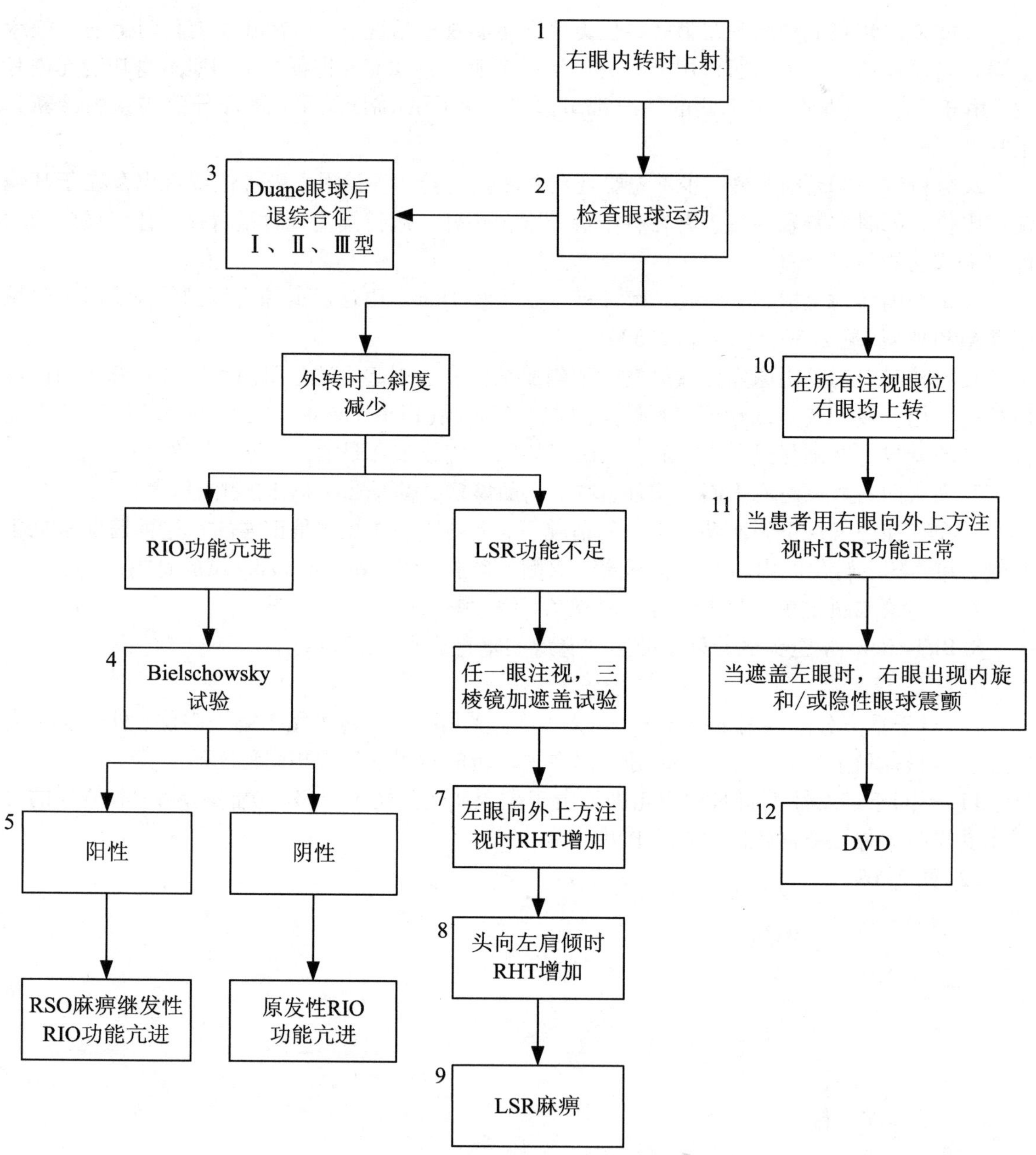
1
右眼内转时上射
2
检查眼球运动
3
Duane眼球后退综合征 Ⅰ、Ⅱ、Ⅲ型
外转时上斜度减少
10
在所有注视眼位右眼均上转
RIO功能亢进
LSR功能不足
11
当患者用右眼向外上方注视时LSR功能正常
4
Bielschowsky试验
任一眼注视，三棱镜加遮盖试验
当遮盖左眼时，右眼出现内旋和/或隐性眼球震颤
5
阳性
阴性
7
左眼向外上方注视时RHT增加
12
DVD
8
头向左肩倾时RHT增加
RSO麻痹继发性RIO功能亢进
原发性RIO功能亢进
9
LSR麻痹

2.18　内转时上射：左眼

1. 如果内转眼上转出现在第一眼位无明显上斜视的情况下，通常视为内转时上射。临床上容易错误地认为在下斜肌作用方向的任何一个明显的功能亢进都与下斜肌本身功能亢进有关，由于没有认识到许多不同的情况都可以产生相同的临床结果，进而导致错误的诊断和治疗。

2. 分析这一问题时，第一步首先要观察并测量上转是否仅限于内转时或者也存在于其他注视眼位。同时要特别注意患者在各个诊断眼位用任一眼持续注视时是否存在任何肌肉的功能过强或功能不足。

3. 试图内转时上射、下射或二者皆可以是Ⅰ型 Duane 眼球后退综合征的特点，但更常见于Ⅱ型和Ⅲ型（见 2.50，2.51 和 2.52）。

4. 内转时上射是由原发性或继发性下斜肌功能亢进引起。这条肌肉不能被其麻痹的拮抗肌拮抗。用三棱镜遮盖试验可以测量头向左、右肩倾（Bielschowsky 试验，见 2.14）时的垂直偏斜度的差异。在测量过程中，垂直三棱镜的底部应放置在眼前，并与下眶缘平行。

5. 当头向左肩倾时左上斜度增加，左上斜肌麻痹，Bielschowsky 试验阳性。

6. 在存在原发性下斜肌功能亢进的情况下，上斜肌功能往往是正常的。这种情况常见于双侧，并伴随下转位的内斜 V 征。不同于双侧上斜肌麻痹，Bielschowsky 试验是阴性的。

7. 因为第二斜视角总是大于第一斜视角，因此麻痹眼一定是右眼。

8. Bielschowsky 试验对确定麻痹的垂直肌肉可能是很有帮助的。

9. 见 2.37。

10. 对于垂直分离性斜视（DVD）（见 2.16），受累眼的上转可见于第一眼位、外转位和内转位。尽管这种上转较常见于外转位，但在内转位时也可能呈现相同程度的上转。

11. 不同于继发性下斜肌功能亢进是由于配偶肌的拮抗肌（RSR）功能不足，当 DVD 的患者用受累眼向外上方注视时该肌肉作用正常。

12. 见 2.16。

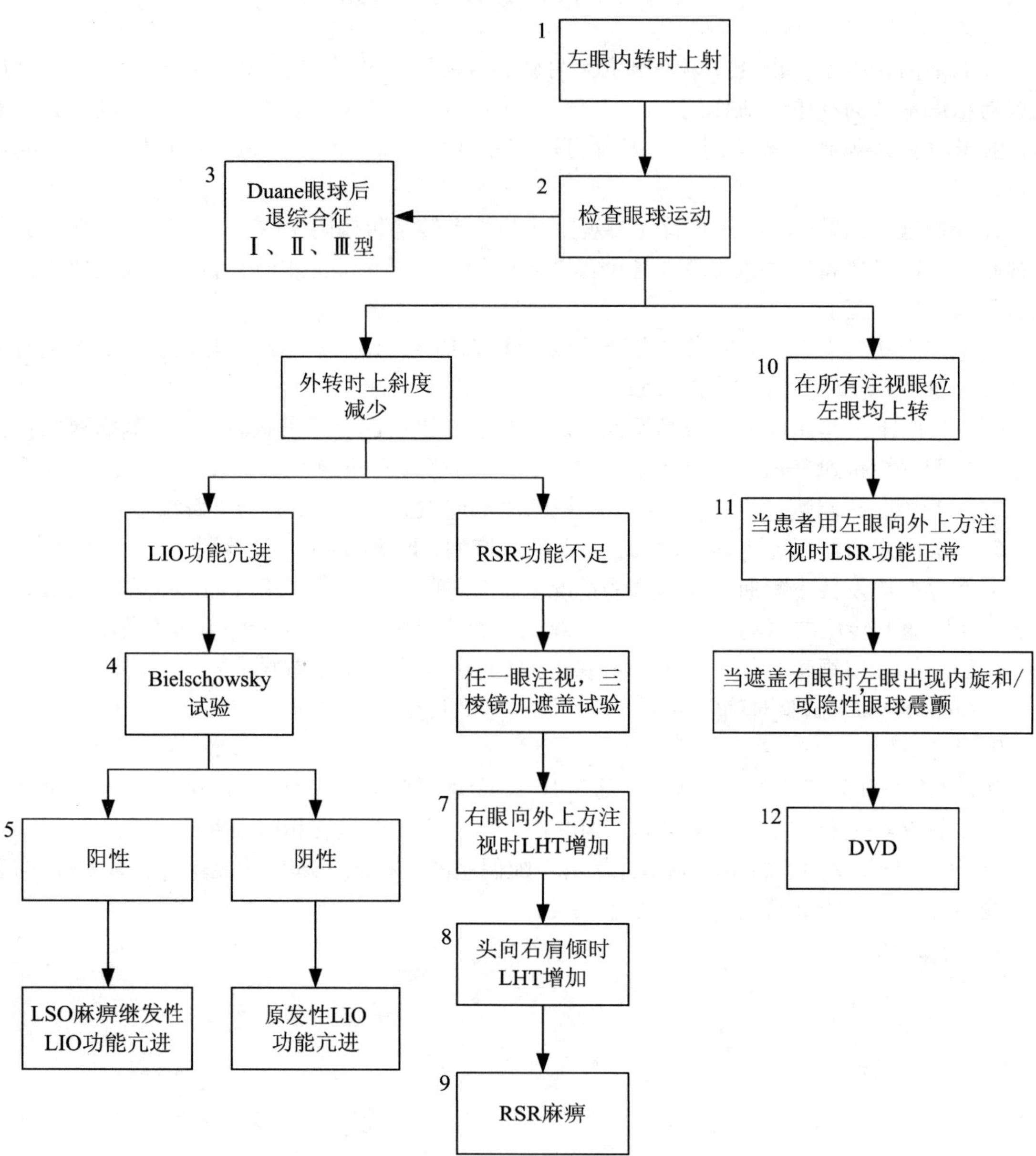
1
左眼内转时上射
2
检查眼球运动
3
Duane眼球后退综合征
Ⅰ、Ⅱ、Ⅲ型
外转时上斜度减少
10
在所有注视眼位左眼均上转
LIO功能亢进
RSR功能不足
11
当患者用左眼向外上方注视时LSR功能正常
4
Bielschowsky试验
任一眼注视，三棱镜加遮盖试验
当遮盖右眼时左眼出现内旋和/或隐性眼球震颤
5
阳性
阴性
7
右眼向外上方注视时LHT增加
12
DVD
8
头向右肩倾时LHT增加
LSO麻痹继发性LIO功能亢进
原发性LIO功能亢进
9
RSR麻痹

2.19 内转时下射：右眼

1. 导致内转眼下射可以有很多原因，但不如内转上射那么常见。

2. 内转眼下射可见于 Duane 眼球后退综合征Ⅰ型、Ⅱ型和Ⅲ型（见 2.50，2.51 和 2.52）。

3. 绝大多数 Brown 综合征（见 2.53）患者受累眼的内转是正常的。然而，当受累眼试图从第一眼位内转时，因该眼上转明显受限可能会出现下转。[23 p. 147, 353, 381]

4. 见 2.40。

5. 上斜肌功能亢进可导致内转下射。这是一种继发性斜视，是由上斜肌的配偶肌对侧下直肌麻痹引起。

6. 14% 上斜肌麻痹的患者（见 2.41）存在对侧上斜肌功能亢进。[70]这是由同侧上直肌挛缩所导致。当患者用麻痹眼注视时，为了使麻痹眼在外转时同时下转需要过多的神经冲动，这就导致健眼内转时出现下射。[57 p. 435]手术减弱继发性功能亢进的上斜肌可能会导致医源性的双侧上斜肌麻痹，这会给具有潜在融合功能的患者带来很多麻烦。

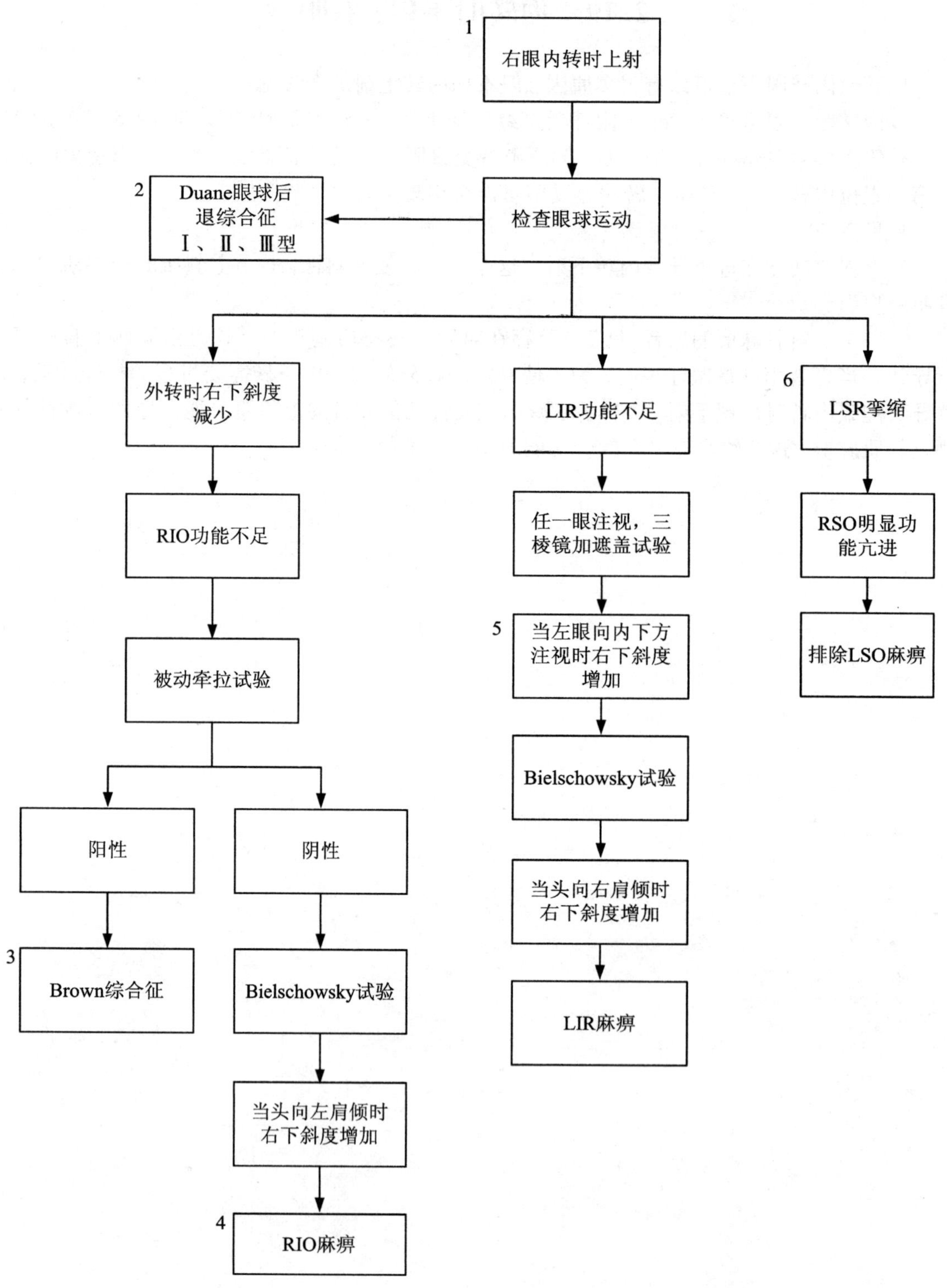

1 右眼内转时上射
检查眼球运动
2 Duane眼球后退综合征Ⅰ、Ⅱ、Ⅲ型
外转时右下斜度减少
RIO功能不足
被动牵拉试验
阳性
阴性
3 Brown综合征
Bielschowsky试验
当头向左肩倾时右下斜度增加
4 RIO麻痹
LIR功能不足
任一眼注视，三棱镜加遮盖试验
5 当左眼向内下方注视时右下斜度增加
Bielschowsky试验
当头向右肩倾时右下斜度增加
LIR麻痹
6 LSR挛缩
RSO明显功能亢进
排除LSO麻痹

2.20 内转时下射：左眼

1. 导致内转眼下转可以有很多原因，但不如内转上射那么常见。

2. 内转眼下射可见于 Duane 眼球后退综合征 Ⅰ 型、Ⅱ 型和 Ⅲ 型（见 2.50，2.51，和 2.52）。

3. 绝大多数 Brown 综合征患者（见 2.53）受累眼的内转是正常的。然而，当受累眼试图从第一眼位内转时，因该眼上转明显受限可能会出现下转[23 p.353]。

4. 见 2.40。

5. 上斜肌功能亢进可引起内转下射。这是一种继发性斜视，是由上斜肌的配偶肌对侧下直肌麻痹引起。

6. 14% 的上斜肌麻痹患者（见 2.41）存在对侧上斜肌功能亢进。[70]这是由同侧上直肌挛缩所导致。当患者用麻痹眼注视时，为了使麻痹眼下转需要较多的神经冲动，这就导致健眼内转时出现下射（见 1.08，2.43）。

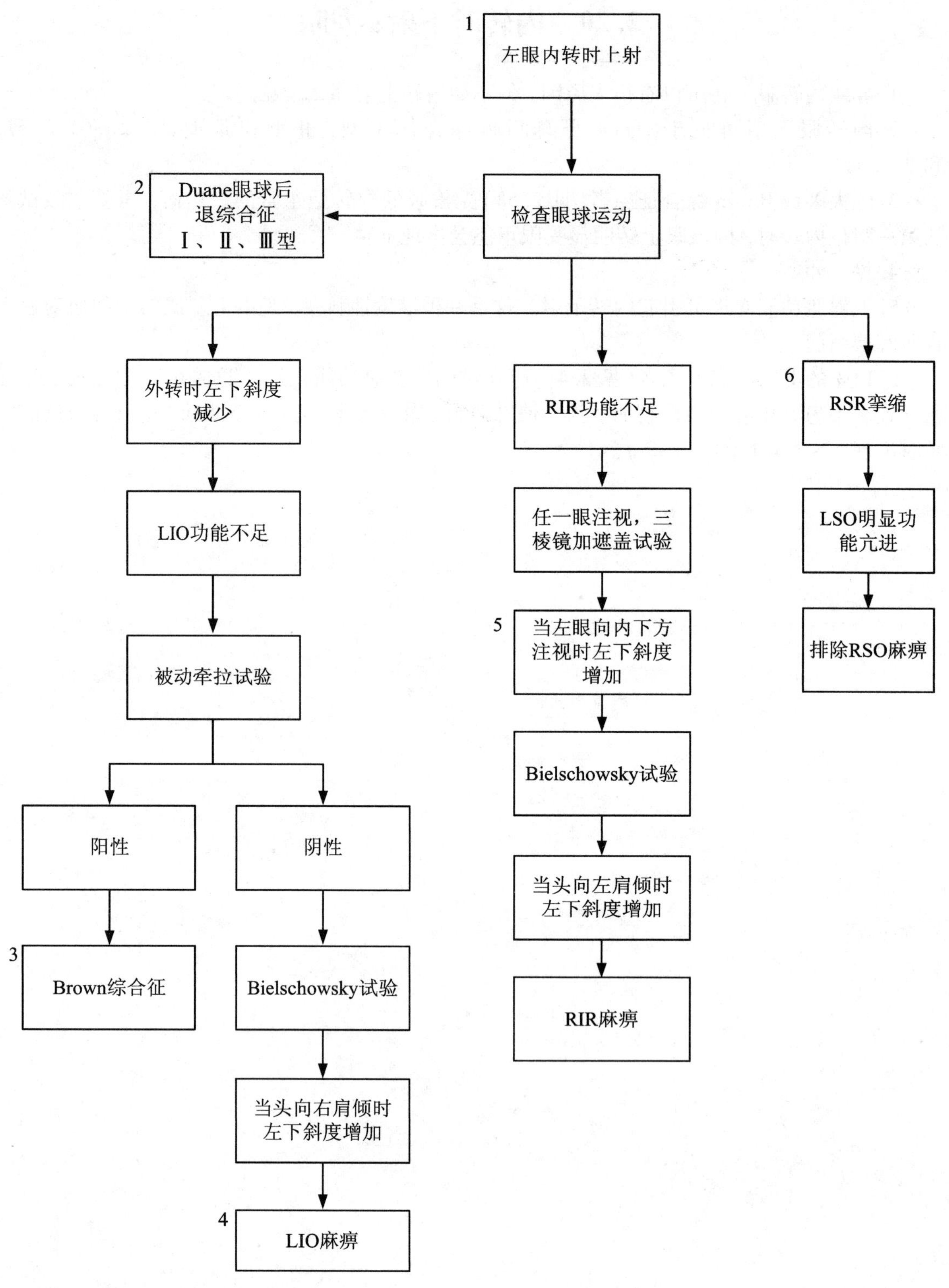
1 左眼内转时上射
检查眼球运动
2 Duane眼球后退综合征Ⅰ、Ⅱ、Ⅲ型
外转时左下斜度减少
LIO功能不足
被动牵拉试验
阳性
阴性
3 Brown综合征
Bielschowsky试验
当头向右肩倾时左下斜度增加
4 LIO麻痹
RIR功能不足
任一眼注视，三棱镜加遮盖试验
5 当左眼向内下方注视时左下斜度增加
Bielschowsky试验
当头向左肩倾时左下斜度增加
RIR麻痹
6 RSR挛缩
LSO明显功能亢进
排除RSO麻痹

2.21 旋转斜视：诊断

任何时候只要发生以下情况：患者诉一个或两个物像倾斜、鉴别诊断旋转垂直肌肉部分或完全麻痹，或者发现患者歪头（见 1.24，1.27 和 1.33），就应该行旋转斜视检查。

1. 旋转斜视可以有症状（如视物倾斜）也可以无症状。无论何种情况，检查者都应该明确哪一只眼是受累眼，是否有内旋或外旋存在，并确定旋转斜度的大小。[56 p.56]

2. 患者意识到图像倾斜提示双上斜肌麻痹或新近发生的其他旋转斜视存在。[19]对于上斜肌麻痹，很少需要进行神经眼科检查，特别是能够确定外伤是起因的情况下。新近发生的非神经源性的旋转斜视的病因包括眼眶外伤和巩膜扣带术后眼球扭转。

3. 没有意识到物像倾斜并不能排除旋转斜视。患者可通过旋转融合代偿旋转偏斜，获得一种对垂直视网膜子午线或者凭经验基础正确地定位视觉环境的知觉适应。[57 p.390]对陈旧性旋转偏斜而言这些适应是正常的。

4. 在试镜架上插入红白马氏杆。双眼马氏杆的方向必须一致，都指向 90°方向。在患者眼前置一小度数的垂直三棱镜使患者看到的两条线分离。[56 p.56]调整患者看到的倾斜的马氏杆直至两条线平行。这种方法可以准确地测量旋转偏斜度的大小，马氏杆可以使双眼分离，打破旋转融合。

5. 旋转偏斜可通过试镜架上的 Bagolini 线状镜测量而不必破坏融合。[46]

6. 通过间接检眼镜观察黄斑部上移或下移可以客观诊断旋转斜视。可以用眼底照相记录观察结果。[4]

7. 导致旋转复视的主观物像倾斜常伴随歪头。但不是所有旋转偏斜的患者都有歪头，这是因为知觉性适应可以代偿物像倾斜。[57 p.390]

8. 要判断歪头是否由旋转斜视引起或者同时存在垂直偏斜（见 1.27），可以任意遮盖一眼，观察患者头位的变化。最常见的原发性旋转复视的病因是双侧上斜肌麻痹。

9. 一旦确定歪头是由旋转偏斜引起，可以用双马氏杆测量偏斜度。当遮盖受累眼时，头位可变正位。

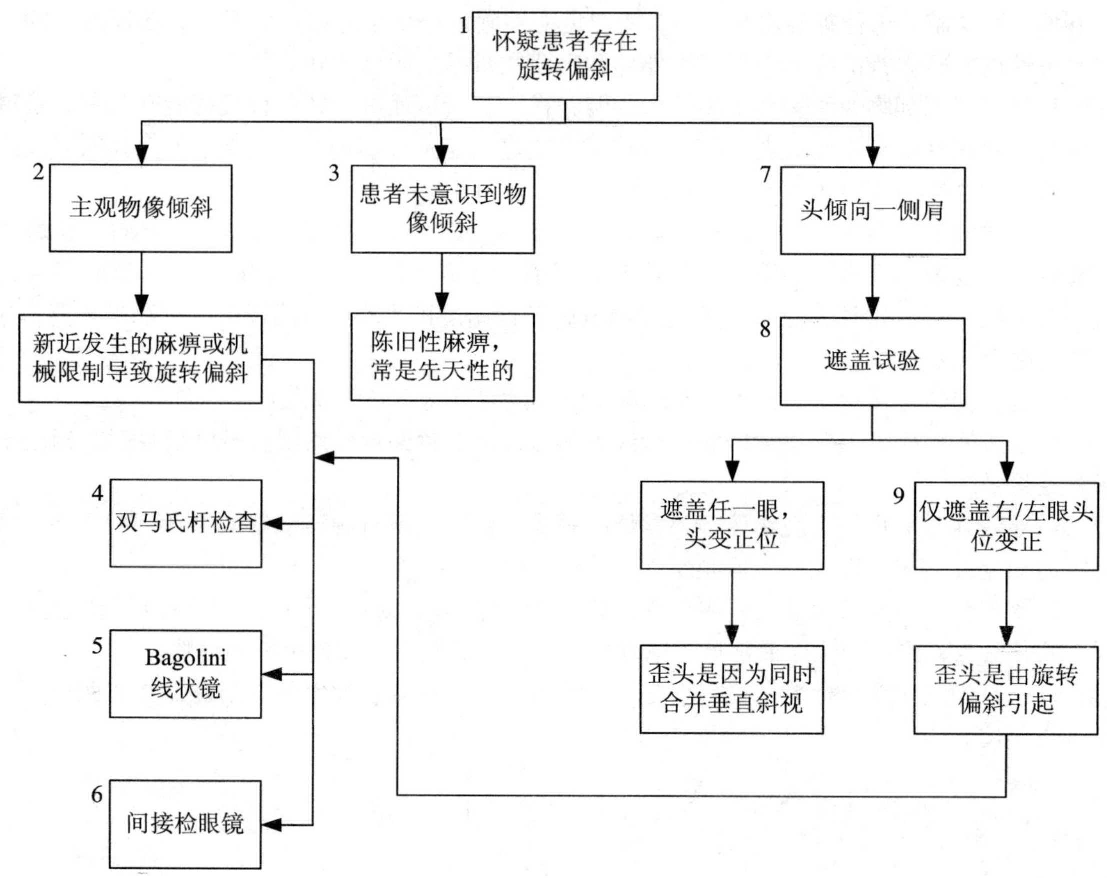
1 怀疑患者存在旋转偏斜
2 主观物像倾斜
3 患者未意识到物像倾斜
7 头倾向一侧肩
新近发生的麻痹或机械限制导致旋转偏斜
陈旧性麻痹，常是先天性的
8 遮盖试验
4 双马氏杆检查
遮盖任一眼，头变正位
9 仅遮盖右/左眼头位变正
5 Bagolini 线状镜
歪头是因为同时合并垂直斜视
歪头是由旋转偏斜引起
6 间接检眼镜

2.22 旋转斜视：治疗

1. 旋转斜视常与垂直斜视同时发生(特别是上斜肌麻痹)，而非单独发生。

2. 手术矫正垂直斜视的同时常可以矫正旋转偏斜。例如，绝大多数上斜肌麻痹的患者受累眼常有上斜视和外旋转斜视。同侧下斜肌断腱和(或)麻痹上斜肌折叠可以同时矫正上斜和外旋(见 2.43)。

3. 单纯的旋转斜视是很少见的(如旋转偏斜不伴上斜视)，需要行手术治疗。这种手术必须选择性地作用于眼的旋转功能而不引起其他形式的斜视。例如，给一个不伴有上斜视的滑车神经麻痹和外旋斜的患者行上斜肌鞘折叠时，在矫正外旋的同时可以导致手术眼出现不必要的下斜视，尽管该患者术前无垂直偏斜。

4. Harada - Ito 术式[23 p. 234; 57 p. 609]对矫正外旋是有效的。但是常导致外旋矫正不足，并且不适用于先天性上斜肌缺如或先前曾行过上斜肌断腱术的患者。对于这些情况可以选择其他替代手术，包括垂直肌肉的水平转位[23 p. 211; 38; 65; 67]或水平肌肉的垂直转位。垂直肌肉的水平转位可根据偏斜最突出的注视方向进行调整。例如，如果外旋仅局限于下转位，单独行下直肌的鼻侧转位足以矫正外旋。

5. 单独发生的内旋远较外旋少。由于 Harada - Ito 术式涉及斜肌肌止点，相对而言，垂直直肌肌止点的移位术操作更简单，已证明是非常有效的。[67]

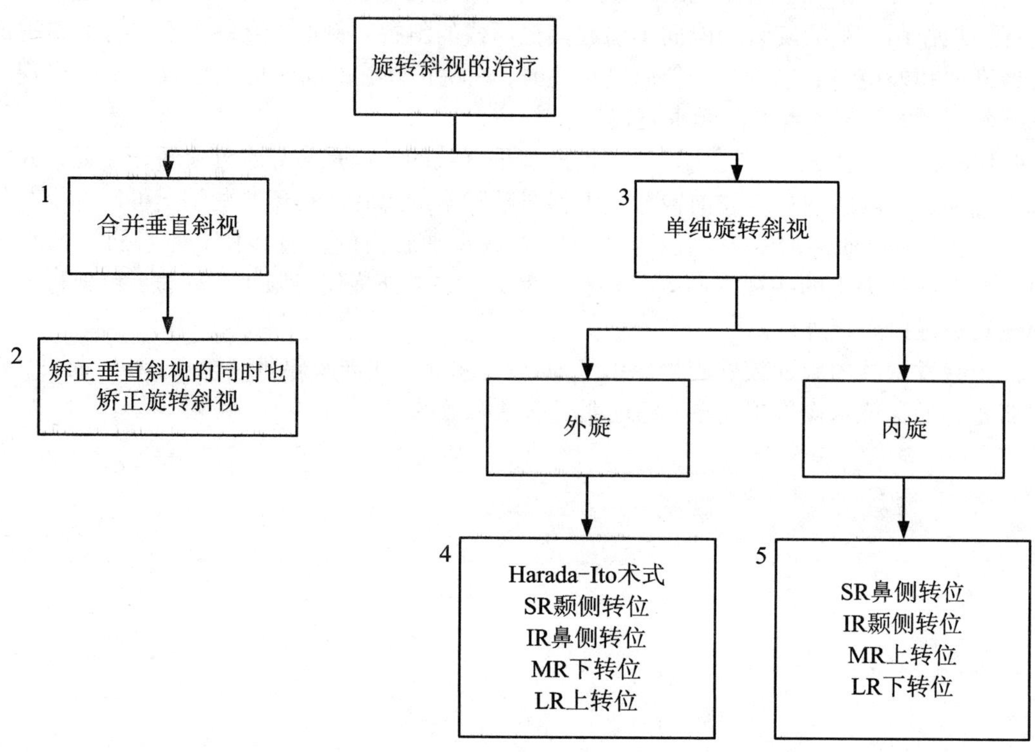
旋转斜视的治疗
1
合并垂直斜视
2
矫正垂直斜视的同时也
矫正旋转斜视
3
单纯旋转斜视
外旋
内旋
4
Harada-Ito术式
SR颞侧转位
IR鼻侧转位
MR下转位
LR上转位
5
SR鼻侧转位
IR颞侧转位
MR上转位
LR下转位

2.23 斜视 A 征：治疗

1. 如果水平斜视（内斜或外斜）向上和向下 30°注视斜视角相差 10△以上则提示存在 A 征。通常这些斜视角的测量是在远距离注视时进行。垂直注视时的水平非共同性不一定具有显著的功能意义，并且不是所有的病例都需要治疗。

2. 除了在这一节中所罗列的 A 征的一些类型外，还存在其他的类型。如，外斜仅存在于向下注视位（倒置 Y 征或 λ 征）。在这些情况下，如果上斜肌功能亢进的话，手术仅限于上斜肌断腱。如果上斜肌功能不亢进，则应行下直肌的鼻侧移位而不必徙后或缩短移位的肌肉。

3. 水平直肌移位的量取决于向上和向下注视的斜视角之差。如果差异大于 15△，我们行全肌肉宽度移位；如果差异小于 15△，移位量选择在二分之一至四分之三肌肉宽度。当选择水平直肌垂直移位治疗 A 征时，内直肌总是向上方移位（尖端方向），外直肌总是向下方移位（开口方向）。[56 p. 189] 上直肌颞侧移位对治疗向上注视的内斜 A 征是有效的，但很少采用。颞侧移位的量类似垂直移位，也是分级的。

4. 是否行水平直肌的对称手术或单眼的一退一缩手术取决于临床医师个人的喜好。大多数情况下，我们喜欢行对称手术，但如果其中一眼已施行过手术或者患者有弱视，我们则仅限在一眼上手术。

5. 如果发现存在 A 征但上斜肌功能正常，这是很不寻常的。有必要重复检查以排除可能被忽视的功能亢进。

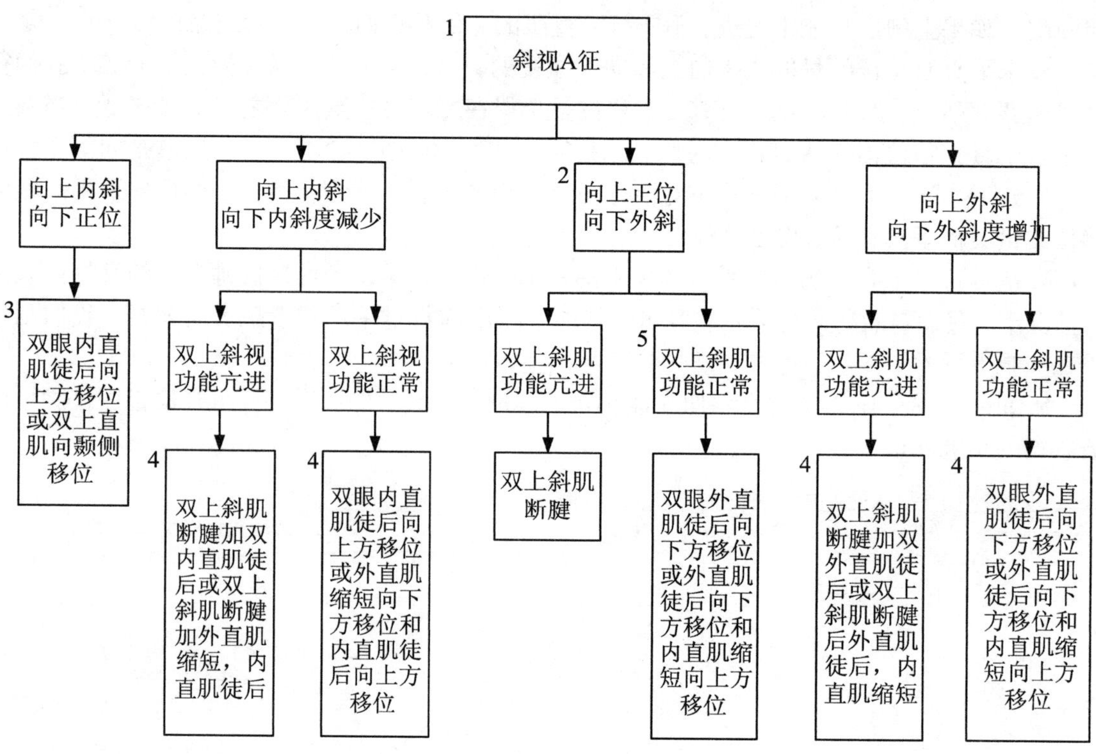
1
斜视A征
向上内斜
向下正位
向上内斜
向下内斜度减少
2
向上正位
向下外斜
向上外斜
向下外斜度增加
3
双眼内直肌徒后向上方移位或双上直肌向颞侧移位
双上斜视功能亢进
双上斜视功能正常
双上斜肌功能亢进
5
双上斜肌功能正常
双上斜肌功能亢进
双上斜肌功能正常
4
双上斜肌断腱加双内直肌徒后或双上斜肌断腱加外直肌缩短，内直肌徒后
4
双眼内直肌徒后向上方移位或外直肌缩短向下方移位和内直肌徒后向上方移位
双上斜肌断腱
双眼外直肌徒后向下方移位或外直肌徒后向下方移位和内直肌缩短向上方移位
4
双上斜肌断腱加双外直肌徒后或双上斜肌断腱后外直肌徒后，内直肌缩短
4
双眼外直肌徒后向下方移位或外直肌徒后向下方移位和内直肌缩短向上方移位

2.24 斜视 V 征：治疗

1. 如果水平斜视（内斜或外斜）向上和向下 30°注视斜视角相差 15△以上则提示具有 V 征。通常这些斜视角的测量是在远距离注视时进行。垂直注视时的水平非共同性不一定具有显著的功能意义，并且不是所有的病例都需要治疗。

2. 除了本节中所罗列的 V 征的一些类型外，还存在其他的类型。如，正位视仅存在于向下注视位和第一眼位，而外斜仅限于向上注视位。这就称为 Y 征。在这些情况下，如果下斜肌功能亢进的话，手术仅限于下斜肌断腱。如果下斜肌功能不亢进，则应行垂直肌肉的移位但不必徙后或缩短移位的肌肉。

3. 另外一种情况是，向上注视外斜角明显大于第一眼位。如果向上和向下注视外斜角均大于第一眼位，则称为外斜 X 征。水平肌肉手术常常足以消除 X 征。

4. 在治疗斜视 V 征时，肌肉移位的量取决于向上和向下注视斜视角的差异。很少施行下直肌的颞侧移位，但对于治疗内斜 V 征，这始终是一个切实可行的替代方法。颞侧移位的量类似垂直移位，也是分级的。

5. 对于斜视 V 征，到底是选择对称手术还是仅限于在一眼上手术取决于既往的手术，如果可能的话，我们更喜欢把手术施行在弱视眼上。

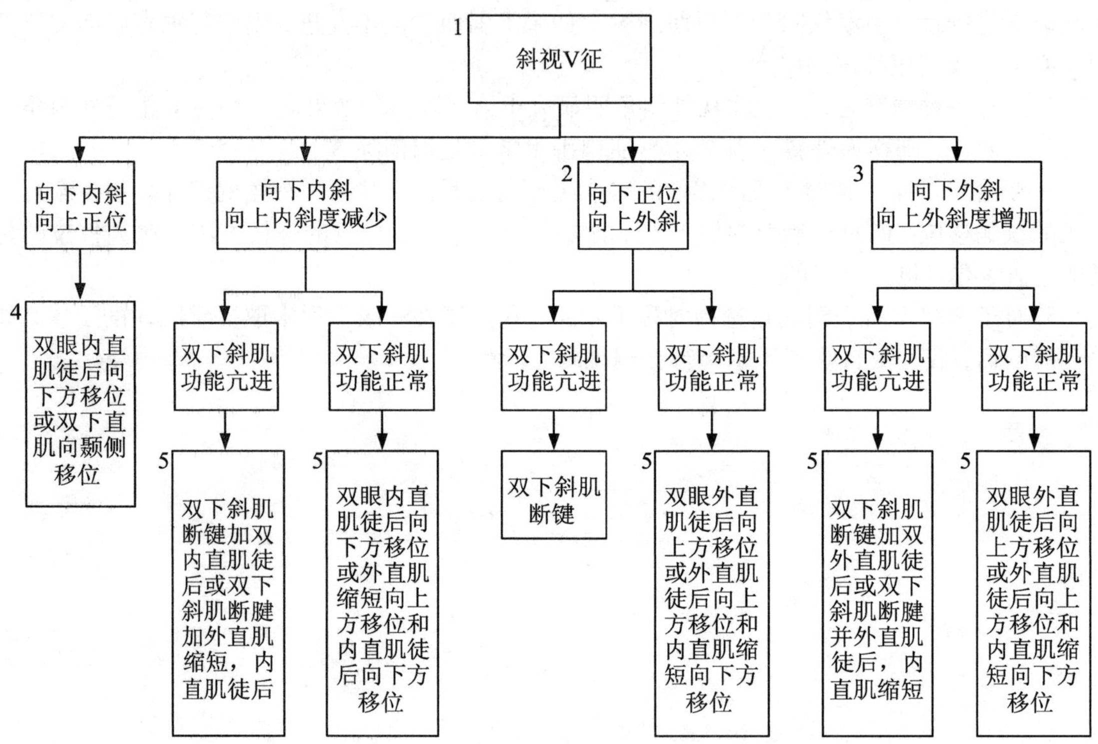
1
斜视V征
向下内斜
向上正位
4
双眼内直肌徒后向下方移位或双下直肌向颞侧移位
向下内斜
向上内斜度减少
双下斜肌功能亢进
5
双下斜肌断键加双内直肌徒后或双下斜肌断腱加外直肌缩短，内直肌徒后
双下斜肌功能正常
5
双眼内直肌徒后向下方移位或外直肌缩短向上方移位和内直肌徒后向下方移位
2
向下正位
向上外斜
双下斜肌功能亢进
双下斜肌断键
双下斜肌功能正常
5
双眼外直肌徒后向上方移位或外直肌徒后向上方移位和内直肌缩短向下方移位
3
向下外斜
向上外斜度增加
双下斜肌功能亢进
5
双下斜肌断键加双外直肌徒后或双下斜肌断腱并外直肌徒后，内直肌缩短
双下斜肌功能正常
5
双眼外直肌徒后向上方移位或外直肌徒后向上方移位和内直肌缩短向下方移位

2.25　单眼上转受限

1. 对于新近发生的获得性上直肌麻痹被动牵拉试验是阴性的。对于陈旧性上直肌麻痹(见 2.37)，因为同侧下直肌挛缩，这一试验可能是阳性的。

2. 对于是否存在真正的双上转肌麻痹(即上直肌和同侧下斜肌麻痹)一直是有争议的。双上转肌麻痹合并上睑下垂这一名词可能描述不当，因为整个上转功能的减弱是上直肌和提上睑肌长期麻痹的结果。在这些情况下，根据同侧下直肌挛缩的状况，被动牵拉试验可以是阴性或阳性。

3. 一个完整的 Bell's 现象提示上转受限的核上原因，并有助于解释动眼神经不同分支支配的肌肉的功能减弱。

4. 重症肌无力可以表现为任一条肌肉或肌群的麻痹(见 2.56)。

5. 下斜肌的麻痹并不影响外转位的眼球上转(见 2.40)。

6. 手术或去神经支配疗法中上直肌过量徙后，导致肌肉“迷失”可以造成内转位、第一眼位和外转位的严重上转受限。

7. 见 2.53。

8. 见 1.28。

9. 见 2.55。

10. 见 2.54。

11. 见 2.32。

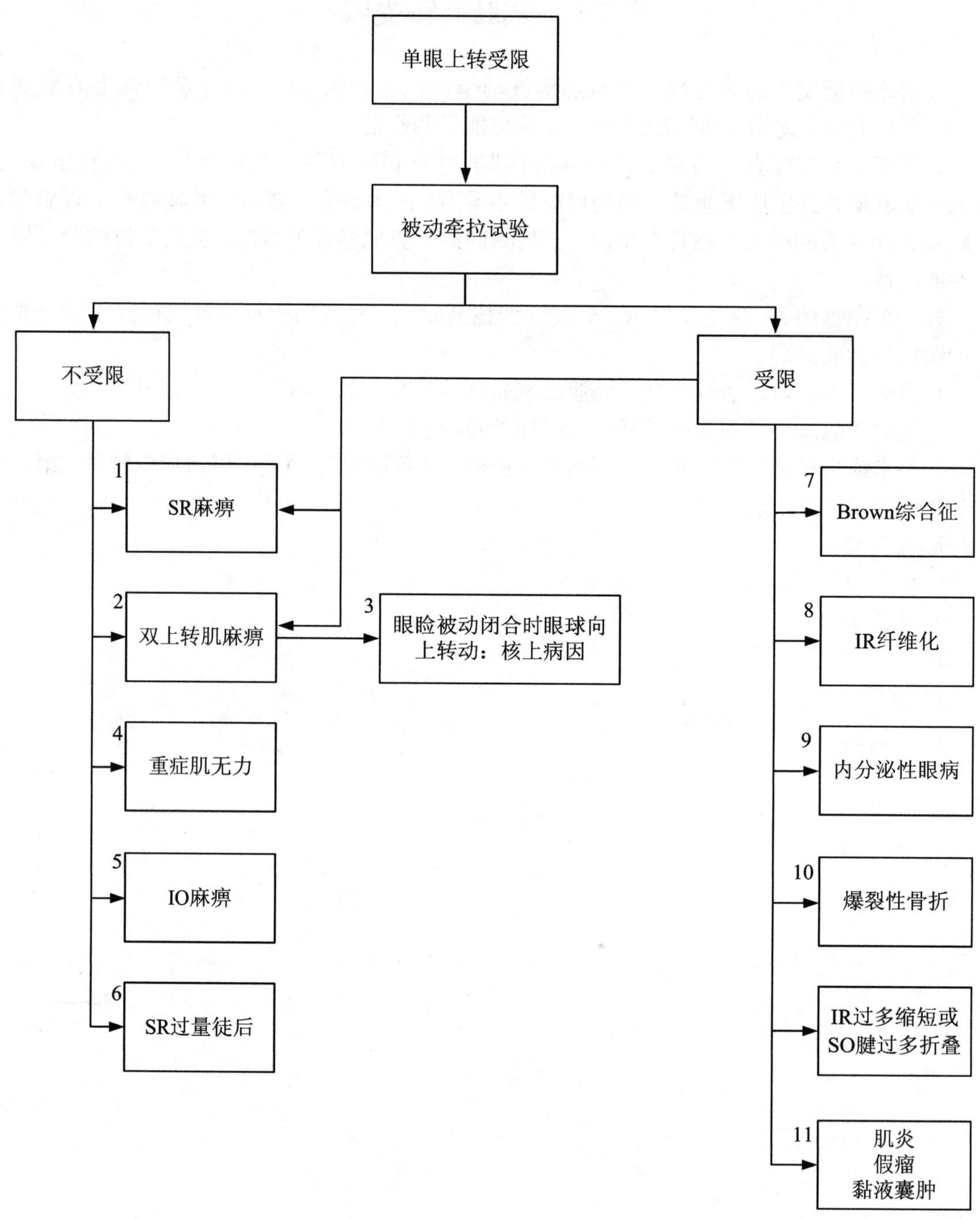
单眼上转受限
被动牵拉试验
不受限
受限
1
SR麻痹
2
双上转肌麻痹
3
眼睑被动闭合时眼球向上转动：核上病因
4
重症肌无力
5
IO麻痹
6
SR过量徒后
7
Brown综合征
8
IR纤维化
9
内分泌性眼病
10
爆裂性骨折
IR过多缩短或SO腱过多折叠
11
肌炎
假瘤
黏液囊肿

2.26 单眼下转受限

1. 对于新近发生的下直肌麻痹，被动牵拉试验是阴性的（见2.38）。然而对于陈旧性麻痹，同侧上直肌挛缩可限制眼球被动下转。

2. 单眼双下转肌麻痹（下直肌和上斜肌）是很少见的。仅见于先天性的。正如双上转肌麻痹，双下转肌麻痹的病因至今不清楚，神经解剖学上难以解释。因此我们怀疑所谓的双下转肌麻痹是由长期的下直肌麻痹所造成的，在这种情况下被动牵拉试验可以是阳性的。

3. 重症肌无力可以表现为任一条肌肉或肌群的麻痹（见2.56）。

4. 上斜肌麻痹的下转受限主要表现在内转位和第一眼位，在上斜肌缺失的病例中这种受限尤其明显（见2.42）。

5. 如果手术中下直肌“丢失”，或者眼眶爆裂性骨折修复术中因外伤或医源性因素导致去神经支配，就可能出现各个诊断眼位严重的下转受限。这也可能出现在内分泌性眼病下直肌徙后术后（见2.55）。[23 p. 423]

6. 大多数爆裂性骨折（见2.54）可引起上转受限。但当骨折累及下眶缘时，下转可能会受限。对于这种病例，导致下转受限的原因可能同时有外伤或医源性（骨折修复术中）因素引发的下直肌麻痹。在这种情况下肌力的评估[23 pp. 90, 96; 57 p. 425]有助于限制性和麻痹性斜视之间的鉴别（见1.30）。

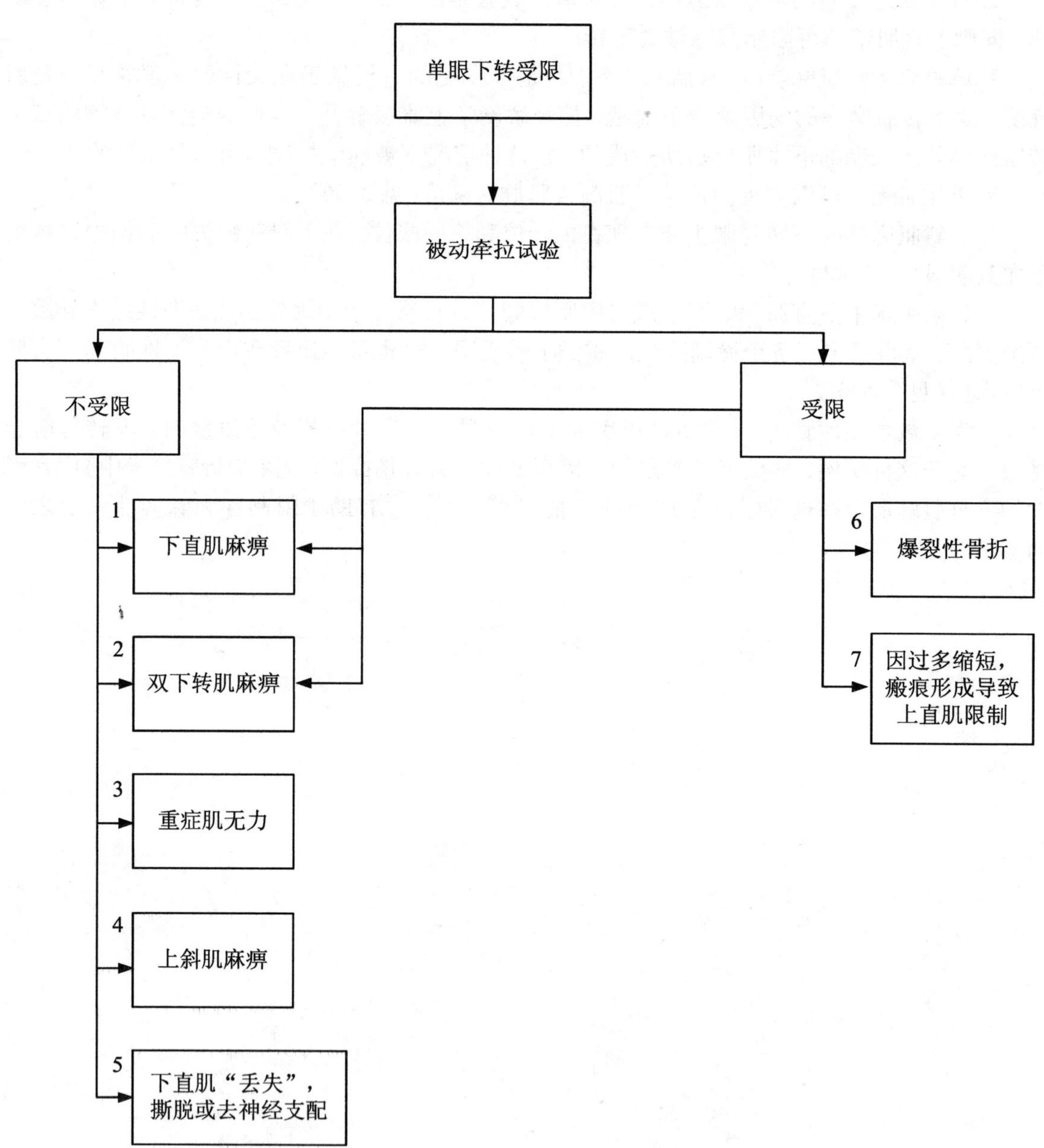
单眼下转受限
被动牵拉试验
不受限
受限
1
下直肌麻痹
2
双下转肌麻痹
3
重症肌无力
4
上斜肌麻痹
5
下直肌“丢失”，撕脱或去神经支配
6
爆裂性骨折
7
因过多缩短，瘢痕形成导致上直肌限制

2.27 外展受限

1. 急性外展神经麻痹可见于外伤，颅内占位病变、血管疾病或在童年时期以一种短暂的良性形式出现。[4; 23 p.340, 341, 406; 32]

2. 外直肌术后外展受限但被动牵拉试验不受限可能是由外直肌过量徙后或滑脱引起。这种情况常伴随漂移扫视和试图外转时主动肌力减弱或缺失。

3. 见 2.50 和 2.52。

4. 内直肌缩短术后外展受限可能是由内直肌过紧引起。这种受限仅是暂时的，通常发生在术后早期。治疗主要是遮盖对侧眼，训练受累眼的内直肌作外展运动。如果错过了治疗时机或者功能锻炼无效，则需要徙后过紧的肌肉。

5. 一种常被忽视的眼眶外伤后遗症是内侧眶壁骨折。肌肉组织的嵌入可导致外转受限，被动牵拉受限。

6. 婴幼儿内斜(见 1.17)和集合性震颤阻滞(见 2.33)常伴随显著的外展受限。在这些情况下，通过娃娃头试验或遮盖一眼可揭示正常的外转功能，进而把假性外展麻痹同真性麻痹区分开来。

7. Mobius 综合征是一种先天性双侧外展神经和面神经麻痹，导致内斜和面部表情消失(玩具面容)。同时舌远端三分之一肌肉萎缩，喂食困难。[23 p.519]

8. 内分泌眼病中最常见受累的眼外肌是下直肌，其次是内直肌。

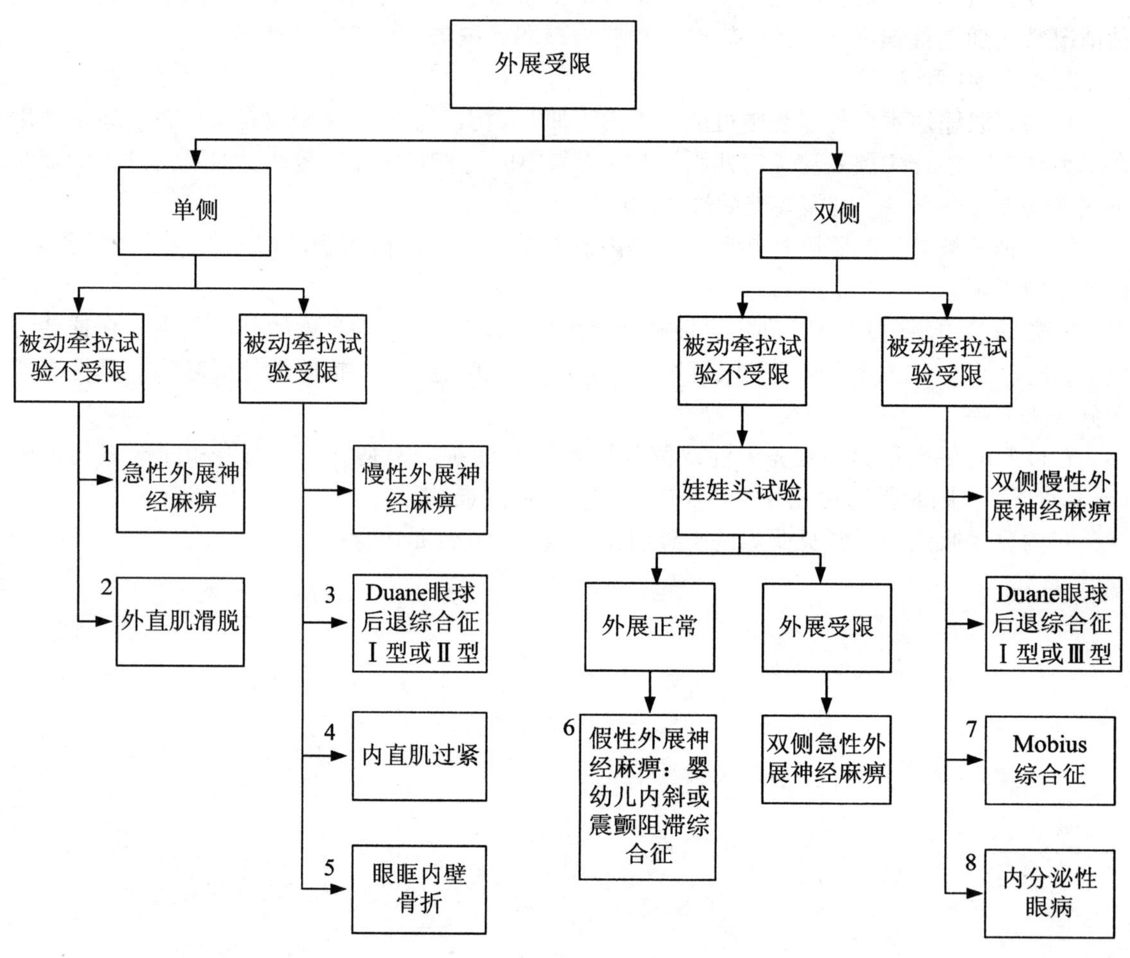
外展受限
单侧
双侧
被动牵拉试验不受限
被动牵拉试验受限
被动牵拉试验不受限
被动牵拉试验受限
1 急性外展神经麻痹
2 外直肌滑脱
慢性外展神经麻痹
3 Duane眼球后退综合征Ⅰ型或Ⅱ型
4 内直肌过紧
5 眼眶内壁骨折
娃娃头试验
外展正常
外展受限
6 假性外展神经麻痹：婴幼儿内斜或震颤阻滞综合征
双侧急性外展神经麻痹
双侧慢性外展神经麻痹
Duane眼球后退综合征Ⅰ型或Ⅲ型
7 Mobius综合征
8 内分泌性眼病

2.28 内转受限

1. 见 2.36。

2. 核间性眼肌麻痹是由内侧纵束病变引起，当患者双眼向一侧注视时，一眼内转受限，另一眼外展时出现眼球震颤。但双眼内聚时正常，这与核上功能有关。

3. 重症肌无力可以表现为任一条肌肉或肌群的麻痹(见 2.56)。

4. 见 2.51 和 2.52。

5. 内分泌性眼病累及外直肌时可引起内转受限和被动牵拉试验受限。然而，其他眼外肌，如下直肌和内直肌更容易累及，而单独的外直肌受累是很少见的(见 2.55)。

6. 内直肌术后内转受限可能是由肌肉过多徙后或滑脱引起。可同时伴随漂移扫视，主动肌力减弱、消失和睑裂增宽。[23 p. 370]

7. 外直肌缩短术后内转受限是由于手术肌肉过紧引起。缩短的肌肉可随时间伸展，交替遮盖和内转训练可能会有帮助。但是如果手术过矫效应长期存在，可能就要行外直肌徙后。

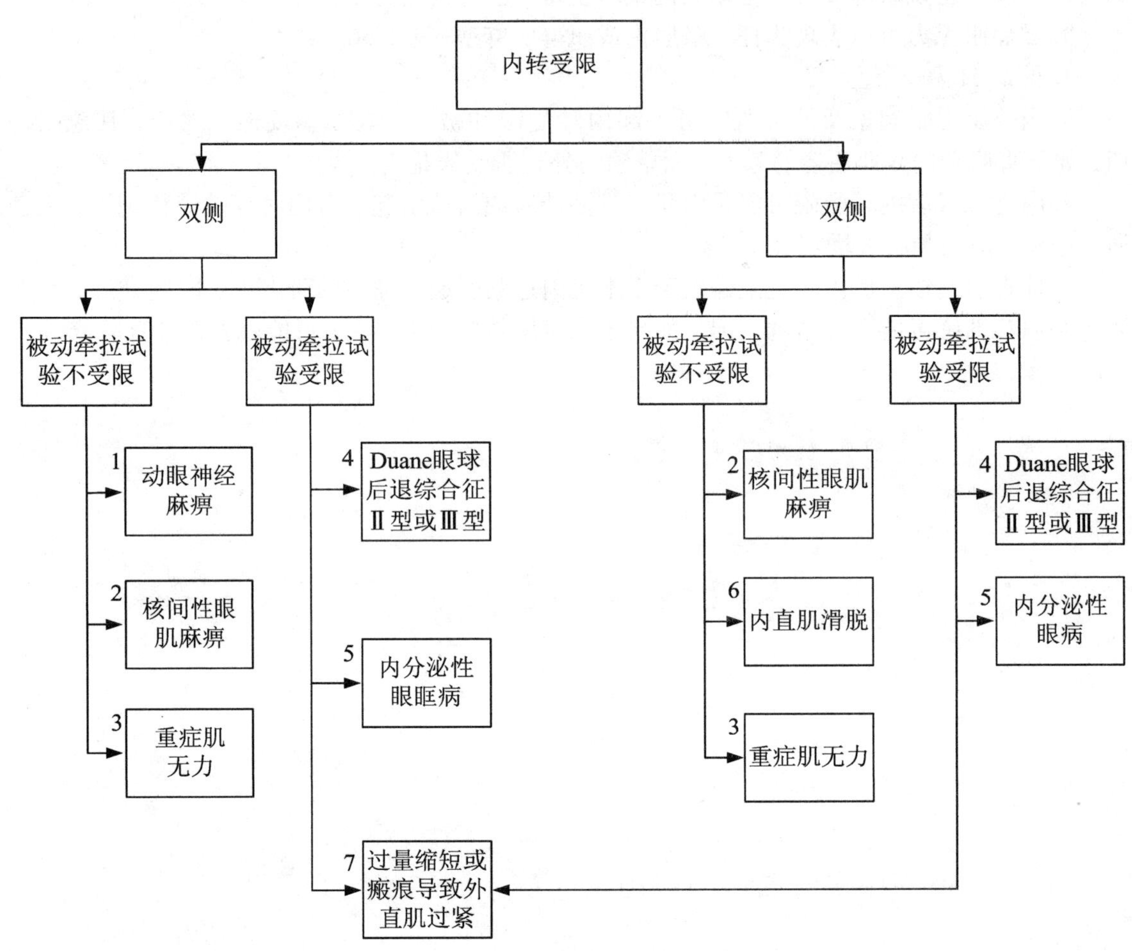
内转受限
双侧
双侧
被动牵拉试验不受限
被动牵拉试验受限
被动牵拉试验不受限
被动牵拉试验受限
1 动眼神经麻痹
2 核间性眼肌麻痹
3 重症肌无力
4 Duane眼球后退综合征Ⅱ型或Ⅲ型
5 内分泌性眼眶病
7 过量缩短或瘢痕导致外直肌过紧
2 核间性眼肌麻痹
6 内直肌滑脱
3 重症肌无力
4 Duane眼球后退综合征Ⅱ型或Ⅲ型
5 内分泌性眼病

2.29 双眼垂直注视受限

1. 仅有几种情况可以引起双眼对称性的向上和/或向下注视受限，而水平运动正常。

2. 见 2.55。

3. 见 1.28。

4. 双眼眶爆裂性骨折是很少见的，但确实有发生。双眼眶钝挫伤病史可以立即把垂直注视受限的这一少见病因同其他区分开来。眶减压术可以引发相同的临床表现。

5. 核上性上转麻痹最终可导致双眼呈下转位。出现集合受损，眼睑退缩，集合退缩性眼震，光或近分离情况下大瞳孔。松果体肿瘤是最常见的病因。[23 p. 443]

6. 这种情况仅见于老年人，其特征是垂直注视的核上麻痹，特别是向下注视，并可进一步发展为完全性眼肌麻痹。[57 p. 489]

7. 向上注视受限也可作为一种与年龄相关的正常现象出现而没有任何临床意义。[10]

8. 见 2.31。

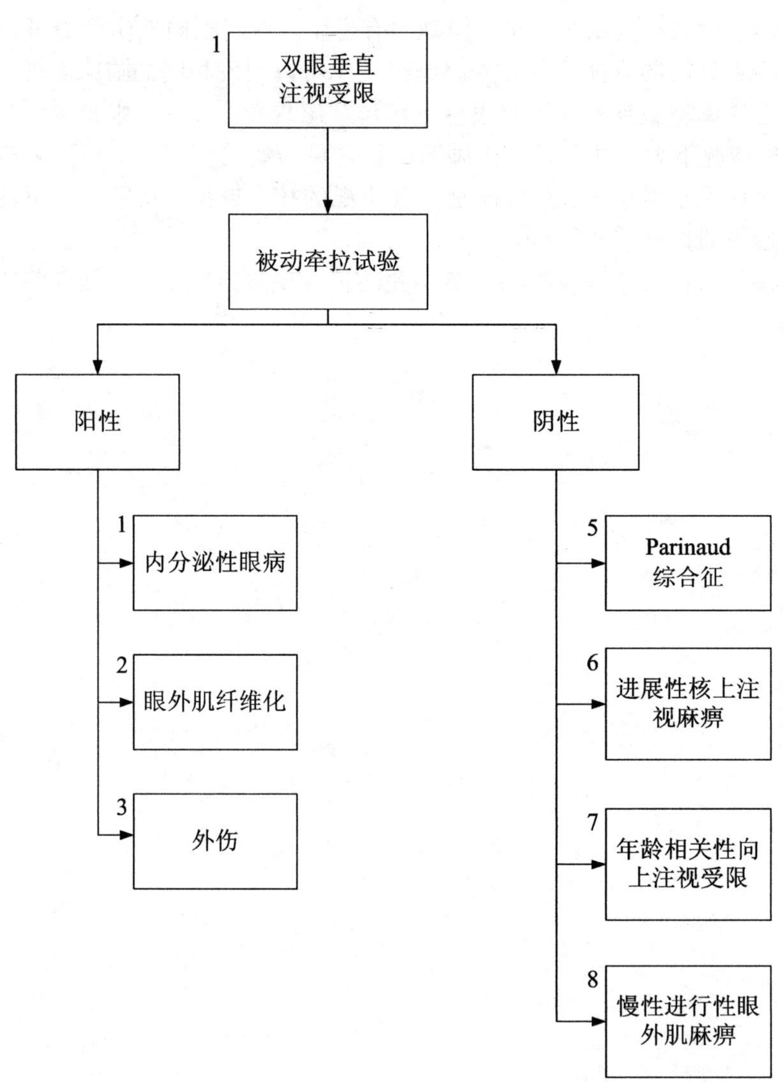
1
双眼垂直注视受限
被动牵拉试验
阳性
阴性
1
内分泌性眼病
2
眼外肌纤维化
3
外伤
5
Parinaud综合征
6
进展性核上注视麻痹
7
年龄相关性向上注视受限
8
慢性进行性眼外肌麻痹

2.30 获得性垂直斜视合并复视

1. 成人获得性垂直斜视，尤其是急性的，很容易被发现，因为患者常出现复视并有眼部手术、外伤或神经系统疾病病史。神经系统病变可以是难以察觉的，轻微的或短暂的。斜视角可以很小，需要应用红玻璃片分离鉴别复视野。[23 p. 89; 56 p. 60]

2. 如果斜视是非共同性的，可以参考旋转垂直斜视的常规诊断方法。包括眼球运动的评估，各个诊断眼位的三棱镜遮盖试验，肌力的评估，被动牵拉试验，Bielschowsky 歪头试验和旋转斜视的检查，通常可以确定诊断(见 2.36，2.37，2.38，2.40 ，和 2.42)。

3. 共同性或接近共同性的获得性垂直斜视可由陈旧性的单侧滑车神经麻痹引起。患者可能会丧失融合功能，偏斜进而变得非常明显。[23 p. 154]

4. 新近发生的获得性共同性垂直斜视，没有明显累及旋转垂直肌肉，被动牵拉试验不受限，主动肌力正常，称为反向偏斜。[57 p. 442]垂直分离驱使一眼向上运动而另一眼向下运动，尽管双眼被垂直“驱使分离”，因总是需要一眼进行注视，因此在任何时候偏斜或者表现为右上斜，或者表现为左上斜。反向偏斜多伴随急性神经系统疾病和症状，常常有脑干或小脑病变的体征以及缺乏外伤史，这些特点可以把这一疾病与通常的共同性旋转垂直斜视区分开来。[23 p. 168]偏斜角往往很小，常见于老年人，通过配戴三棱镜可以获得满意的治疗(见 2.49)。一些医生甚至拒绝使用反向偏斜这一名词，而更喜欢使用具有更多描述性质的“获得性共同性垂直斜视”。

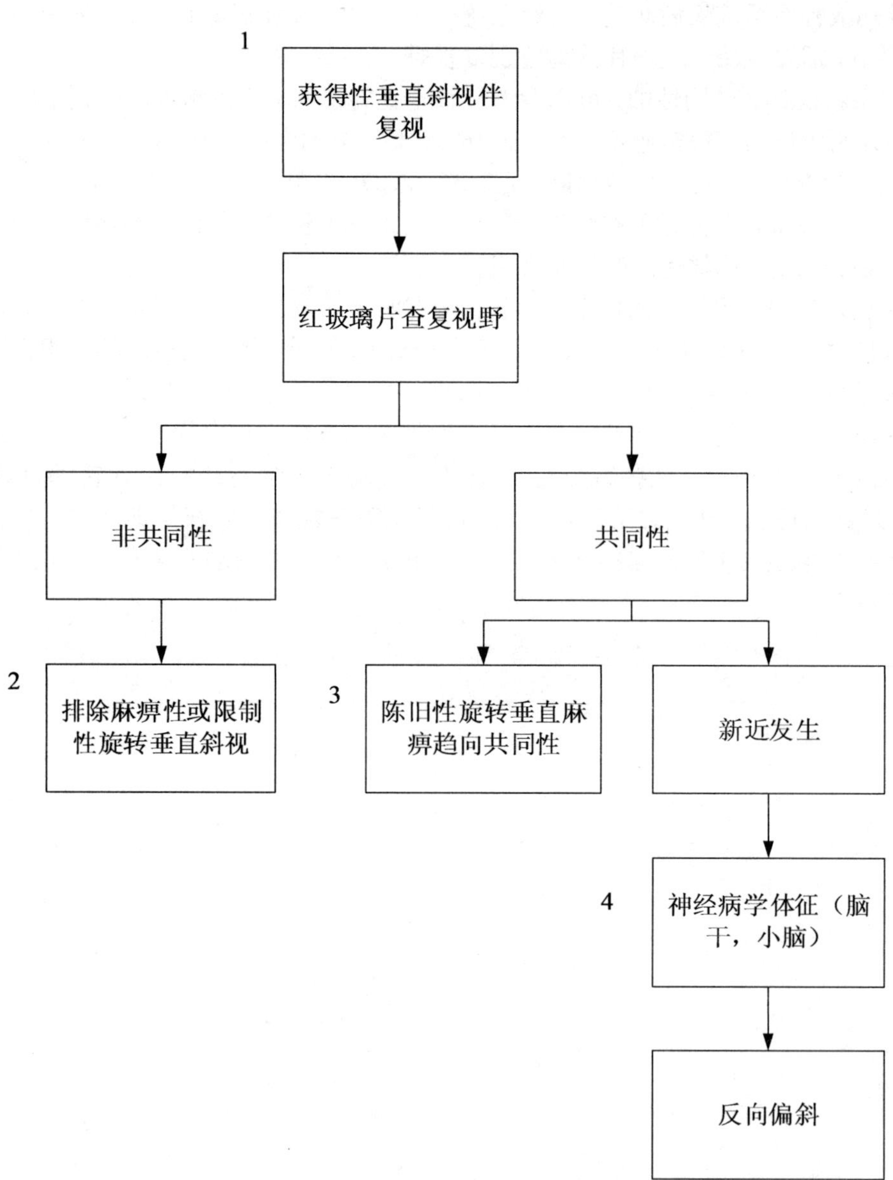
1
获得性垂直斜视伴复视
红玻璃片查复视野
非共同性
共同性
2
排除麻痹性或限制性旋转垂直斜视
3
陈旧性旋转垂直麻痹趋向共同性
新近发生
4
神经病学体征（脑干，小脑）
反向偏斜

2.31　双眼眼球运动全部受限

1. 双眼在各个注视眼位眼球运动均受限在诊断上可以混杂很多疾病。这一受限可以是对称性的或非对称性的。图表中所列的所有情况均可造成双眼眼球运动对称性或非对称性的受限，对称性存在与否对鉴别诊断并无帮助。

2. 如果在各个注视眼位被动牵拉试验均受限，应进一步行神经影像学检查。如果相关的症状和体征均具有诊断意义，就没必要再做进一步检查。

3. 内分泌性眼病可以累及多条肌肉并且常是双侧的。CT 扫描显示眼眶后部的肌腹增粗（见 2.55）。

4. 在各个注视眼位眼球运动均受限可由高度近视眼眼轴增长所致。在眼球增大的过程中，眼球“撞击”眶壁。在这种情况下眼轴长可以超过 30 mm。[12]

5. 长期的慢性进行性眼外肌麻痹（chronic progressive external ophthalmolplegia，CPEO）可以引起眼外肌纤维化，被动牵拉试验呈阳性。[23 p. 430]

6. 见 1.28。

7. 腾喜龙反应假阳性是不常见的，但在皮肌炎和肉毒杆菌中毒的患者身上有过报道。[18]

8. 腾喜龙试验假阴性是很常见的。当考虑重症肌无力时，应反复测试，并在注射腾喜龙后及之后一段时间内仔细监测眼球运动情况。

9. 当腾喜龙试验阴性时，CPEO 很难与重症肌无力鉴别。这两种情况均可引起完全性的眼外肌麻痹，双侧上睑下垂和面部表情淡漠。CPEO 常常是家族性的，经历一个慢性、进行性的发展过程，而重症肌无力常常有缓解期和波动期。当怀疑存在 CPEO 时，应行 EKG 检查证实是否合并心脏阻滞以进一步排除或支持 CPEO。[23 p. 430]

10. 见 2.29。

11. 除了骨骼肌或肌群的典型肌强直反应和其他眼部体征，如白内障和视网膜色素变性外，肌强直性营养不良与 CPEO 很相像。

12. 眼球运动失用症主要以不能进行自主眼球运动为特征。娃娃头试验（眼脑反射）正常可以迅速把这种情况同真正的眼球运动受限区分开来。[57 p. 71]

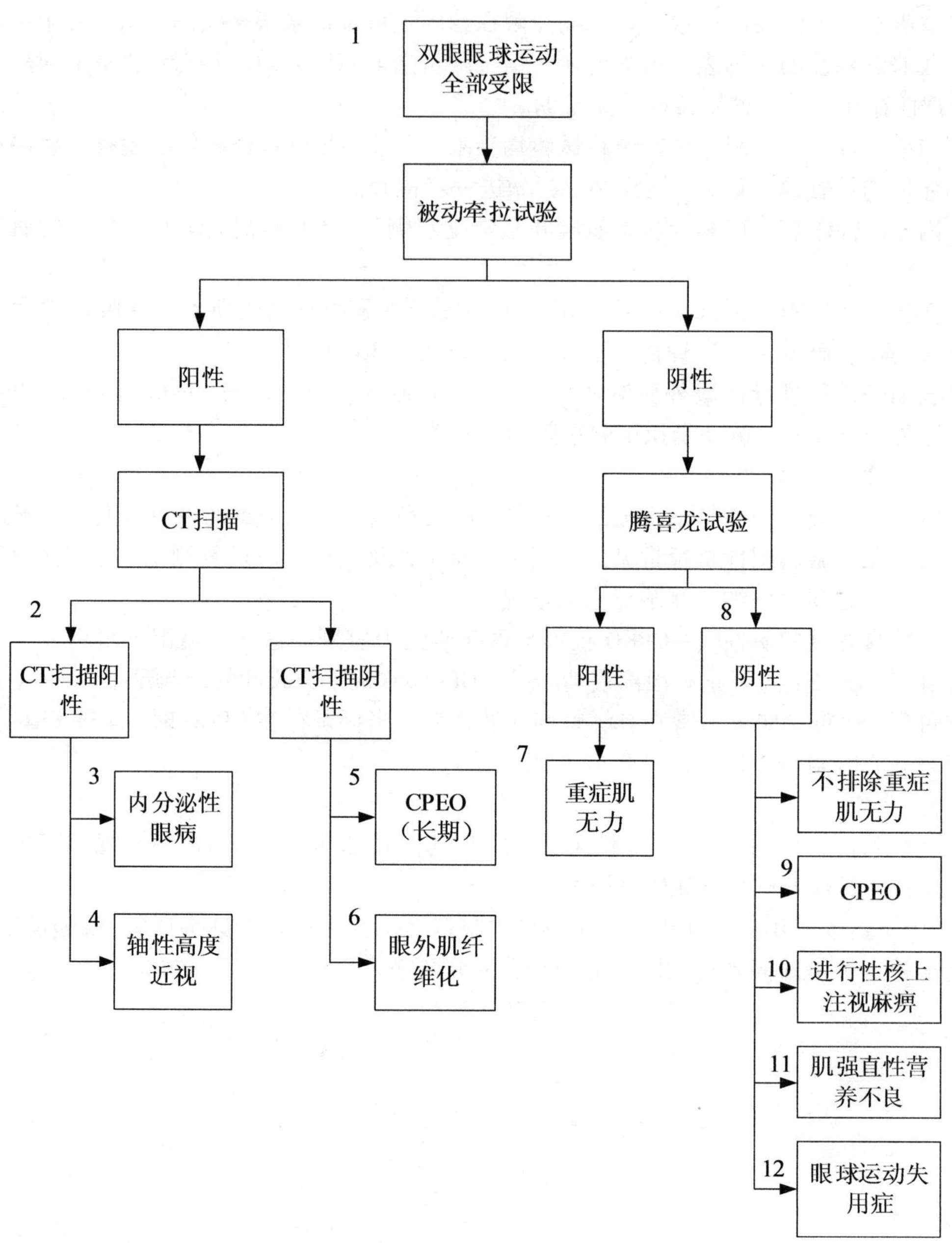
1
双眼眼球运动全部受限
被动牵拉试验
阳性
阴性
CT扫描
腾喜龙试验
2
CT扫描阳性
CT扫描阴性
阳性
8
阴性
7
重症肌无力
3
内分泌性眼病
5
CPEO（长期）
不排除重症肌无力
9
CPEO
4
轴性高度近视
6
眼外肌纤维化
10
进行性核上注视麻痹
11
肌强直性营养不良
12
眼球运动失用症

2.32 痛性眼肌麻痹

1. 眼球运动受限同时伴随疼痛和复视通常有一个急性或亚急性的发作。患者常表现为突发的疼痛不适，检查者有必要同其他几种具有类似临床表现的疾病相鉴别。这些疾病都不是经常发生的。考虑到这一点，就没有把眼眶蜂窝织炎，毛霉菌病、眼眶肿瘤和旁蝶鞍综合征纳入鉴别范围，但这些疾病在某一阶段可能会表现出表中所列的某一特征。

2. 眼部肌炎(眼眶炎性假瘤)是一种非特异性炎症，可以累及一条或几条眼外肌。具体病因不清，可能与自身免疫性疾病有关。不同于内分泌性眼病，较常累及某些而非所有眼眶组织，炎性假瘤可能会累及任一个或所有眼眶结构。注视受限可见于受累肌肉所作用的方向，这一点不同于内分泌性眼眶病，后者的受限位于(受累肌肉)注视方向的对侧视野。[57 p.410]

3. 因滑车周边区域炎症所导致的获得性 Brown 综合征(见 2.53)，当患者试图上转受累眼时，在局部触诊区可引发疼痛。[20, 23 p.383]

4. 随着抗生素治疗的到来，格拉代尼戈综合征在发达国家已经很少见了。

5. 眶上裂综合征与眼眶假瘤之间的鉴别在于，前者可累及第三、四和六对颅神经，[18]而后者则不易累及以上神经，尽管二者的临床表现(疼痛，眼球突出和眼肌麻痹)是相同的。曾有人提出这两种疾病其实是同一种疾病的不同表现而已。[57 p.480]

6. 旋毛虫病在发达国家是很少见的。第一阶段主要表现为腹泻，呕吐和发热。病史和双侧眼眶均受累可以明确地把这一疾病同其他形式的痛性眼肌麻痹区分开来。[57 p.413]

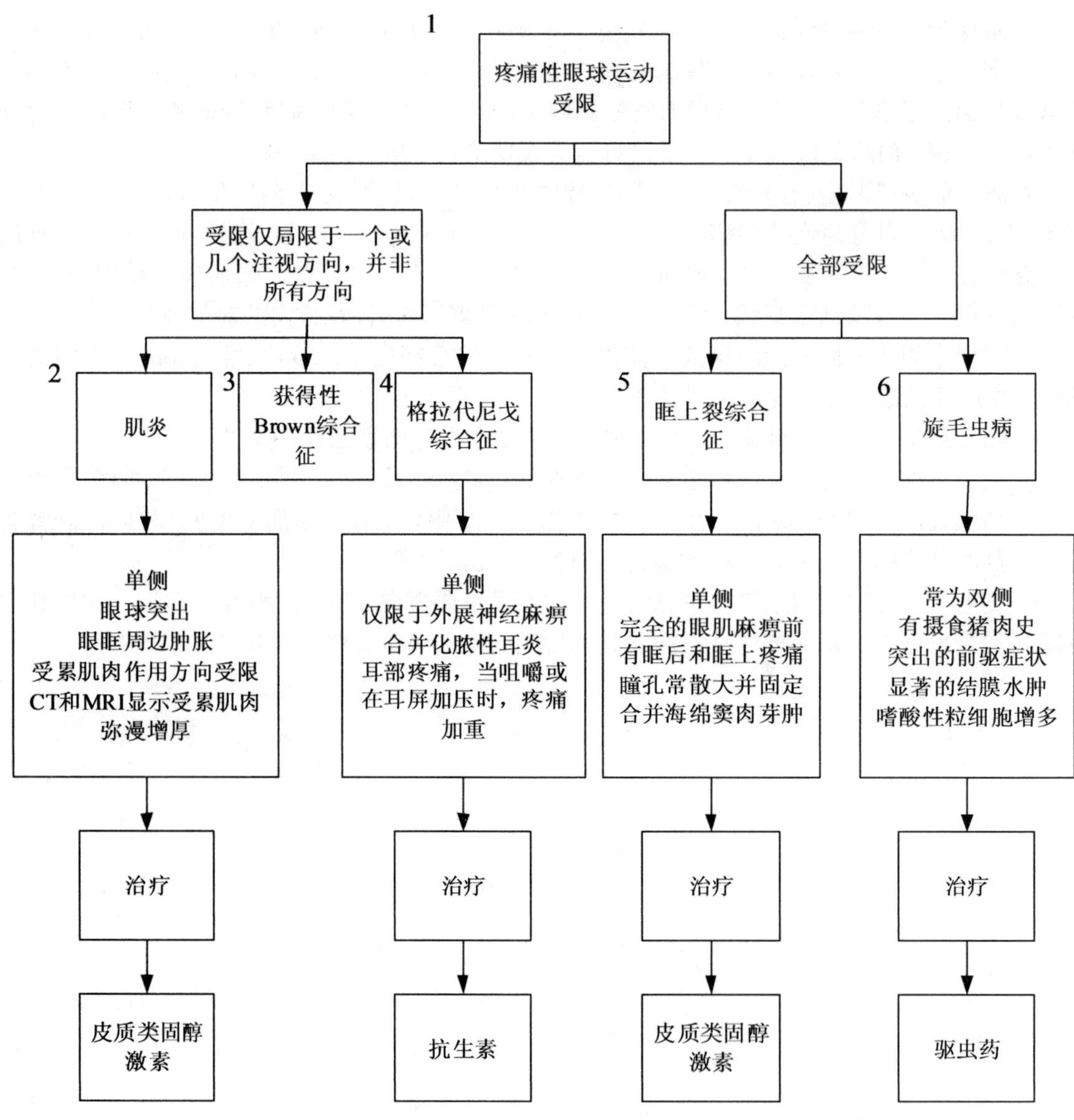
1
疼痛性眼球运动受限
受限仅局限于一个或几个注视方向，并非所有方向
全部受限
2
肌炎
3
获得性Brown综合征
4
格拉代尼戈综合征
5
眶上裂综合征
6
旋毛虫病
单侧
眼球突出
眼眶周边肿胀
受累肌肉作用方向受限
CT和MRI显示受累肌肉弥漫增厚
单侧
仅限于外展神经麻痹
合并化脓性耳炎
耳部疼痛，当咀嚼或在耳屏加压时，疼痛加重
单侧
完全的眼肌麻痹前有眶后和眶上疼痛
瞳孔常散大并固定
合并海绵窦肉芽肿
常为双侧
有摄食猪肉史
突出的前驱症状
显著的结膜水肿
嗜酸性粒细胞增多
治疗
治疗
治疗
治疗
皮质类固醇激素
抗生素
皮质类固醇激素
驱虫药

2.33 显性眼球震颤的代偿方法

先天性运动性眼球震颤的患者可采用几种方法减轻震颤强度，进而提高视力。[23 p.444; 69]

1. 对于任一种震颤，集合冲动可以削弱震颤强度，因此通常先天性眼球震颤患者近视力相对于远视力要好得多。[23 p.422]

2. 为了削弱震颤，长期的集合可能会引起内直肌的高张性和内斜(震颤代偿或阻滞综合征，简称 NBS)(见 1.17)。[57 p.525]

3. 震颤阻滞综合征(NBS)的治疗包括内直肌徙后和/或内直肌后固定术。[23 p.422]

4. 一些患者在向左或右注视时存在中间带或中和点，在这一位置震颤幅度最小，视力最好。这些患者往往会采取一个向右或向左的代偿头位，使双眼位于震颤幅度最小的位置，尤其是需要精细操作时。[69]

5. 为了矫正代偿头位，通过恰当的眼外肌徙后或缩短手术可以把双眼移到代偿头位的方向或者远离其优势注视眼位。[22 p.444, 194; 57 p.522]

6. 中间带位于向上或向下注视眼位的患者可能会出现下颌上抬或内收。

7. 对于中间带在向下注视位并伴有下颌上抬的患者，可通过双上直肌缩短和下直肌徙后使眼位向上移。对于下颌内收的患者可徙后上直肌，缩短下直肌。[23 p.541; 57 p.523]

8. 中间带很少见于第三眼位，患者采取头向左或右肩倾的代偿头位。[69]

9. 垂直肌肉转移到水平位置可导致眼的内旋或外旋。这会使主观视觉水平线倾斜，而患者必须通过伸直头克服这一倾斜（见 2.21 和 2.22）。[69]

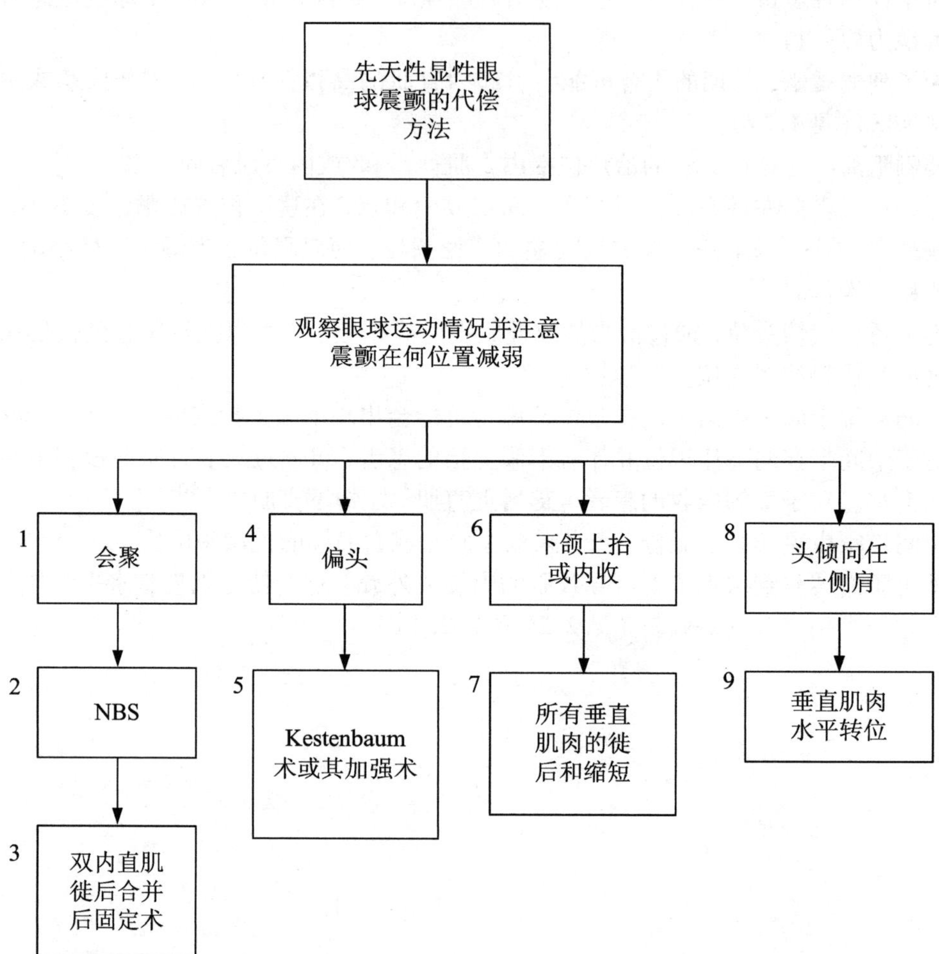
先天性显性眼球震颤的代偿方法
观察眼球运动情况并注意震颤在何位置减弱
1 会聚
2 NBS
3 双内直肌徙后合并后固定术
4 偏头
5 Kestenbaum术或其加强术
6 下颌上抬或内收
7 所有垂直肌肉的徙后和缩短
8 头倾向任一侧肩
9 垂直肌肉水平转位

2.34 显 - 隐性眼球震颤的代偿方法

1. 大约 10% 至 20% 的先天性婴幼儿内斜患者患有显 - 隐性眼球震颤。[57 p. 326]理解这一自相矛盾的名词是很关键的。真正的隐性眼球震颤仅出现在一眼遮盖时。显 - 隐性眼球震颤出现在双眼均开放时，当遮盖或压抑一眼时，震颤更为明显。

2. 大多数显 - 隐性眼球震颤患者采取内转位进行注视，因为在这一位置震颤最不明显。随着眼从内转位移动至第一眼位和外转位，震颤加剧，视力通常会降低。[69]患者也可能喜欢采用外转位，在这一位置震颤会减弱，但这一情况并不常见。[23 p. 366]

3. 存在较强优势注视的情况下，优势眼位于内转位，患者头转向注视眼一侧。非注视眼常会形成弱视。

4. 内斜手术应仅限在注视眼上施行。

5. 如果存在交替注视，患者可能会出现交替代偿头位，手术可以在双眼上施行。

6. 显 - 隐性眼球震颤可出现在既往无任何斜视病史的正位眼上。

7. 双眼视可以完全“阻滞”眼球震颤(单纯隐性眼球震颤)或削弱震颤幅度(显 - 隐性眼球震颤)。双眼视一旦破坏后震颤就会加剧。

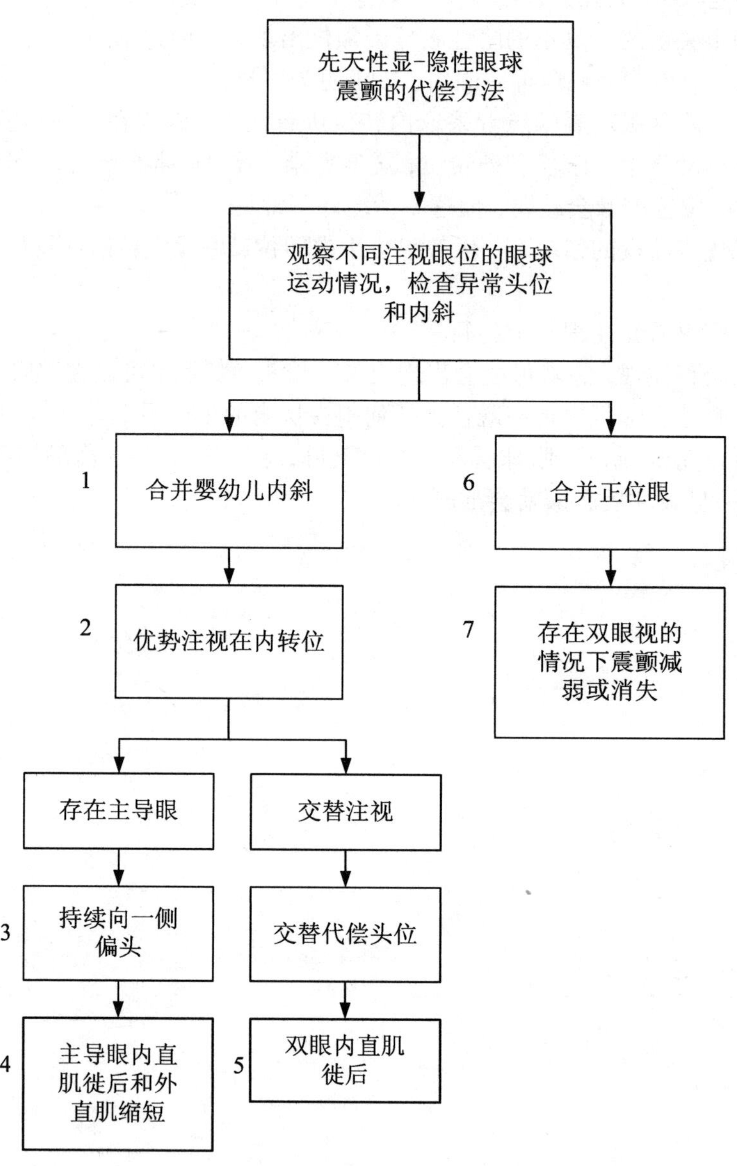
先天性显-隐性眼球
震颤的代偿方法
观察不同注视眼位的眼球
运动情况，检查异常头位
和内斜
1
合并婴幼儿内斜
6
合并正位眼
2
优势注视在内转位
7
存在双眼视的
情况下震颤减
弱或消失
存在主导眼
交替注视
3
持续向一侧
偏头
交替代偿头位
4
主导眼内直
肌徙后和外
直肌缩短
5
双眼内直肌
徙后

2.35 眼球震颤的治疗

1. 大多数显性眼球震颤的患者不需要治疗。但偶尔因功能原因需要治疗。在治疗前必须弄清楚治疗是针对眼球震颤还是异常头位。图表中的治疗仅针对眼球震颤。

2. 对于单纯运动性震颤眼球结构是正常的，视力的变化取决于眼部运动的稳定性。在某一注视眼位或叠加神经支配的影响下稳定性可以加强。震颤愈不明显，视力就愈好。对于典型运动型眼球震颤，患者在集合的影响下近视力较远视力明显提高甚至可以达到正常。运动型震颤的治疗主要针对提高眼球的稳定性。

3. 为了达到最佳视力，显著的屈光不正应该全部矫正。当头偏向外侧注视中间带位时，在双眼前置底向同一方向的三棱镜可以消除代偿头位。通过给予底向外的三棱镜人工刺激集合产生可减弱震颤进而提高远视力。

4. 感觉性眼球震颤不论眼位稳定性如何，视力都很差。由于视力较差，可导致震颤的出现。通常视力较差是由视网膜功能异常导致。治疗对提高视力希望不大，但一些患者通过手术可减弱震颤幅度，提高视物稳定性，进而改善一定程度的功能。

5. 已证明把所有四条水平直肌徙后至赤道后可以有效降低一些患者的震颤幅度。[25, 71]对一些并非所有运动型震颤患者，此方法可以适度提高视力。感觉型震颤不可能获得这种提高。因为内、外直肌的等量徙后可导致继发性外斜，我们一般会把内直肌的徙后量较外直肌减少 2 mm。如果同时存在内斜或外斜的话，徙后量需要进一步修正。

6. 由手术诱发的外斜，如果患者有融合功能的话，可产生集合冲动重新获得融合，避免复视的产生。但在给予患者这一建议之前应谨慎。

尽管先天性显性感觉型和运动型眼球震颤的治疗方法没有明显差异，但结果是不同的。通过稳定眼球运动获得的视力提高并不能超越眼自身的视觉潜能，这种潜能在因白化病，先天性白内障，视神经发育不全等疾病导致的感觉型震颤中会降低。

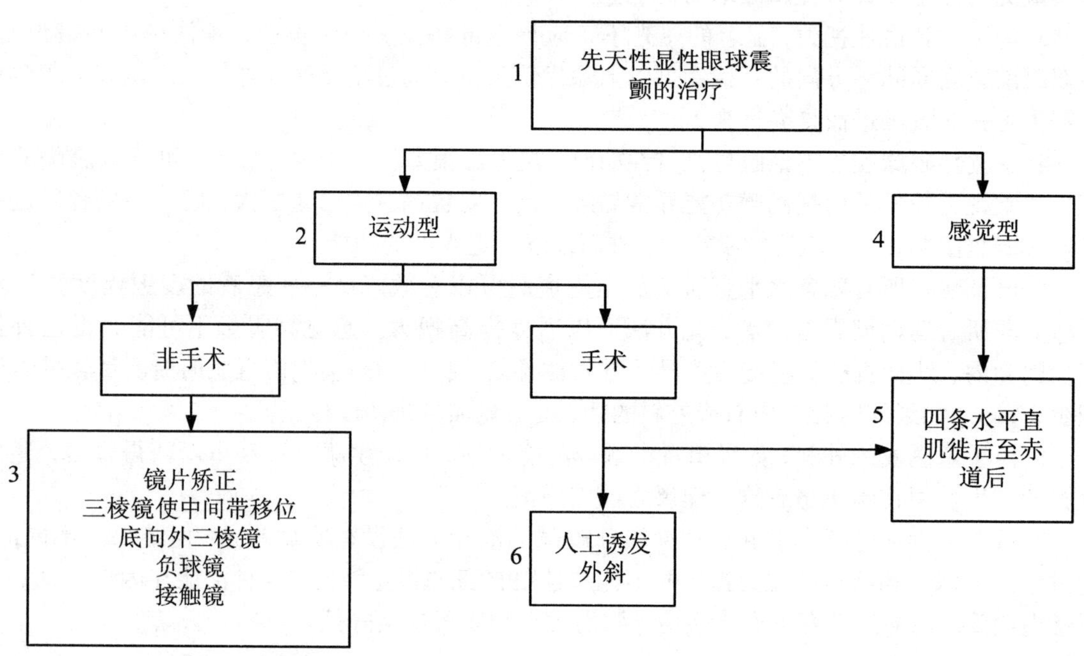
1
先天性显性眼球震颤的治疗
2
运动型
4
感觉型
非手术
手术
3
镜片矫正
三棱镜使中间带移位
底向外三棱镜
负球镜
接触镜
5
四条水平直肌徙后至赤道后
6
人工诱发外斜

2.36 完全性动眼神经麻痹

如果患者出现外下斜，内转、上转和下转受限，同时伴随上睑下垂，可考虑诊断为动眼神经麻痹。其中外转和内旋是唯一保留的眼肌运动功能。复视的出现与否取决于上睑下垂的程度。

先天性麻痹可以是单侧或者双侧，其中单侧更常见。

试图内转和下转时眼睑退缩可伴和不伴瞳孔收缩，这是动眼神经迷行再生的体征。迷行再生可见于约三分之二的先天性动眼神经麻痹患者。它在获得性动眼神经麻痹的早期也是很常见的。

瞳孔反应可以正常或者是固定、散大。先天性动眼神经麻痹瞳孔可以缩小。

偶尔先天性动眼神经麻痹的患者会用麻痹眼注视。这可使正常眼出现大角度的外上斜，进而成为深度弱视。

先天性动眼神经麻痹可以合并眼或全身系统的异常，应该注意排除这些异常，包括行神经影像学检查。

非外伤性动眼神经麻痹的首要病因是糖尿病。瞳孔不受累，没有迷行再生出现。这种情况常常是自限性的，除非出现完全性上睑下垂，否则常伴有复视。

因压力、血管病变和神经障碍引起的外丛状缺损可以出现动眼神经麻痹。这可能与全身系统疾病或外伤有关。迷行再生很常见，可见于三分之二的患者中。

外伤性动眼神经麻痹常合并瞳孔散大、固定。可出现迷行再生，除非因合并眼外伤或上睑下垂导致视力降低，否则常伴有复视。

动眼神经麻痹的手术治疗对眼科医生而言是很棘手的。完全性动眼神经麻痹合并完全性上睑下垂最好不予以治疗。如果麻痹是部分性的，特别是还存在部分内转功能时，最大量的外直肌徙后和内直肌缩短可能对患者有帮助。也可联合肌止点向上转位以对抗下斜。也有建议把上斜肌转移至内直肌肌止点，造成或不造成滑车骨折。[23 p. 300]只有通过手术达到双眼平衡后才考虑行上睑下垂矫正手术。如果上转功能受损，考虑到术后暴露的问题，在行上睑下垂矫正手术时应谨慎。

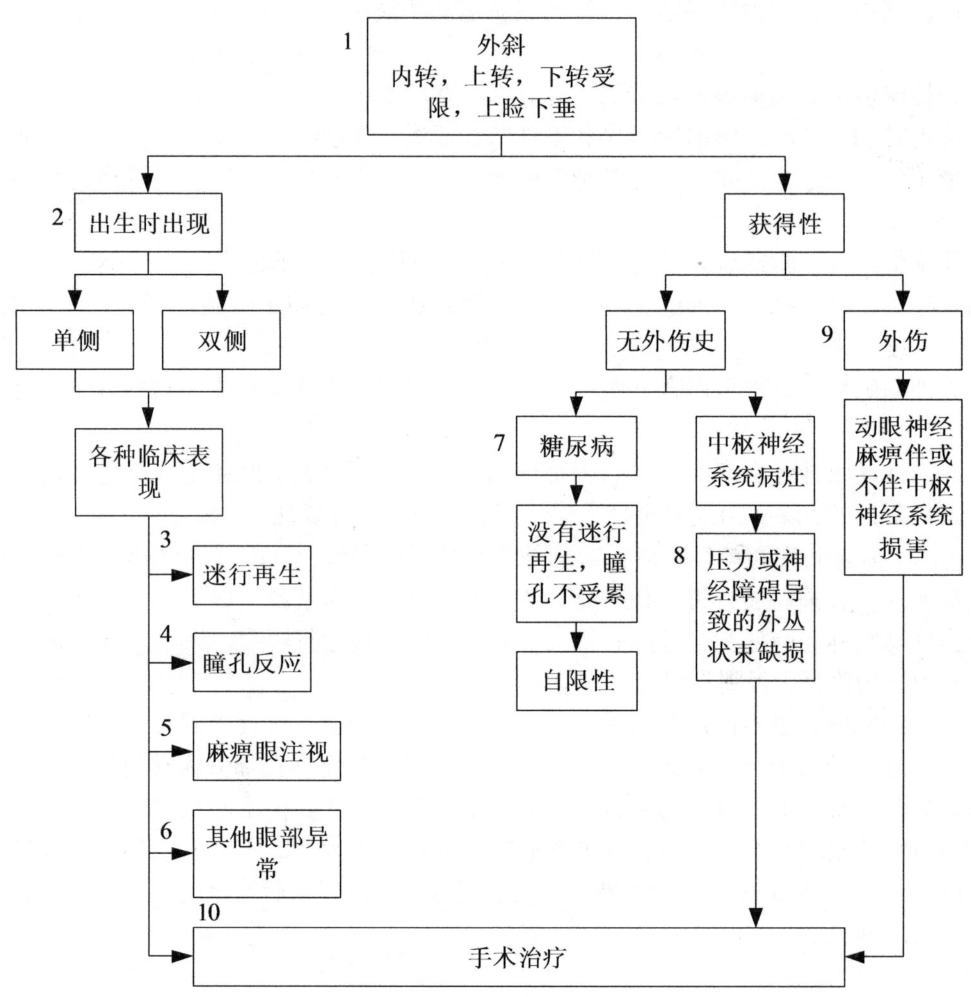
1
外斜
内转，上转，下转受限，上睑下垂
2
出生时出现
获得性
单侧
双侧
无外伤史
9
外伤
各种临床表现
7
糖尿病
中枢神经系统病灶
动眼神经麻痹伴或不伴中枢神经系统损害
3
迷行再生
没有迷行再生，瞳孔不受累
8
压力或神经障碍导致的外丛状束缺损
4
瞳孔反应
自限性
5
麻痹眼注视
6
其他眼部异常
10
手术治疗

2.37 上直肌麻痹

1. 当初步考虑患者的上斜视为上直肌麻痹时，有必要进行鉴别诊断以进一步明确诊断并排除相似情形。

2. 相对斜肌麻痹，歪头试验(见2.42)不太适用于直肌麻痹。

3. 不论何眼注视，测量偏斜度都是有用的。当患者用麻痹眼向外上方注视时，对侧眼下斜肌功能亢进(第二斜视角)(见1.08)。

4. 上直肌麻痹可合并同侧提上睑肌肌力减弱，在这种情况下真性上睑下垂是存在的。在一些情况下，提上睑肌的功能可能是正常的，由于麻痹眼处于下转位可引起假性上睑下垂，这时遮盖健眼，上睑下垂会消失。

5. 上直肌麻痹常引起歪头和下颌上抬。然而歪头的方向(可向右或左肩倾)没有一致性，因此无诊断价值。

6. 见2.56。

7. 见2.25。

8. 滑车神经麻痹的患者因习惯用麻痹眼注视会伴有对侧上直肌的假性麻痹(对侧拮抗肌的抑制性麻痹)。[57 p.415] Bielschowsky 歪头试验可以鉴别这两种情况(见2.47)。

9. 根据偏斜的共同性和同侧下直肌是否存在继发性挛缩，可行上直肌缩短和其拮抗肌的徙后。[57 p.449]对于双上转肌麻痹，如果被动牵拉试验阴性的话，可把水平直肌的肌止点转位至上直肌肌止点处(Knapp 方法)。在其他情况下，缩短麻痹上直肌的同时可能需要徙后对侧上直肌。

10. 见1.28 和2.25。

11. 见2.54。

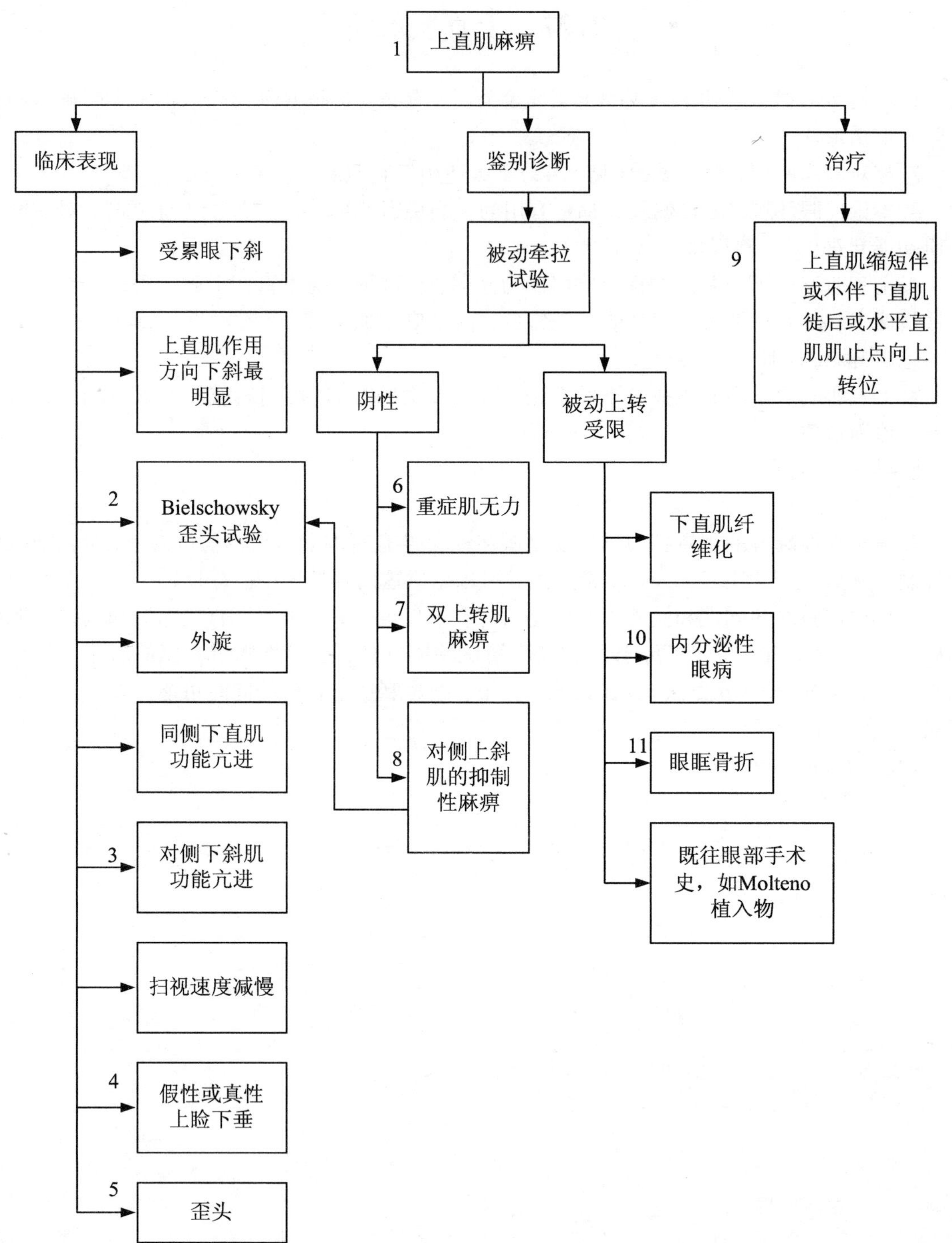
1 上直肌麻痹
临床表现
鉴别诊断
治疗
受累眼下斜
上直肌作用方向下斜最明显
2 Bielschowsky歪头试验
外旋
同侧下直肌功能亢进
3 对侧下斜肌功能亢进
扫视速度减慢
4 假性或真性上睑下垂
5 歪头
被动牵拉试验
阴性
被动上转受限
6 重症肌无力
7 双上转肌麻痹
8 对侧上斜肌的抑制性麻痹
下直肌纤维化
10 内分泌性眼病
11 眼眶骨折
既往眼部手术史，如Molteno植入物
9 上直肌缩短伴或不伴下直肌徙后或水平直肌肌止点向上转位

2.38　下直肌麻痹

1. 当初步考虑为下直肌麻痹时，需要进一步证实诊断，排除相似的临床情况。

2. 长期的下直肌麻痹可导致同侧上直肌挛缩。在这种情况下，下转受限不仅见于外转位，也可见于内转位。

3. 歪头试验对诊断斜肌麻痹较直肌麻痹要可靠得多(见2.42)。

4. 不论何眼注视，测量偏斜度都是有用的。当患者用麻痹眼向外下方注视时，对侧上斜肌功能亢进(第二斜视角)(见1.08)。

5. 当患者用麻痹眼在第一眼位进行注视时，健眼的下转肌接受过多的神经冲动(Hering's 法则)出现下斜视。因为上睑跟随眼球的垂直运动，健眼就可能出现假性上睑下垂，迷惑诊断。

6. 下直肌麻痹可能会有歪头，但歪头的出现及其方向都不具有诊断价值。融合存在的情况下，可出现下颌内收(见1.29)。

7. 见2.56。

8. 见2.26。

9. 见2.55。

10. 见2.54。

11. 见2.54。

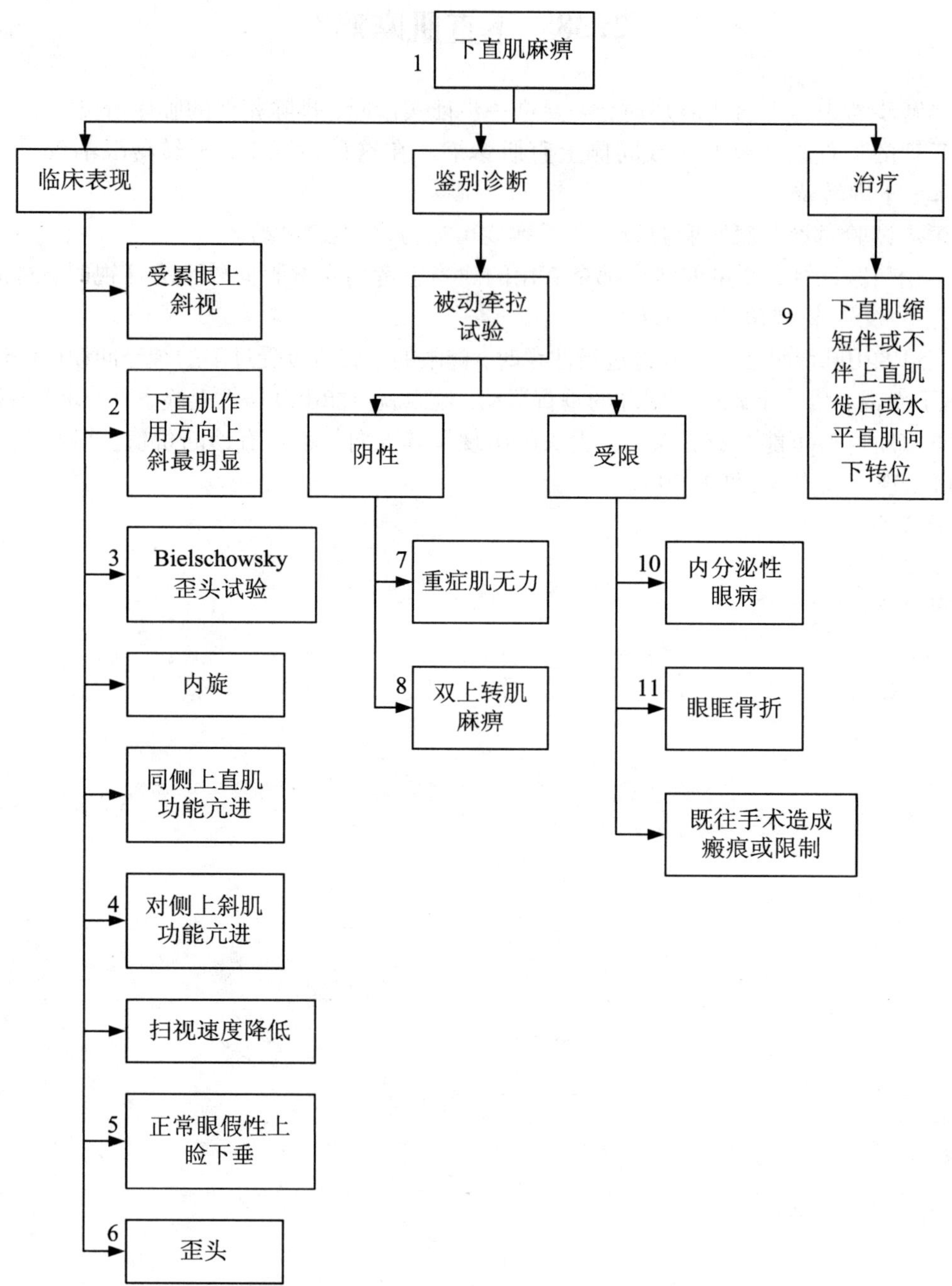
1 下直肌麻痹
临床表现
鉴别诊断
治疗
受累眼上斜视
2 下直肌作用方向上斜最明显
3 Bielschowsky歪头试验
内旋
同侧上直肌功能亢进
4 对侧上斜肌功能亢进
扫视速度降低
5 正常眼假性上睑下垂
6 歪头
被动牵拉试验
阴性
受限
7 重症肌无力
8 双上转肌麻痹
10 内分泌性眼病
11 眼眶骨折
既往手术造成瘢痕或限制
9 下直肌缩短伴或不伴上直肌徙后或水平直肌向下转位

2.39 内直肌麻痹

1. 单纯内直肌麻痹，不累及动眼神经支配的其他肌肉的情况是很少见的。

2. 诊断的要点是外斜不稳定，当受累眼位于外转位时，外斜可以减轻或者完全消失；当麻痹眼试图内转时，外斜角明显增大(第二斜视角)。

3. 头转向非麻痹眼一侧可以使患者获得双眼单视。

4. 部分动眼神经麻痹的患者在试图内转时(迷行再生)可能会出现单纯内直肌麻痹、上睑下垂和上睑退缩(见2.36)。当麻痹眼试图内转时，上睑下垂的迷行再生可驱使上睑上抬，治疗上可行同侧内直肌缩短和外直肌徙后。[41]

5. 内直肌麻痹应与核间性眼肌麻痹(INO)相鉴别，后者是由内侧纵束病变引起。这种情况下，单侧或双侧内转受限可伴随外转眼震颤。集合可正常或异常。

6. 重症肌无力的临床表现可类似INO或内直肌麻痹。这时应通过腾喜龙试验鉴别(见2.56)。

7. 内直肌术后出现的内直肌麻痹可能是由于肌肉滑脱或丢失。[23 p. 369]

8. 手术可以在受累眼上施行，也可以同时在麻痹眼和健眼上施行。手术包括麻痹内直肌缩短及其配偶肌健眼外直肌徙后，或者同侧外直肌徙后。对于头位被动保持正位，第一眼位为完全麻痹的外斜，或者找不到丢失的肌肉时，可把垂直直肌全肌腱转位至内直肌肌止点。

9. 见2.55。

10. 过量缩短外直肌可导致内转受限。

1 内直肌麻痹

临床表现
- 2 非共同性外斜
- 内转受限
- 双眼外直肌功能亢进
- 3 向非麻痹眼一侧偏头
- 漂移扫视
- 4 上睑下垂合并迷行再生

鉴别诊断
- 被动牵拉试验
  - 阴性
    - 5 INO
    - 6 重症肌无力
    - 7 内直肌滑脱
  - 阳性
    - 9 内分泌性眼肌病
    - 10 外直肌过紧

治疗
- 8 内直肌缩短，同侧或对侧外直肌徙后，垂直直肌转位至内直肌肌止点

2.40 下斜肌麻痹

1. 在所有眼外肌中，下斜肌麻痹是最少见的。如果发生，常常是先天性的，需要手术治疗。

2. Bielschowsky 歪头试验非常稳定，当头偏向麻痹眼的对侧时，垂直偏斜度增加。（见 2.42）[56 p. 146]

3. 不论何眼注视，测量偏斜度都有助于确定受累肌肉。当患者用麻痹眼向上向内注视时（第二斜视角）对侧上直肌功能亢进。在这种情况下，下斜视较患者用健眼注视时加重（第一斜视角）（见 1.08）。

4. 头转向麻痹眼一侧并伴下颌上抬。

5. 见 2.53。

6. 对于这种情况，同侧上斜肌断键是非常有效的。但是有可能导致医源性上斜肌麻痹，需要行额外的手术。[43]对侧垂直直肌手术作为一种替代方法，也是有效和安全的，但对改善内旋作用不大。

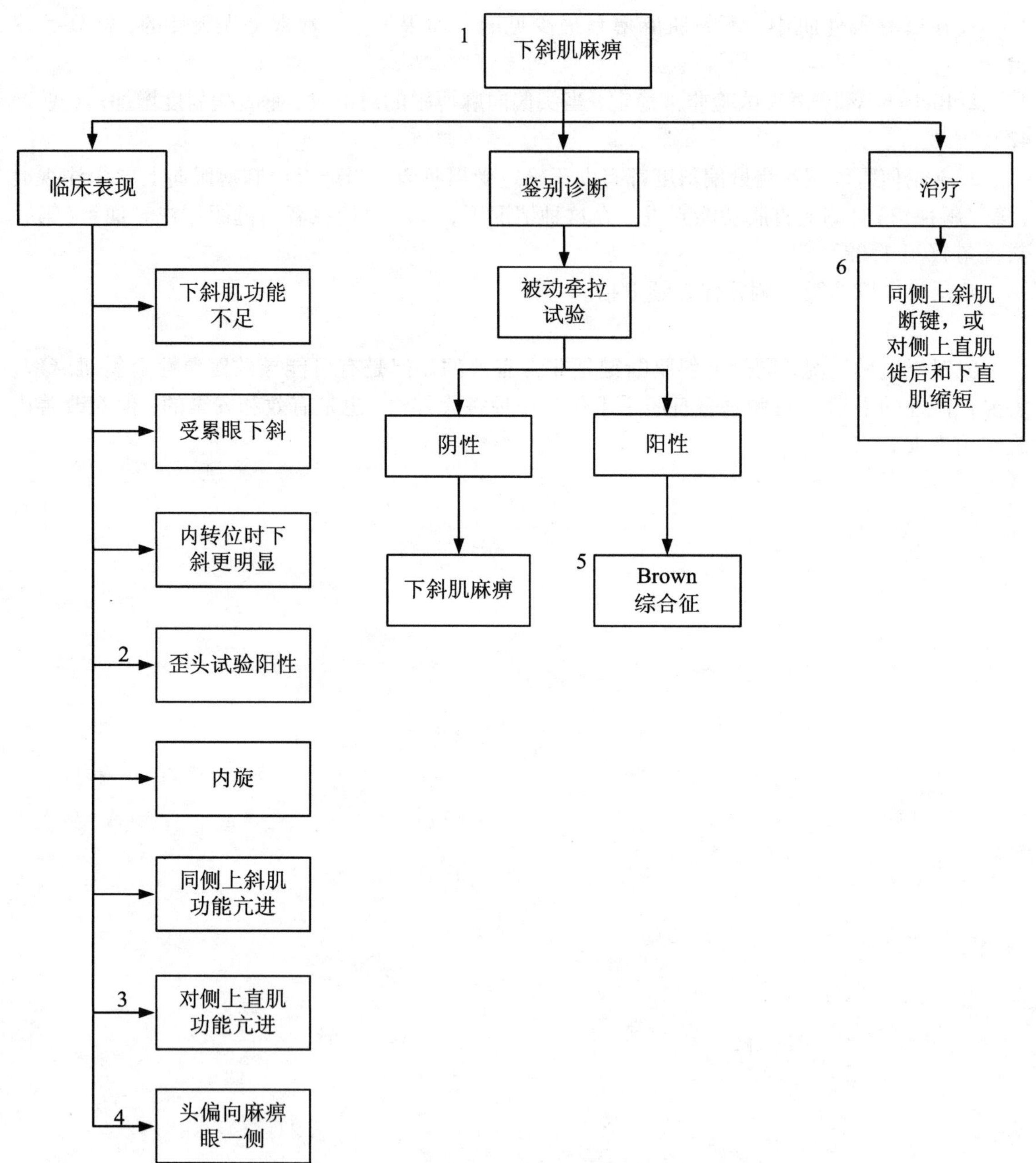
1
下斜肌麻痹
临床表现
鉴别诊断
治疗
下斜肌功能不足
受累眼下斜
内转位时下斜更明显
2
歪头试验阳性
内旋
同侧上斜肌功能亢进
3
对侧上直肌功能亢进
4
头偏向麻痹眼一侧
被动牵拉试验
阴性
阳性
下斜肌麻痹
5
Brown综合征
6
同侧上斜肌断键，或对侧上直肌徙后和下直肌缩短

2.41 滑车神经麻痹分类

1. 先天性上斜肌麻痹常伴有肌腱异常松弛或上斜肌迷行生长。[23 p.97, 327, 330 331, 332; 26]也可能是具有正常神经支配基础的肌腱。

2. Ⅰ型麻痹以松弛、冗赘、迂曲的上斜肌腱为特征。先天性上斜肌麻痹的患者如果发现松弛的肌腱，较适合行上斜肌折叠或缩短术。大多数情况下这一方法是非常安全的，不会产生医源性 Brown 综合征。

3. Ⅱ型先天性上斜肌麻痹以上斜肌肌止点向鼻侧移位为特征，在这种情况下上斜肌肌止点的颞侧缘位于上直肌的鼻侧缘。这一异常肌止点常伴随肌腱的迂曲。由于这一异常肌止点，上斜肌腱的旋转效应较垂直效应理论上会减轻很多。上斜肌肌腱缩短和/或上斜肌肌腱颞侧转位可以治疗这一异常。

4. Ⅲ型先天性上斜肌麻痹以薄弱的上斜肌肌止端不能汇入巩膜，而汇入至 Tenon's 囊后方下缘为特征。在这种情况下，上斜肌明显减弱。手术主要在拮抗肌——同侧下斜肌和配偶肌——对侧下直肌上施行。

5. Ⅳ型先天性上斜肌麻痹以上斜肌缺如为特征（见 2.44）。手术在其拮抗肌——同侧下斜肌，同侧上直肌和配偶肌——对侧下直肌上施行。

6. 见 2.42。

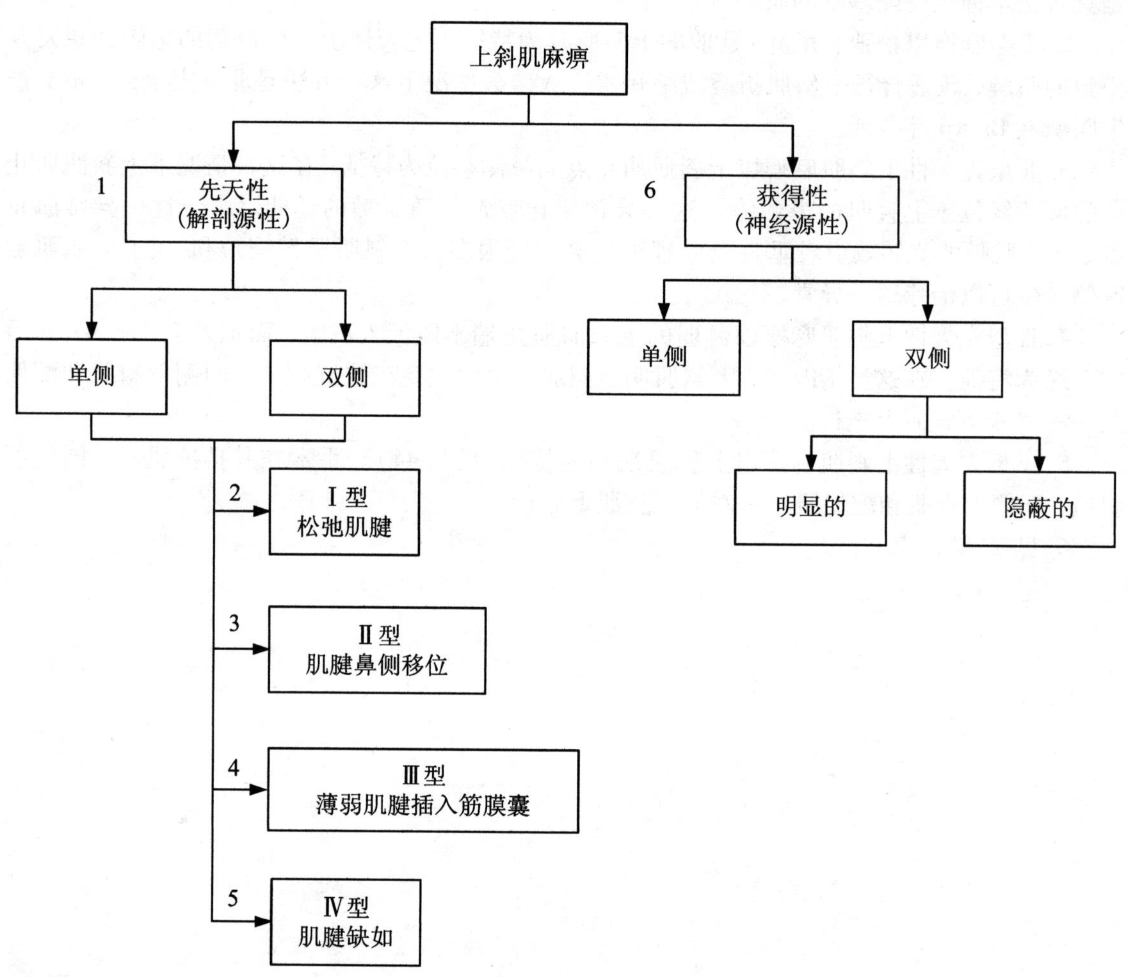
上斜肌麻痹
1
先天性
(解剖源性)
6
获得性
(神经源性)
单侧
双侧
单侧
双侧
明显的
隐蔽的
2
Ⅰ型
松弛肌腱
3
Ⅱ型
肌腱鼻侧移位
4
Ⅲ型
薄弱肌腱插入筋膜囊
5
Ⅳ型
肌腱缺如

2.42 上斜肌麻痹：诊断

1 ~3. 上斜肌麻痹的患者头常常偏向对侧肩。垂直复视和/或旋转复视都很常见。根据下图中突出显示的1 ~3 条临床表现可以予以诊断。上斜肌麻痹始终伴随这些特点。余下4 ~10 条所列的特点常是变化的。[23 p. 151]

4. 受累上斜肌功能不足可能很轻微，在检查眼球运动时容易被忽略。事实上，检查眼球运动时，同侧下斜肌亢进常常是最突出的表现。

5. 健眼上斜肌有可能功能亢进。在上斜肌麻痹合并大角度上斜的情况下同侧上直肌挛缩可导致这种继发性偏斜。[28, 53, 70]为使麻痹眼下转，神经冲动增加，尤其在内转位引起对侧上斜肌亢进，进而导致正常眼的过度下转。

6. 眼底检查和双马氏杆检查[56 p. 54]可以发现受累眼外旋。如果患者习惯用麻痹眼注视的话，健眼可出现外旋(矛盾性外旋)。[42]

7. 70% 上斜肌麻痹的患者头偏向未受累眼一侧。30% 的患者头位正常或者偏向麻痹眼一侧(矛盾性偏头)。[70]

8. 上斜肌麻痹的患者常报道有垂直复视，尤其是在阅读眼位时。

9. 旋转复视仅见于新近发生的患者，从未见于先天性上斜肌麻痹的患者。

10. 婴儿早期出现歪头的患者颜面部发育常常不对称。这是一个很有价值的体征，有助于追溯斜视发生的时间。除外前额突出，后颅骨平坦的情况下，饱满的面部总位于异常上斜肌的一侧。

11. 如果患者习惯用麻痹眼注视，对侧上直肌可表现为部分或完全麻痹。这称为“对侧拮抗肌的抑制性麻痹”，[57 p. 415]可能会妨碍上斜肌麻痹的正确诊断。这种情况下，健眼可出现假性上睑下垂。

12. Bielschowsky 歪头试验有助于正确诊断(见2. 42)。

13. 如果双上斜肌均受累就必须怀疑存在外伤史。往往是一眼的麻痹程度较另一眼严重。事实上，一眼的麻痹可能很隐蔽，直至另眼手术后才显现出来。下图中所列的几种具有诊断意义的特征强力提示存在双上斜肌受累。

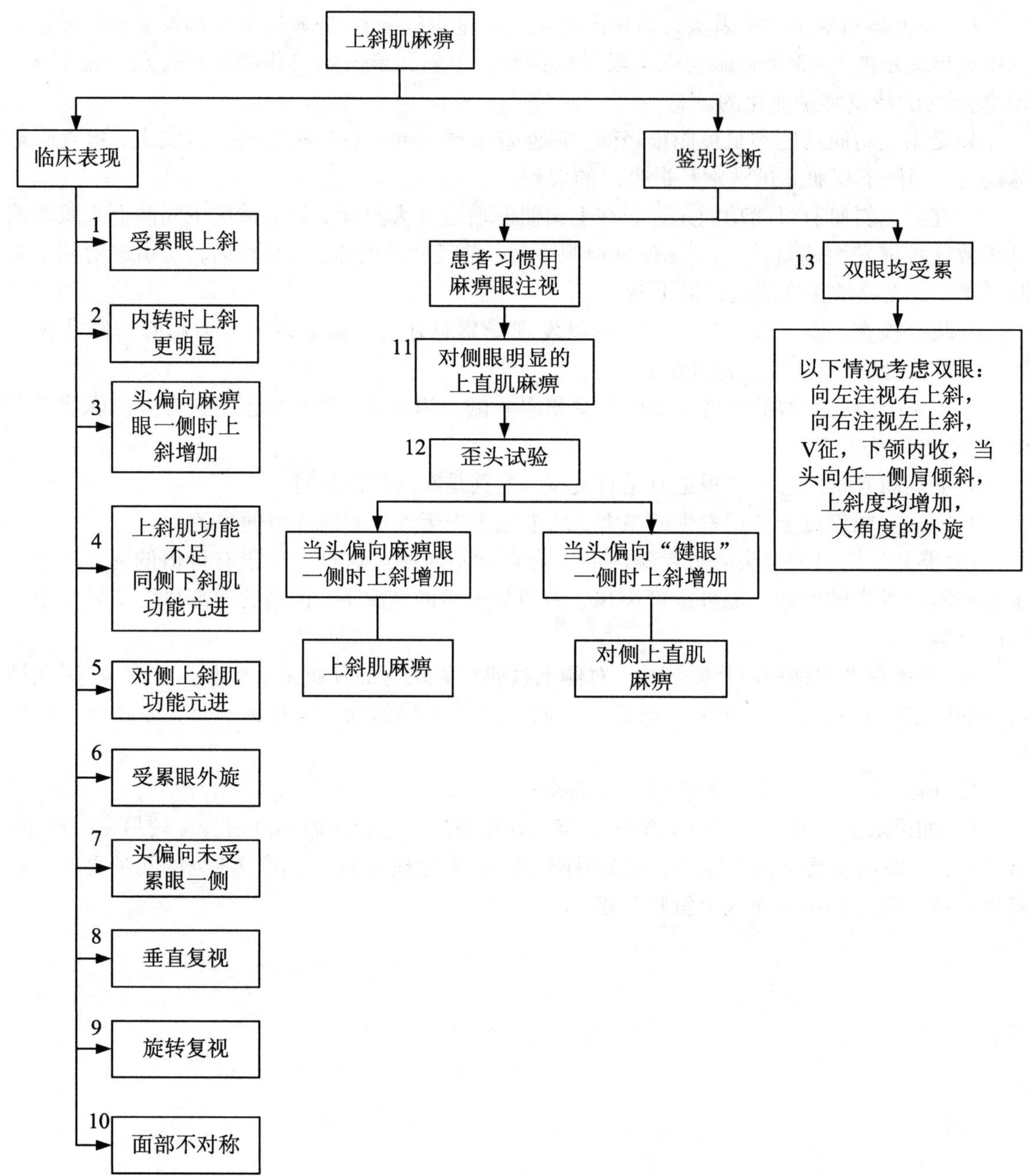
上斜肌麻痹
临床表现
鉴别诊断
1 受累眼上斜
2 内转时上斜更明显
3 头偏向麻痹眼一侧时上斜增加
4 上斜肌功能不足 同侧下斜肌功能亢进
5 对侧上斜肌功能亢进
6 受累眼外旋
7 头偏向未受累眼一侧
8 垂直复视
9 旋转复视
10 面部不对称
患者习惯用麻痹眼注视
11 对侧眼明显的上直肌麻痹
12 歪头试验
当头偏向麻痹眼一侧时上斜增加
上斜肌麻痹
当头偏向“健眼”一侧时上斜增加
对侧上直肌麻痹
13 双眼均受累
以下情况考虑双眼：向左注视右上斜，向右注视左上斜，V征，下颌内收，当头向任一侧肩倾斜，上斜度均增加，大角度的外旋

2.43　上斜肌麻痹：治疗

1. 大部分上斜肌麻痹的患者需要手术治疗。但不应该因此而否定这样一个事实：一小部分获得性麻痹的患者在等待恢复的过程中通过非手术治疗如三棱镜和遮盖治疗效果也很好。[23 p. 237, 154]

2. 轻度上斜肌麻痹的患者(10△以下)，尤其是习惯戴眼镜的老年人，用三棱镜矫正常常收到很好的效果。尽管这一治疗并不能消除所有视野的复视，但患者可以获得足够的视觉舒适感以避免手术(见 2.49)。

3. 镜片下段的节段性遮盖(半透明黏性胶带)可以缓解复视，仅限于阅读位置，不会干扰第一眼位的双眼单视。

4. 手术指征包括复视、视疲劳，外观上令人烦恼的上斜和异常头位。

5. 见 2.21 和 2.22。

6. 在决定采用何种术式之前，必须测量各个诊断眼位的偏斜度。我们采用 Knapp 分类法[30, 31]对不同临床表现进行分类。在下图中以右眼为例，九个分框中字母 X 分别代表在该注视位置上斜视度最大。根据我们的经验，90% 的患者属于 1 ~3 型。[70]

7. 最大量的折叠(10 至 12 mm 或对于迂曲的肌腱折叠量往往更大)一般仅用于肌腱常常松弛或迂曲的先天性麻痹患者。[23 p. 334, 474; 26]对于获得性的麻痹，折叠量要尽可能少，以避免术后产生上转受限(医源性 Brown 综合征，见 2.53)。如果折叠术后欠矫，可再进一步行对侧下直肌徙后。

8. 4 型和 5 型：长期大角度的上斜可导致同侧上直肌挛缩[28, 53]，对侧下转肌功能亢进和被动牵拉试验阳性。在这种情况下要增加同侧上直肌徙后术。如果被动牵拉试验阴性，应徙后对侧下直肌。

9. 滑车外伤，如狗咬伤，可导致下转全部受限(见 2.53)。[23 p. 399]大多数情况下应避免手术。

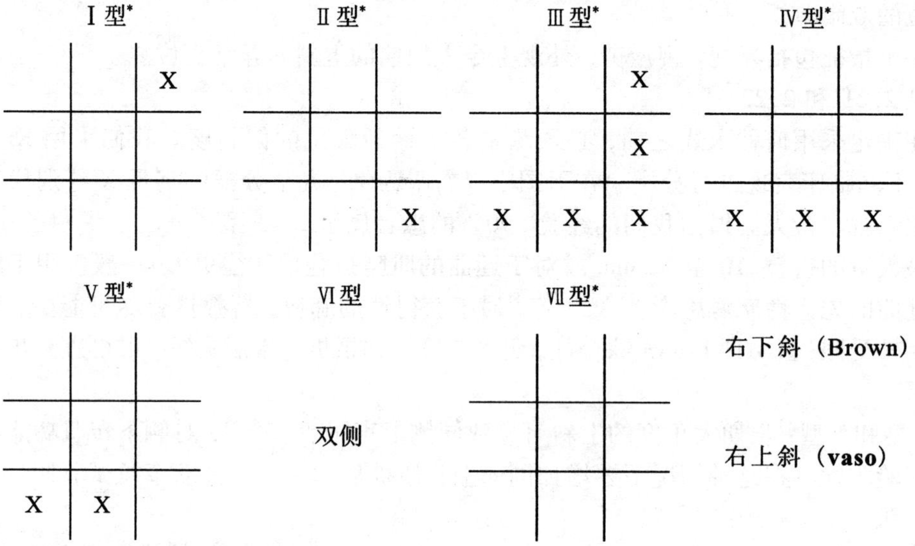

Ⅰ型*

		X

Ⅱ型*

		X

Ⅲ型*

		X
		X
X	X	X

Ⅳ型*

X	X	X

Ⅴ型*

X	X	

Ⅵ型

双侧

Ⅶ型*

右下斜（Brown）

右上斜（vaso）

假设右上斜麻痹

2.44 先天性上斜肌腱缺如

1. 尽管这种未预料到的发现也可能在预期行上斜肌腱手术时出现（Harada－Ito 术或折叠术），但如果术前发现中至重度的面部不对称，合并水平斜视，弱视和上斜肌功能不足，就应该怀疑是否存在这种情况。然而仅靠术前发现来预测是不可靠的，它的偶然出现往往令人惊奇！无论如何，手术医生应对此有思想准备，在对上斜肌腱手术时如果找不到上斜肌腱，就要考虑另一种替代方法。[23 p. 330, 401]

2. 治疗上斜肌功能不足的主要方法是减弱下斜肌，但仅减弱下斜肌常常是不够的。

3. 被动向下、内转受限常伴随显著的对侧上斜肌功能亢进，主要是由同侧上直肌挛缩引起。[70]如果存在这种情况，就应该徙后挛缩的上直肌。

4. 下斜肌亢进是上斜肌麻痹或缺如的主要特征之一。如果既往手术曾减弱过该肌肉，唯一的替代方法就是徙后对侧下直肌。

5. 单纯的外旋合并先天性上斜肌缺如，但不伴垂直偏斜是很少见的。但我们的一个同事的确见过这种情况（GKvN）。如果患者有症状，可考虑行垂直肌肉的水平移位[67]。

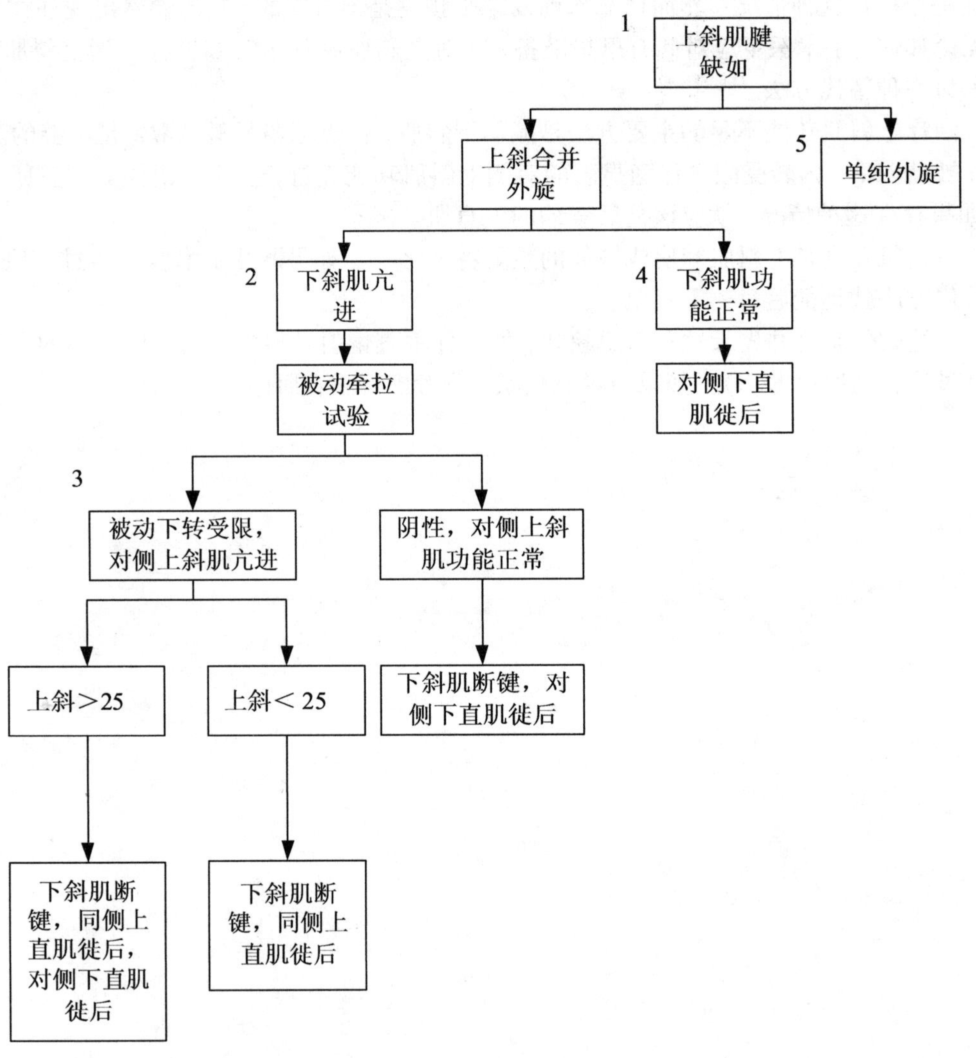
1
上斜肌腱缺如
上斜合并外旋
5
单纯外旋
2
下斜肌亢进
4
下斜肌功能正常
被动牵拉试验
对侧下直肌徙后
3
被动下转受限，对侧上斜肌亢进
阴性，对侧上斜肌功能正常
上斜＞25
上斜＜25
下斜肌断键，对侧下直肌徙后
下斜肌断键，同侧上直肌徙后，对侧下直肌徙后
下斜肌断键，同侧上直肌徙后

2.45 外展神经麻痹：诊断

1. 如果患者有内斜，一眼或双眼外转受限，检查者就应该考虑外展神经麻痹，但鉴别诊断常常也是必要的。内斜的发生时间可通过患者的病史确定(见 1.02)。

2. 先天性外展神经麻痹很少见。进一步检查发现大多数婴幼儿期显著外展神经麻痹多为假性麻痹。获得性外展神经麻痹较常见，而且往往是自限性的。

3. 娃娃头试验或头眼反射可以证实婴幼儿是否存在充分的外展功能。外展功能的评估见 1.09 和 1.10。

4. 许多婴幼儿内斜，特别是合并显－隐性眼球震颤的患儿喜欢用内转位眼注视或者交叉注视，貌似外直肌明显不足。这非常典型地反映了患儿不愿意充分向外转动双眼。

5. 见 2.33。

6. 如果娃娃头试验外转受限，检查者就应该怀疑是否存在Ⅰ型或Ⅲ型 Duane 眼球后退综合征，如果合并面部麻痹，就要考虑是否有 Mobius 综合征。[23 p. 426]

7. 被动牵拉试验[23 p. 94; 49; 57 p. 423]决定被动外转是否受限。

8. 对于获得性外展神经麻痹，判别外转受限是由外直肌麻痹和/或内直肌挛缩引起是很重要的。主动肌力的评估[23 p. 98; 49; 56 p. 375]可以决定是否存在残余外直肌功能(见 1.30)。

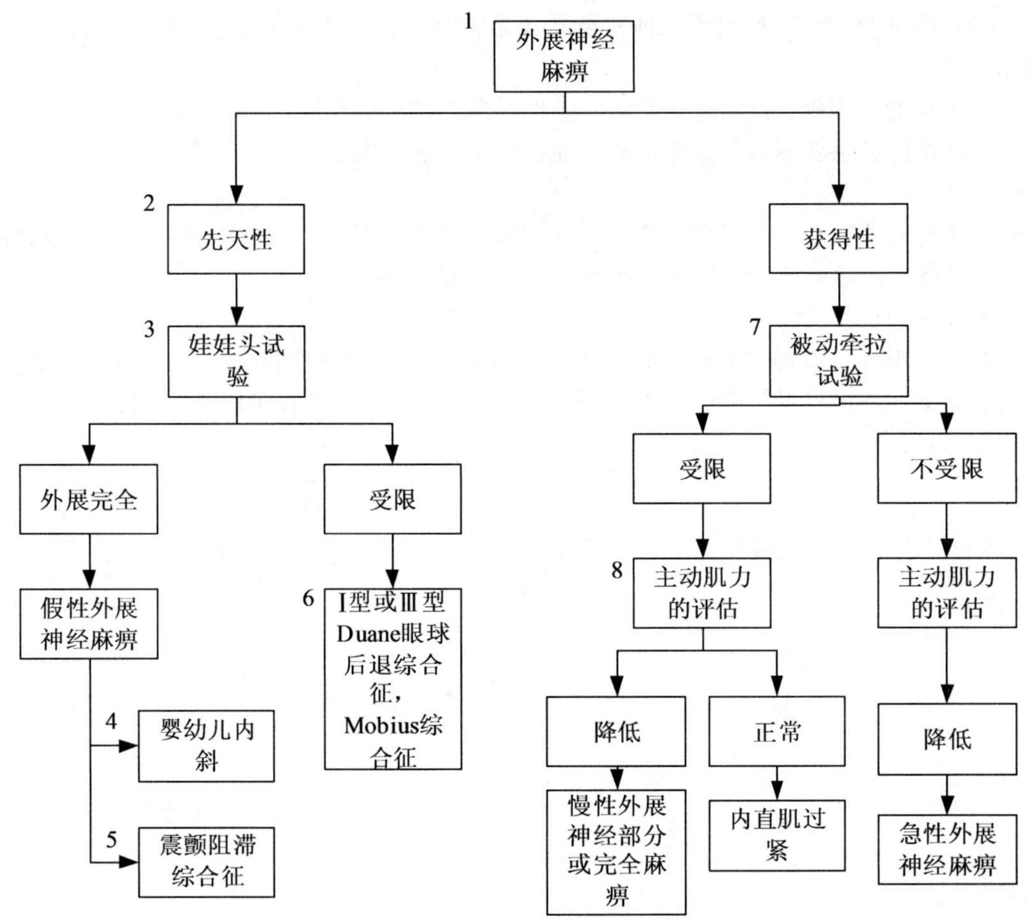
1
外展神经麻痹
2
先天性
获得性
3
娃娃头试验
7
被动牵拉试验
外展完全
受限
受限
不受限
假性外展神经麻痹
6
I型或Ⅲ型Duane眼球后退综合征，Mobius综合征
8
主动肌力的评估
主动肌力的评估
4
婴幼儿内斜
5
震颤阻滞综合征
降低
正常
降低
慢性外展神经部分或完全麻痹
内直肌过紧
急性外展神经麻痹

2.46 外展神经麻痹：治疗

1. 对所有获得性外展神经麻痹的患者一般应观察一段时间。在观察期内，患者应重复检查偏斜度，明确双眼单视野。[57 p. 432]

2. 使用半透明黏性胶带节段性遮盖有助于缓解麻痹注视野的复视。遮盖镜片多少是因人而定的。根据患者的喜好，我们遮盖麻痹眼镜片的颞侧部分和健眼镜片的鼻侧部分。双侧麻痹的患者，遮盖双颞侧可能有助于缓解症状。

3. 一些作者提倡行内直肌的化学去神经疗法。尽管至今未明确治疗和未治疗患者间恢复机率的差异，鉴于至少可以暂时改善转脸，这种症状性治疗也算是有价值的。[23 p. 275]

4. 在安排手术之前，有必要弄清楚因麻痹导致的外展受限的程度，有多少受限是由继发性内直肌挛缩引起。在回答这个问题时被动牵拉试验是必不可少的。如果试验阳性，应评估内转眼转向第一眼位时的外直肌肌力，使手术医生清楚仅松解受限的内直肌能否改善外转。[23 p. 255; 57 p. 425]

5. 对于完全性麻痹，手术应该持谨慎态度。最好把麻痹眼移到或者超越第一眼位，同时牺牲部分内转功能。这可以减轻复视，改善头位。如 Jensen 所描述，我们把垂直直肌转位联结至外直肌肌止点，同时徙后内直肌。用内直肌的化学去神经疗法取代徙后术理论上可以降低眼前节缺血的风险。[23 p. 469]

6. 如果可以证实外直肌仍残存一部分功能，最大量的内直肌徙后和外直肌缩短对增加双眼单视野和维持第一眼位正位是有效的。

据一先前的报道，我们中一人(EMH)曾见过两例眼前节缺血的病例，经肉毒杆菌毒素A 化学去神经疗法后保存了仅有的肌肉——内直肌。

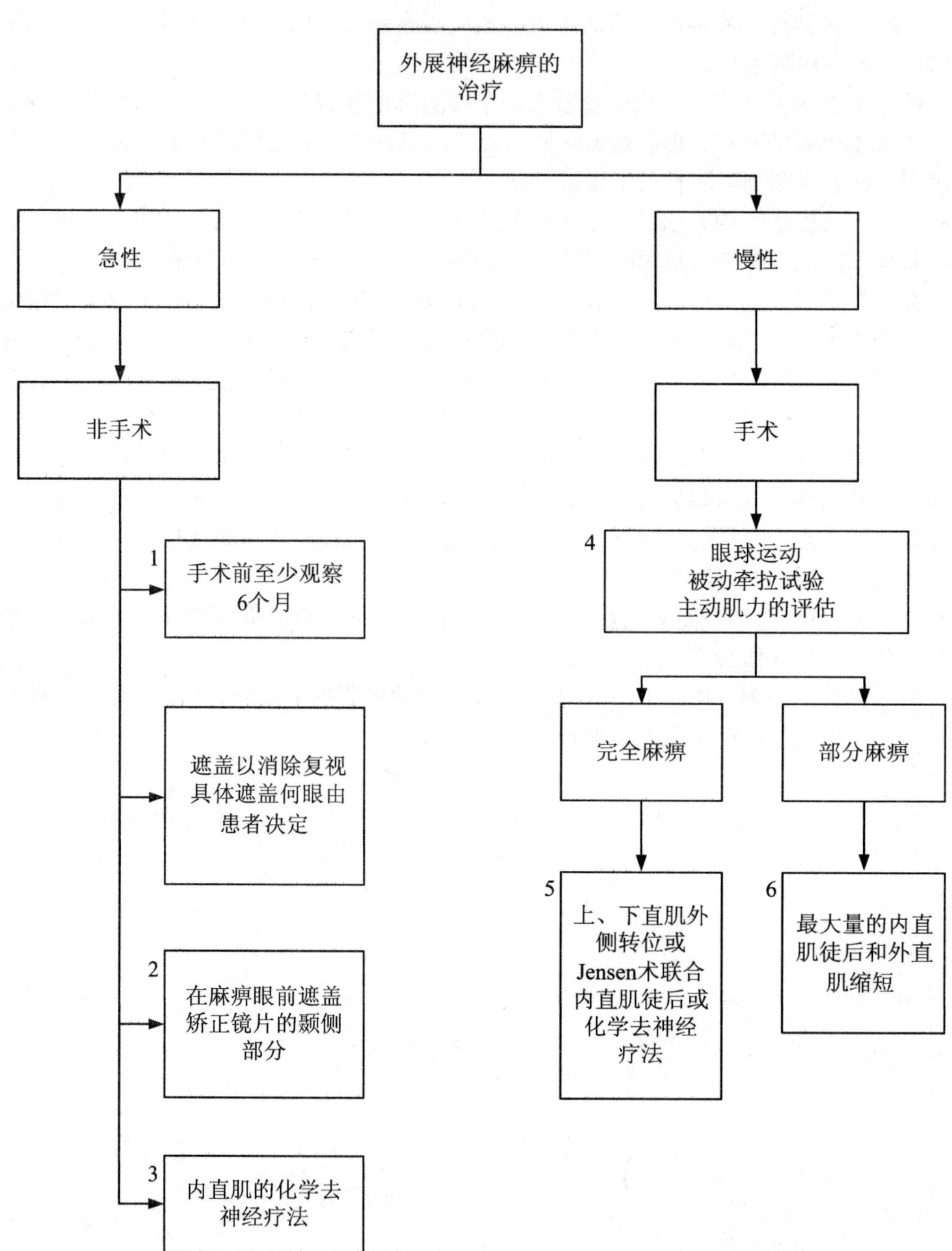
外展神经麻痹的治疗
急性
慢性
非手术
手术
1 手术前至少观察6个月
遮盖以消除复视具体遮盖何眼由患者决定
2 在麻痹眼前遮盖矫正镜片的颞侧部分
3 内直肌的化学去神经疗法
4 眼球运动被动牵拉试验主动肌力的评估
完全麻痹
部分麻痹
5 上、下直肌外侧转位或Jensen术联合内直肌徒后或化学去神经疗法
6 最大量的内直肌徒后和外直肌缩短

2.47 分开不足与双外展神经麻痹

1. 这种情况常见于老年患者，有一个渐进的发病过程。有必要在分开不足与双外展神经麻痹之间进行鉴别。[57 p. 505]

2. 必须在第一眼位、最大右转位和左转位远距离注视时用三棱镜遮盖试验测量内斜角。远距离注视时 5△或 5△以上的内斜角差异就认为有意义。

3. 需要特别注意任一眼是否有外转受限。受限可能很轻微，不超过 1°(1°至 4°分级)(见 1.09)。

4. 外转时扫视速度可能会降低。大体观察时内、外转之间扫视速度的差异可能太轻微不足以被发现，可能需要眼电图记录扫视速度。

5. 部分但不是所有双侧外展神经麻痹的患者视远时可能存在内斜 A、V 征伴下颌内收。

6. 融合幅度可通过旋转三棱镜，三棱镜条或大型弱视镜测量(见 1.36)。

7. 远距离矫正使用底向外的三棱镜可以缓解许多患者的症状，不论这些患者是双外直肌麻痹还是分开不足(见 2.49)。

8. 如果不能耐受三棱镜，可行少量双外直肌缩短(4 mm)。

9. 要区分分开不足和麻痹是不容易的。在不存在神经系统异常的情况下就应该考虑分开不足。如果存在神经系统异常，其中一些可能合并视乳头水肿，这时就应该考虑分开麻痹。分开麻痹可能很难与双外展神经麻痹早期鉴别，对于这两种情况，通过眼电图记录到扫视速度减慢可能是唯一的鉴别要点。

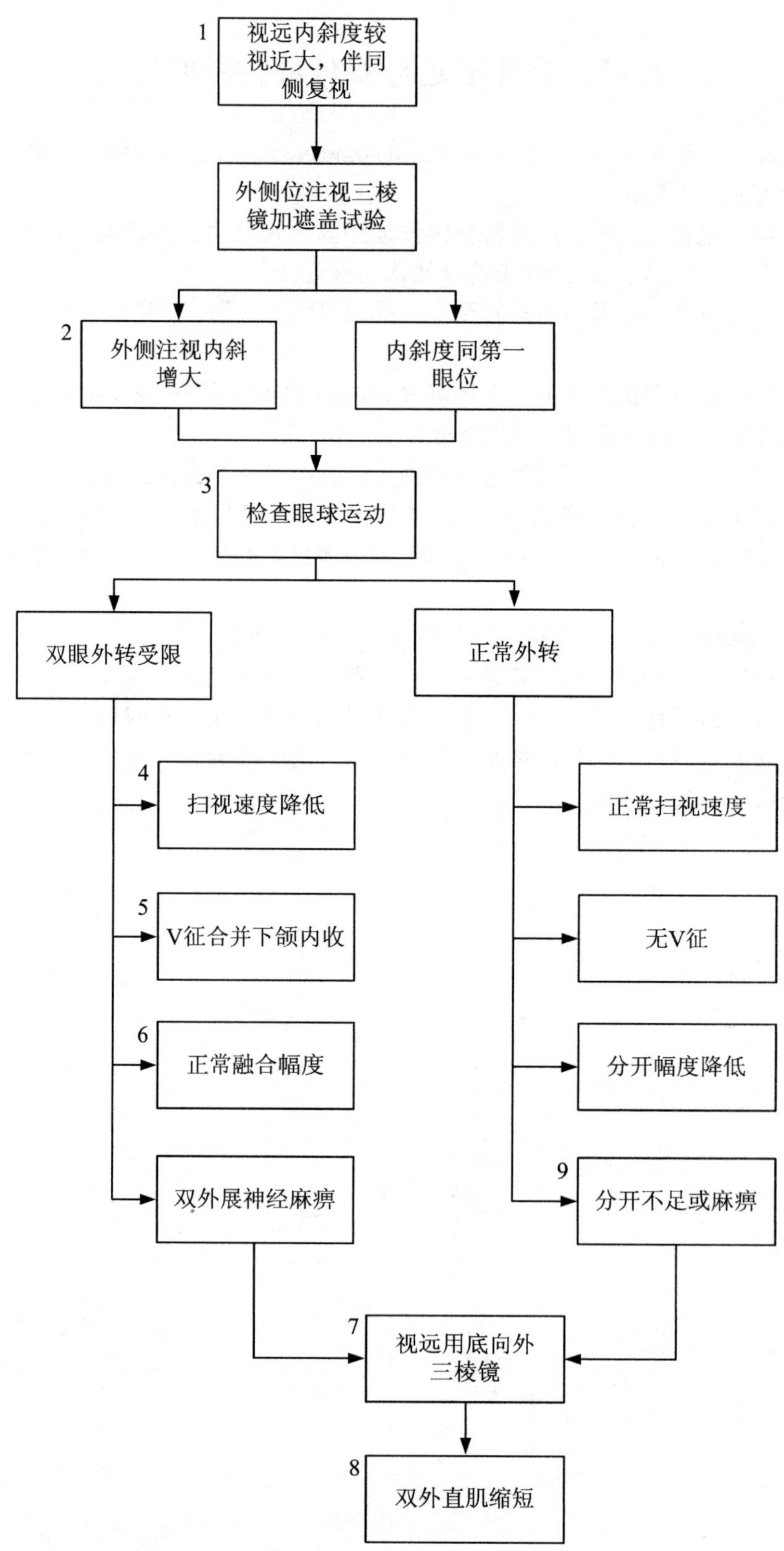
1 视远内斜度较视近大，伴同侧复视
外侧位注视三棱镜加遮盖试验
2 外侧注视内斜增大
内斜度同第一眼位
3 检查眼球运动
双眼外转受限
正常外转
4 扫视速度降低
5 V征合并下颌内收
6 正常融合幅度
双外展神经麻痹
正常扫视速度
无V征
分开幅度降低
9 分开不足或麻痹
7 视远用底向外三棱镜
8 双外直肌缩短

2.48 集合不足

1. 许多因素可导致视疲劳(见 1.32)。视疲劳可分为“肌性”和“屈光性”两种。前者主要是由眼肌运动不平衡引起，如隐斜视，患者持续努力克服这一不平衡导致视疲劳；后者主要是由未矫正的屈光不正引起。当不清楚视疲劳是肌性还是屈光性时，我们会让患者阅读时戴一遮盖眼罩。如果症状消失，视疲劳很明显是肌源性的。

2. 集合不足可见于外隐斜，正位视或内隐斜。外隐斜患者的症状是非常严重的，因为在患者开始使用集合之前，必须通过融合克服基础外斜。真正的集合不足不应该与“集合不足型”间歇性外斜混淆(见 1.22)。集合不足是肌性视疲劳最常见的病因。恰当的治疗可以逆转。

3. 治疗主要是正位视训练，大多数情况下可以长久缓解症状。[57 p. 502]

4. 很少见的情况是患者视近存在明显的外隐斜，需要行手术治疗。[62]手术可能需要在远距离注视时暂时过矫，因此可能需要底向外的三棱镜。

5. 集合不足合并亚正常调节[57 p. 430]可见于白喉，单核细胞增多症，脑炎和上呼吸道感染。

6. 视轴矫正治疗很少成功，一些患者通过戴双焦镜和底向内三棱镜可以缓解症状。

7. 可能需要手术治疗，同时给予正镜矫正亚正常调节。

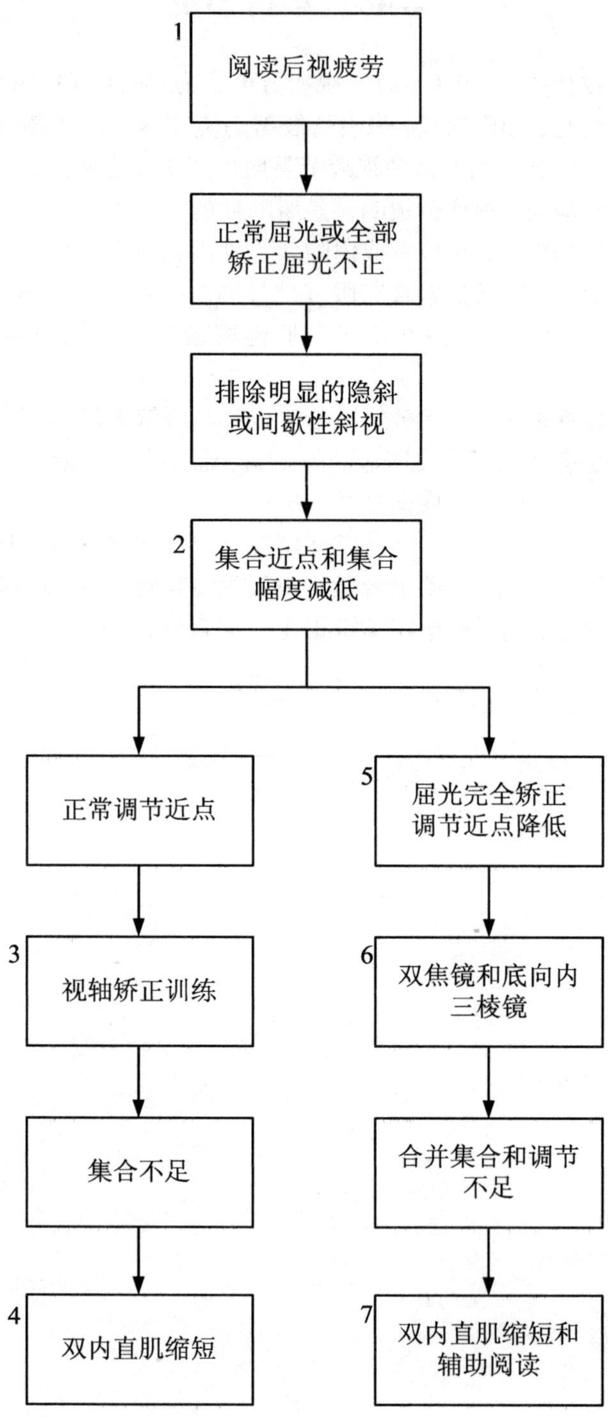
1
阅读后视疲劳
正常屈光或全部矫正屈光不正
排除明显的隐斜或间歇性斜视
2
集合近点和集合幅度减低
正常调节近点
5
屈光完全矫正调节近点降低
3
视轴矫正训练
6
双焦镜和底向内三棱镜
集合不足
合并集合和调节不足
4
双内直肌缩短
7
双内直肌缩短和辅助阅读

2.49 什么时候应用三棱镜

1. 三棱镜可以用于诊断和治疗。当把三棱镜整合到镜片中时，单眼很少能够耐受10△以上。因重量和光学成像缺点限制了高度数三棱镜的应用。高度数的压贴三棱镜同样可以引起图像扭曲和视力降低，但低度数的压贴三棱镜能够很好地耐受。短期应用压贴三棱镜是很理想的，可以非常简单地贴附在现有镜片上。

2. 三棱镜主要用于治疗小度数患者的复视，大部分患者能够很好地耐受。给镜原则是最小矫正度数，保持最舒适的双眼单视。三棱镜治疗非共同性斜视效果不是很好，主要是因为不同注视眼位需要不同度数的三棱镜。三棱镜底的方向应置于偏斜相反的方向，如内斜用底向外的三棱镜矫正，上斜用底向下的三棱镜矫正。

3. 垂直和水平三棱镜矫正可以通过把轴向设在斜角而融合在一个镜片里。

4. 很少有患者能够耐受通过给予足量的三棱镜移动眼球震颤的中间带进而矫正代偿头位。然而这种方法作为术前的诊断试验是非常有用的。

5. 屈光矫正的同时给予底向外的三棱镜可诱发集合，进而减弱震颤，提高远视力。

6. 对于陈旧性斜视的成人患者，如果能够预测手术治疗是否会导致术后复视将是很有用的。为达到这一目的，可用三棱镜中和术前斜视角，并分析患者视远和视近的反应。如果斜视角中和后出现复视，这种复视是矛盾性的，由异常视网膜对应引起[57 p. 236]提示术后有可能出现复视，但通常是短暂的。一些医生提倡行三棱镜耐受试验预测获得性内斜患者的手术预后并据此修正手术量。

7. 压贴三棱镜是用来中和先前的三棱镜矫正，因此术后早期仍需要佩戴直至患者需要一新的长久处方。

8. 如果没有复视，提示存在抑制，术后患者就可以避免复视。

9. 三棱镜矫正斜视后出现融合和立体视，是具有良好视功能的证据。

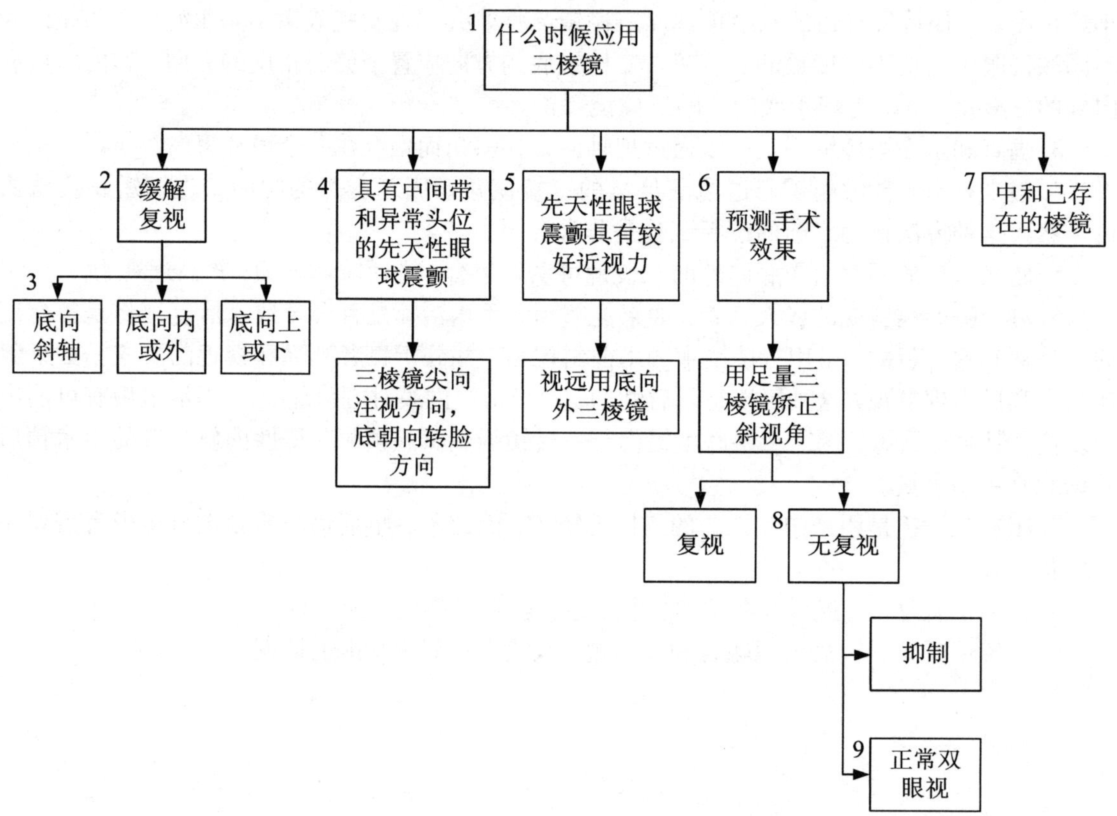
1 什么时候应用三棱镜
2 缓解复视
3 底向斜轴
底向内或外
底向上或下
4 具有中间带和异常头位的先天性眼球震颤
三棱镜尖向注视方向，底朝向转脸方向
5 先天性眼球震颤具有较好近视力
视远用底向外三棱镜
6 预测手术效果
用足量三棱镜矫正斜视角
复视
8 无复视
抑制
9 正常双眼视
7 中和已存在的棱镜

2.50 Duane 眼球后退综合征 I 型

1. Duane 眼球后退综合征 I 型是最常见的后退综合征。对年长儿童和成人而言，外展神经麻痹(见 2.45)和 Duane 眼球后退综合征 I 型之间的鉴别诊断并不困难。但对于年幼儿童，特别是婴儿，容易把眼球后退综合征误诊为外展神经麻痹。误诊的后果是不能忽视的，因为外展神经麻痹的手术治疗方法(见 2.46)禁忌用于 Duane 眼球后退综合征。Duane 眼球后退综合征常伴随全身系统异常，受累患儿需要行全身体格检查。[57 p465; 23 p.149, 344, 385]

2. 内直肌缩短术后，肌肉可能较紧，限制了外转功能。

3. 反复胬肉切除术后或结膜占位病变切除术后出现的颞侧结膜瘢痕可在眼球试图内转时引起眼球后退。

4. 内斜患儿很难观察到内转时眼球后退，睑裂变窄，试图外转时睑裂增宽。外转受限和交叉注视常见于先天性婴幼儿内斜，这种情况必须与 Duane 眼球后退综合征 I 型鉴别。

5. 尽管已提出很多手术方法改善 Duane 眼球后退综合征 I 型的外转功能，但据我们的观察，改善程度是有限的，大部分试图通过手术改善受累眼外转功能的方法最终导致内转时眼球后退。

6. 第一眼位内斜可引起同侧复视和头偏向受累眼侧的代偿头位。内直肌徙后可改善头位，但同时也会引起内转受限。[23 p.421]

7. 现代影像学技术显示当眼上转或下转时，水平直肌肌平面相对于骨性眶壁的垂直运动是微乎其微的。[5]因此，可以认为在眼球垂直运动过程中眼球在肌肉下滑动。水平直肌协同收缩时，正如 Duane 眼球后退综合征试图内转时，是否改变其上转或下转的作用取决于眼球是否轻微上转或下转。[50]当上射和下射现象影响外观时，可行水平直肌徙后术[61](见 2.17 和 2.18)，而不应该减弱斜肌。

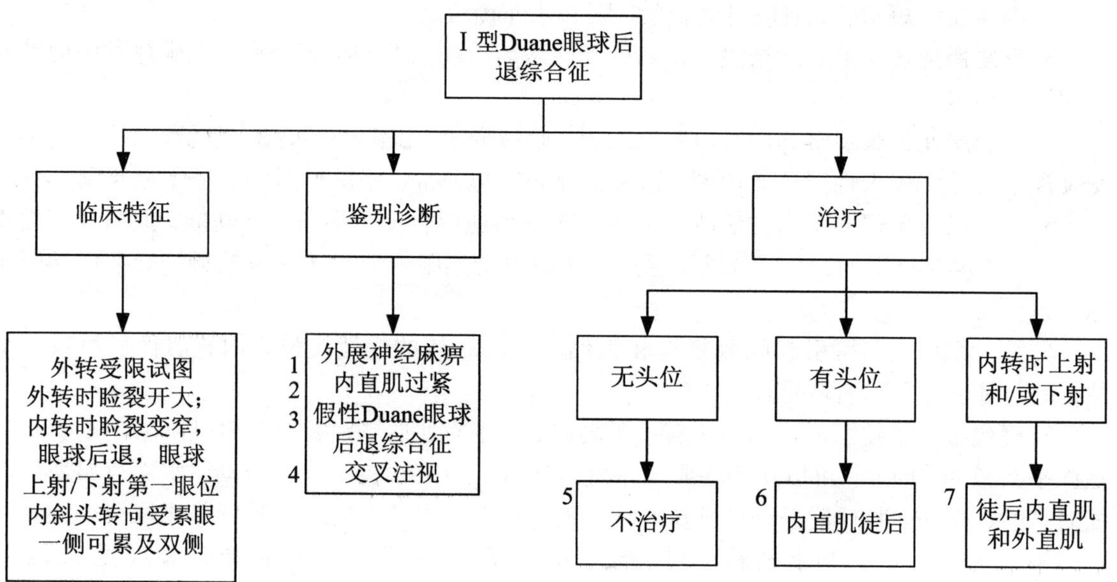
Ⅰ型Duane眼球后退综合征
临床特征
鉴别诊断
治疗
外转受限试图外转时睑裂开大;内转时睑裂变窄,眼球后退,眼球上射/下射第一眼位内斜头转向受累眼一侧可累及双侧
1 外展神经麻痹
2 内直肌过紧
3 假性Duane眼球后退综合征
4 交叉注视
无头位
有头位
内转时上射和/或下射
5 不治疗
6 内直肌徒后
7 徒后内直肌和外直肌

2.51 Duane 眼球后退综合征Ⅱ型

1. 单纯的内直肌麻痹是很少见的(见 2.39),必须与核间型麻痹相鉴别(见 2.28),后者可合并外转震颤和正常集合功能。

2. 过多缩短后外直肌过紧可引起内转受限,试图内转时眼球后退。

3. 除非第一眼位有明显的偏斜,头位一般是正常的。第一眼位外斜时,面转向对侧。

4. 当出现外斜并用健眼注视时,可徙后患侧外直肌。当患者用受累眼注视时,斜视角(第二斜视角)往往大于健眼注视时,可能需要徙后健眼外直肌并缩短内直肌。[23 p. 345, 386]

5. 见 2.17 和 2.18。

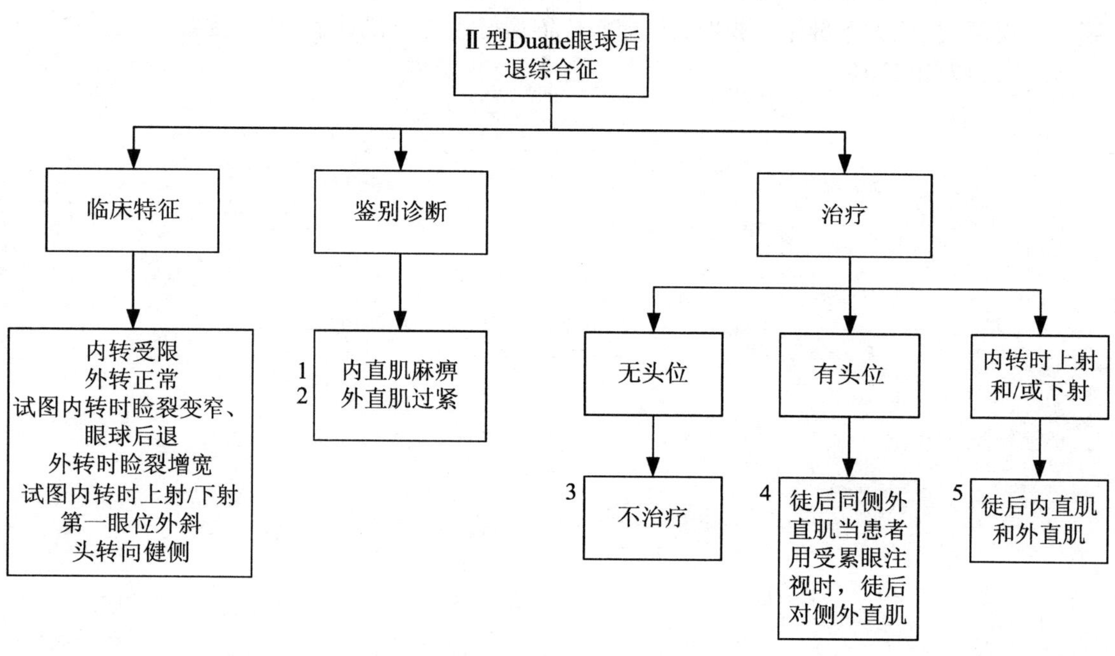
Ⅱ型Duane眼球后退综合征
临床特征
鉴别诊断
治疗
内转受限
外转正常
试图内转时睑裂变窄、眼球后退
外转时睑裂增宽
试图内转时上射/下射
第一眼位外斜
头转向健侧
1 内直肌麻痹
2 外直肌过紧
无头位
有头位
内转时上射和/或下射
3 不治疗
4 徒后同侧外直肌当患者用受累眼注视时，徒后对侧外直肌
5 徒后内直肌和外直肌

2.52 Duane眼球后退综合征Ⅲ型

1. 因为没有其他情况可产生这种独特的临床表现，所以很容易鉴别诊断。

2. Ⅲ型 Duane 眼球后退综合征的病例很少需要手术。如果第一眼位存在斜视，患者可有代偿头位。第一眼位出现内斜的几率大于外斜，患者头偏向受累眼一侧。

3. 见 2.17 和 2.18。

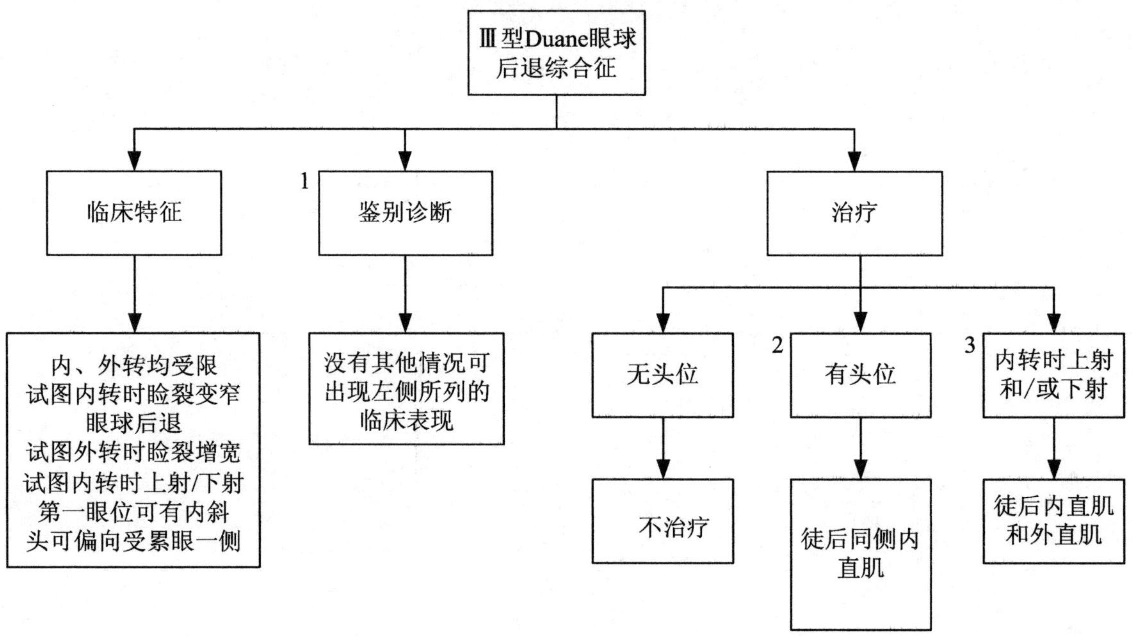
Ⅲ型Duane眼球后退综合征
临床特征
1 鉴别诊断
治疗
内、外转均受限
试图内转时睑裂变窄
眼球后退
试图外转时睑裂增宽
试图内转时上射/下射
第一眼位可有内斜
头可偏向受累眼一侧
没有其他情况可出现左侧所列的临床表现
无头位
2 有头位
3 内转时上射和/或下射
不治疗
徒后同侧内直肌
徒后内直肌和外直肌

2.53 Brown 综合征

1. 被动牵拉试验对诊断这一疾病非常重要。对于儿童患者，在诊室里进行这一试验是不可靠的；只有在手术时全麻下进行这一操作才可能确诊。

2. Brown 综合征内转时上转明显受限。在第一眼位和外转位，上转受限不严重或者不受限。此外，对侧上直肌功能正常。可能会出现 A、V 征和同侧上斜肌功能亢进。[23 p. 147, 352, 353, 381; 57 p. 466]

3. 眼眶爆裂性骨折(见 2.54)，上转受限不仅仅局限于内转位，但也有例外情况出现。

4. 内分泌性眼病(见 2.55)所有注视眼位上转均受限。但也有例外情况，尤其是伴下斜肌病变时。

5. 见 2.40。

6. 大多数先天性 Brown 综合征是由上斜肌腱增厚或僵直引起。也有关于异常纤维附着于眼球阻止内转时上转的报道。在某些情况下，手术探查上斜肌腱并未发现任何异常。

7. Brown 综合征的很多患者通过代偿头位避免垂直复视。代偿头位包括偏头和下颌上抬，这样受累眼会位于外下转位。手术主要是矫正头位。[23 p p. 408, 452; 57 p. 470]

8. 上斜肌断键术是治疗 Brown 综合征最有效的方法。但是随访 1 年或更长时间发现将近一半的患者术后出现医源性上斜肌麻痹(见 2.41)。[54]

9. 滑车外伤或滑车区域的炎症可引起获得性 Brown 综合征。[20]

10. 上斜肌腱过量折叠可引起内转时上转受限。在大多数情况下，这种手术并发症可随时间逐渐消失。然而对一些患者，这种受限可能长期存在，向上注视时出现复视。这种情况下可能需要手术松解折叠。

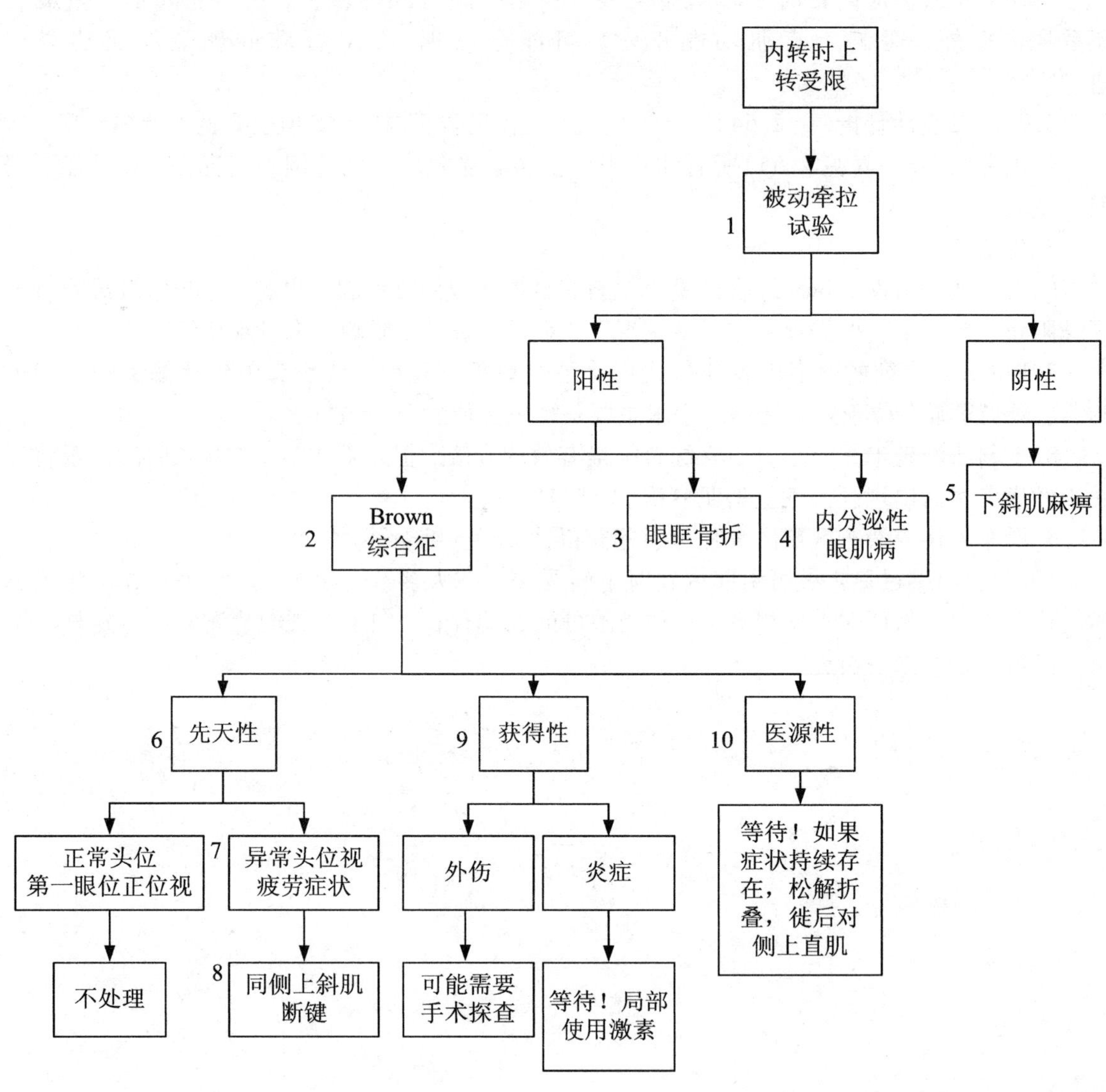
内转时上转受限
1 被动牵拉试验
阳性
阴性
5 下斜肌麻痹
2 Brown综合征
3 眼眶骨折
4 内分泌性眼肌病
6 先天性
9 获得性
10 医源性
正常头位第一眼位正位视
7 异常头位视疲劳症状
外伤
炎症
等待！如果症状持续存在，松解折叠，徙后对侧上直肌
不处理
8 同侧上斜肌断键
可能需要手术探查
等待！局部使用激素

2.54 眼眶骨折

1. 眼球或眶缘的前部碰撞可引起眼眶骨板的爆裂性骨折，导致复视发生。然而在诊断评估时也必须考虑其他因素和结果。[23 p. 423; 57 p. 483]

2. 人们常常忽略眼前部外伤除累及眼眶的骨性眶壁外，也可造成眼球的损伤。在考虑其它检查之前，进行仔细完整的眼科检查总是必要的。

3. 眼眶骨板 X 线密度增加可能类似爆裂性眼眶骨折窦房云雾状改变，但对具有完整眼眶骨板的患者而言，实际上是由黏膜下出血(假性爆裂性骨折)[16]引起。

4. 外伤早期出现的眼眶出血或水肿可引起眼球运动的主动和被动受限。这需与因眼眶组织脱垂嵌入眼眶骨板骨折处导致的受限相鉴别。

5. 被动牵拉试验阴性并不能排除眼眶骨板骨折。事实上，较大的眶骨板缺损可以没有任何受限存在，用镊子牵拉眼球可在各个方向自由运动。急性水肿消退后，可注意到较大的眶骨板缺损常伴有眼球内陷。

6. 没有机械限制的情况下，应该观察一段时间，因为复视有可能自行消失。然而，如果 X 线证实大的眼眶骨板缺损存在，常常需要重建眶骨板。

7. 外伤性下直肌麻痹(见 2.38)可以由支配该肌肉的动眼神经分支直接或间接损伤引起。这种麻痹可以是短暂的，有可能完全恢复。如果观察 6 个月没有恢复，则应行手术治疗。[66]

8. 如果存在颜面部骨损伤的话，在计划手术修补时应该考虑与耳(鼻)喉科医师或者颌面外科医师一起合作进行。

9. CT 扫描阴性不能排除眼眶骨板的线性骨折。

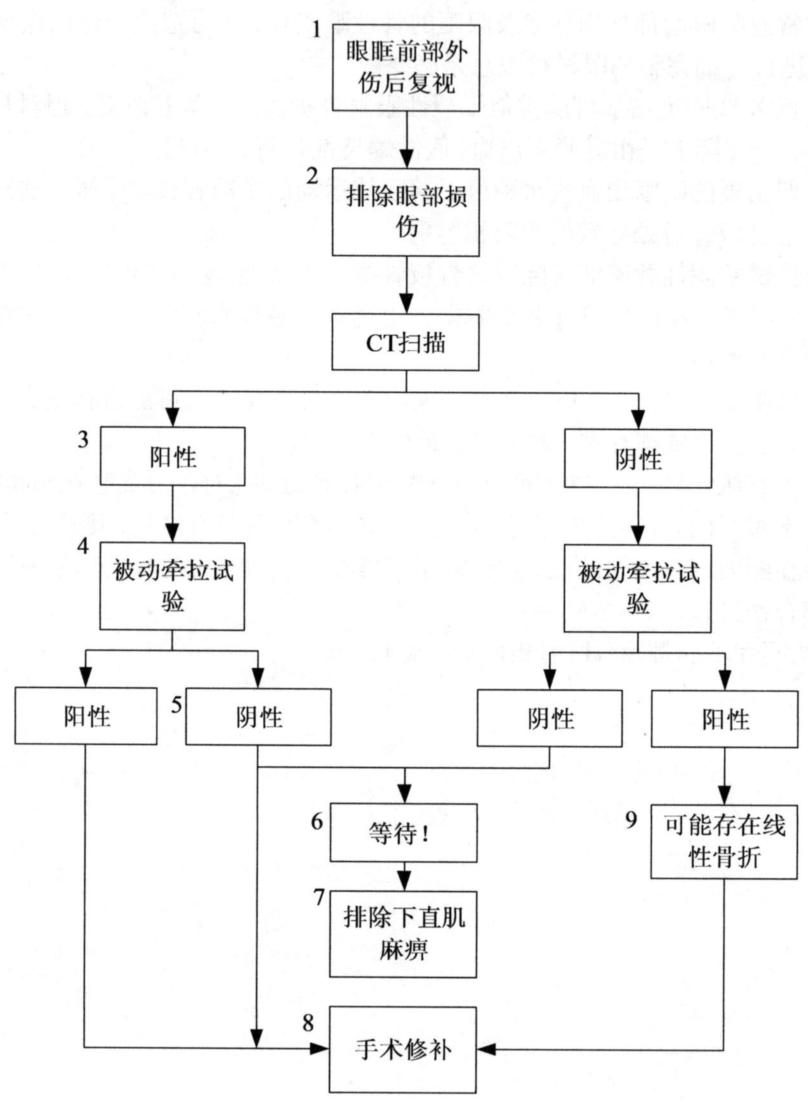
1 眼眶前部外伤后复视
2 排除眼部损伤
CT扫描
3 阳性
阴性
4 被动牵拉试验
被动牵拉试验
阳性
5 阴性
阴性
阳性
6 等待！
9 可能存在线性骨折
7 排除下直肌麻痹
8 手术修补

2.55 内分泌性肌病

1. 内分泌性肌病患者甲状腺功能可以正常，亢进或低下。当然，这需要相应的检查证实。任何情况下施行手术治疗之前必须获得正常的内分泌平衡。[57 p. 478]

2. 眼眶内容物的影像学检查可发现眼外肌增粗。有时这种肥大可达到非常不协调的程度。下直肌和内直肌是最常累及的肌肉。眼眶神经影像学检查可以证实诊断但常常不需要行这一步就可以确诊。

3. 视力可因增粗的眼外肌压迫视神经而降低。

4. 眼眶周围水肿常发生在眼肌病变之前。

5. 作为限制性眼肌病变的结果，特别是向上注视时，眼内压可能会升高。[23 p. 98]

6. 在 Grave's 眼病急性阶段或视力因视神经受压受到威胁时使用糖皮质激素有助于降低眶压。但是这一治疗未证实对肌病有效。

7. 当视力因眼眶充血和/或眼球突出受到威胁时，需要行眼眶减压术。

8. 在徙后上或下直肌后，第二步需要行上睑或下睑的延长术，或者两步可以同时进行，这取决于外观缺陷的程度。[23 p. 464, 465]

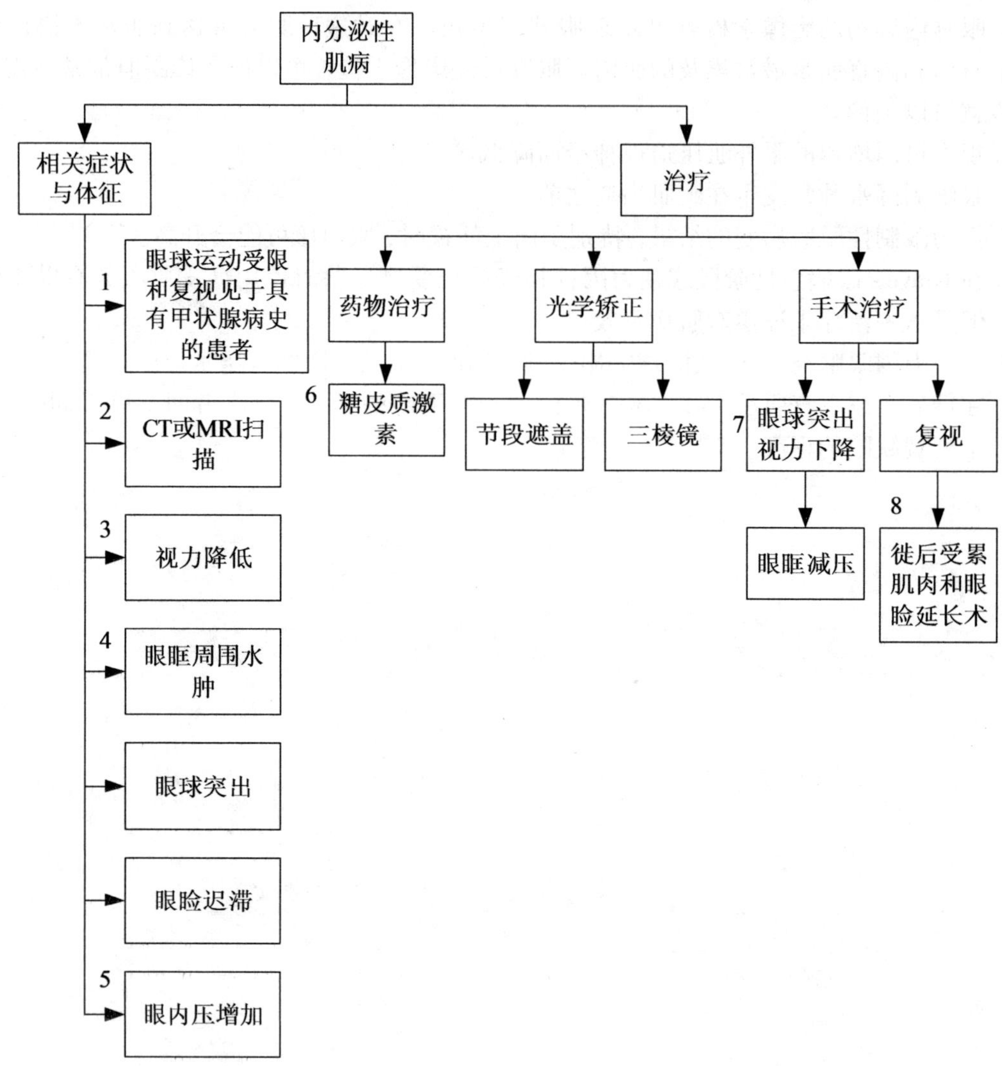
内分泌性肌病
相关症状与体征
治疗
1
眼球运动受限和复视见于具有甲状腺病史的患者
2
CT或MRI扫描
3
视力降低
4
眼眶周围水肿
眼球突出
眼睑迟滞
5
眼内压增加
药物治疗
光学矫正
手术治疗
6
糖皮质激素
节段遮盖
三棱镜
7
眼球突出视力下降
复视
眼眶减压
8
徙后受累肌肉和眼睑延长术

2.56 重症肌无力

1. 肌无力可累及眼球运动，引起复视，作为该疾病的唯一症状（眼性肌无力）出现；或者可同时累及眼肌和骨骼肌。眼外肌肌力减弱可涉及任一条眼外肌或肌群，症状可能与核上麻痹或核间麻痹非常相似。[57 p.488]

2. 当怀疑肌无力时，可以让患者迅速眨眼 20 次。肌无力患者上睑下垂症状可加重。

3. Cogan 征是指当让患者迅速从向下注视位移至第一眼位时，上睑出现退缩。

4. 腾喜龙试验对上睑下垂的作用较眼球运动作用显著。试验过程如下：静脉注射 2 mg 腾喜龙同时观察上睑下垂的程度和/或眼球运动的受限程度。如果没有任何改变或作用非常轻微，继续注射 8 mg。静脉注射腾喜龙时需准备阿托品作为解毒剂。腾喜龙试验阴性并不能排除眼性肌无力，这一试验有必要重复几次。

5. 很少需要手术治疗，但如果出现以下情况时，可考虑手术治疗：保守治疗无效，某条肌肉肌力减弱进入慢性期，没有进一步变化时。

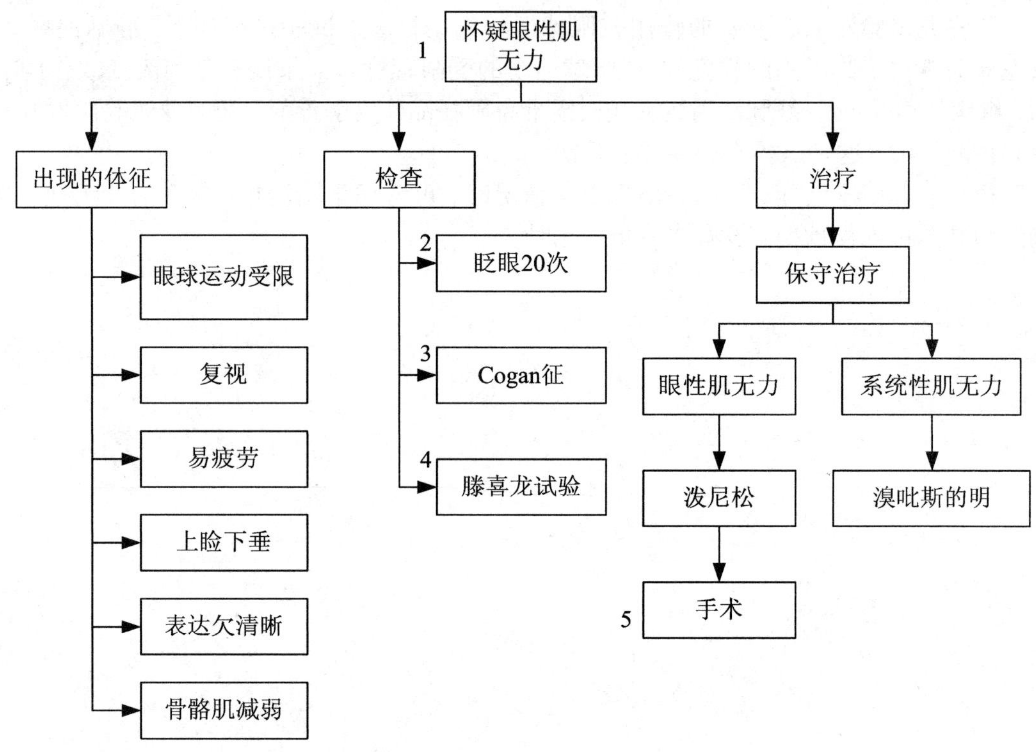
怀疑眼性肌无力
1
出现的体征
检查
治疗
眼球运动受限
复视
易疲劳
上睑下垂
表达欠清晰
骨骼肌减弱
2
眨眼20次
3
Cogan征
4
滕喜龙试验
保守治疗
眼性肌无力
系统性肌无力
泼尼松
溴吡斯的明
5
手术

2.57 存在阅读困难的儿童

1. 在最初交谈中，检查者应该明确患儿是否存在一种特殊的阅读困难或是泛化的学习障碍。具有典型阅读障碍的患儿可以出现一种不协调的阅读缺陷，而在其他学科中可以表现非常优秀。

2. 查看患儿的学习课本或先前的任何心理测试是很重要的。如果从未行过心理测试，则应该进行测试。口头表达能力的测试包括智能测试(IQ)。朗读有障碍的患儿可表现出一种典型的测试图案。

3. 未矫正的高度远视和散光可导致阅读困难。在这种情况下，应给予恰当的矫正。

4. 阅读困难很少见的原因是早老视。调节近点降低，给予阅读镜或双焦镜可以解决这一问题。

5. 集合不足(见 2.48)可导致视近疲劳，并有可能产生阅读困难。可行视轴矫正训练。

6. 外斜/外隐斜 A 征或者内斜/内隐斜 V 征患者(见 2.23 和 2.24)向下注视时可出现复视和视疲劳，应该排除其作为阅读困难的原因。这是一种非常少见的引起阅读困难的病因。

7. 存在大角度隐斜视时竭力维持融合可使阅读能力降低。因此可能需要手术或视轴矫正训练。

8. 用段落阅读或字词表可以测试阅读理解能力。[24 p. 331]

眼科医生的主要职责是鼓励家庭开展传统的教育课程，避免追逐昂贵、耗时和无效的时尚。

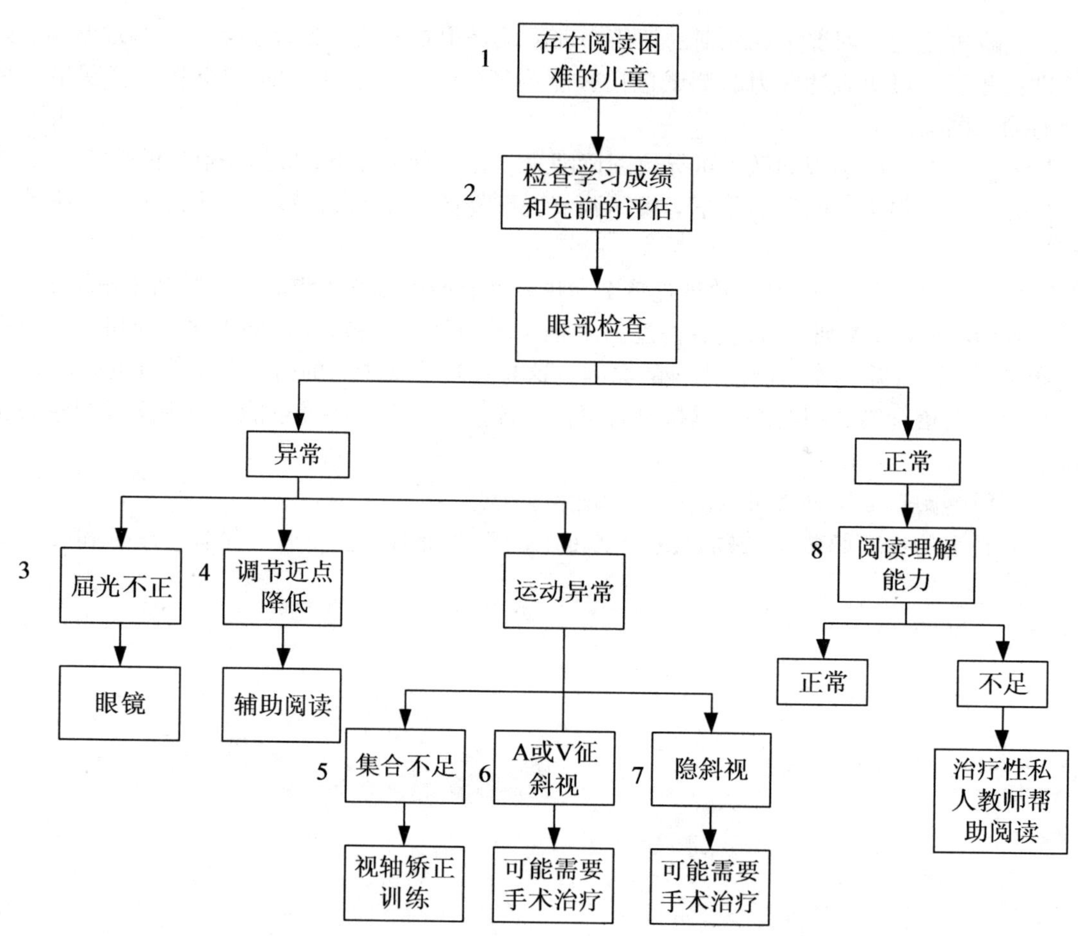
1
存在阅读困难的儿童
2
检查学习成绩和先前的评估
眼部检查
异常
正常
3
屈光不正
4
调节近点降低
运动异常
8
阅读理解能力
眼镜
辅助阅读
正常
不足
5
集合不足
6
A或V征斜视
7
隐斜视
治疗性私人教师帮助阅读
视轴矫正训练
可能需要手术治疗
可能需要手术治疗

2.58 肌肉再附着技术

1. 选择肌肉再附着技术主要取决于手术医生的个人喜好，同时某些患者自身的特性也适合选择这一技术。

2. 预期患者依从性可能较差，就可排除使用可调整缝线的可能。这包括儿童和某些成人。例如，如果患者在测量眼压或行被动牵拉试验过程中合作较差，通常就不适合做术后调整缝线。

3. 间歇性斜视手术预后很大程度上可以预测到，调整缝线没有特别的优势。

4. 如果患者在手术过程中出现明显的眼心反射，则不建议使用可调整缝线。术后第一天早晨在眼科诊室进行缝线调整时，如果发生心动过缓或心律失常是很难处理的。[23 p. 255]

5. 术后对清醒的患者进行眼位调整有利也有弊。我们仅对10%的成人患者，尤其是那些具有较好融合功能的，应用可调整缝线。缺点包括晚期的过矫和欠矫，其中一些是由肌肉滑脱、感染和患者不适感增加引起。可调整缝线的应用对斜视外科医生而言始终是因人而异的。应该强调的是，可调整缝线的应用并不能弥补诊断、手术安排和手术技能上的缺陷。

6. 因为在大多数情况下可以获得充分的暴露，所以在预定的部位使徙后的肌肉重新附着是可以实现的。这是我们比较喜欢采用的方法。然而，当不可能或不建议从技术上获得可控制的手术区域暴露时，应优先选择“悬吊”缝线。[23 p. 258]

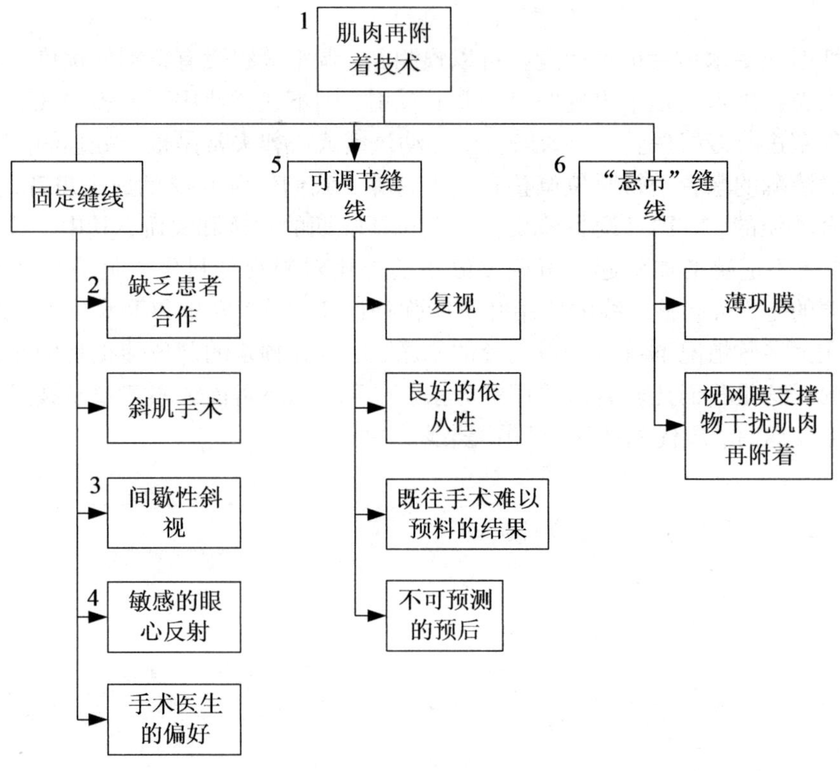
1
肌肉再附着技术
固定缝线
5
可调节缝线
6
“悬吊”缝线
2
缺乏患者合作
斜肌手术
3
间歇性斜视
4
敏感的眼心反射
手术医生的偏好
复视
良好的依从性
既往手术难以预料的结果
不可预测的预后
薄巩膜
视网膜支撑物干扰肌肉再附着

2.59 全身和局部麻醉的优点

1. 决定患者到底选择全身还是局部麻醉取决于几个方面的因素。二者的致死率和致残率是相同的。局部麻醉患者的不舒适总是发生在手术过程中；相反，全身麻醉患者的不舒适总是发生在手术后。

2. 局部麻醉可通过单纯局部点滴表麻液或结膜下注射麻醉剂给予。[23 p. 67; 57 p. 491]

3. 如果肌肉存在非常量的张力或者需要眼球转动至极限位置时不应该使用局部麻醉，因为患者会感到非常地不舒适。

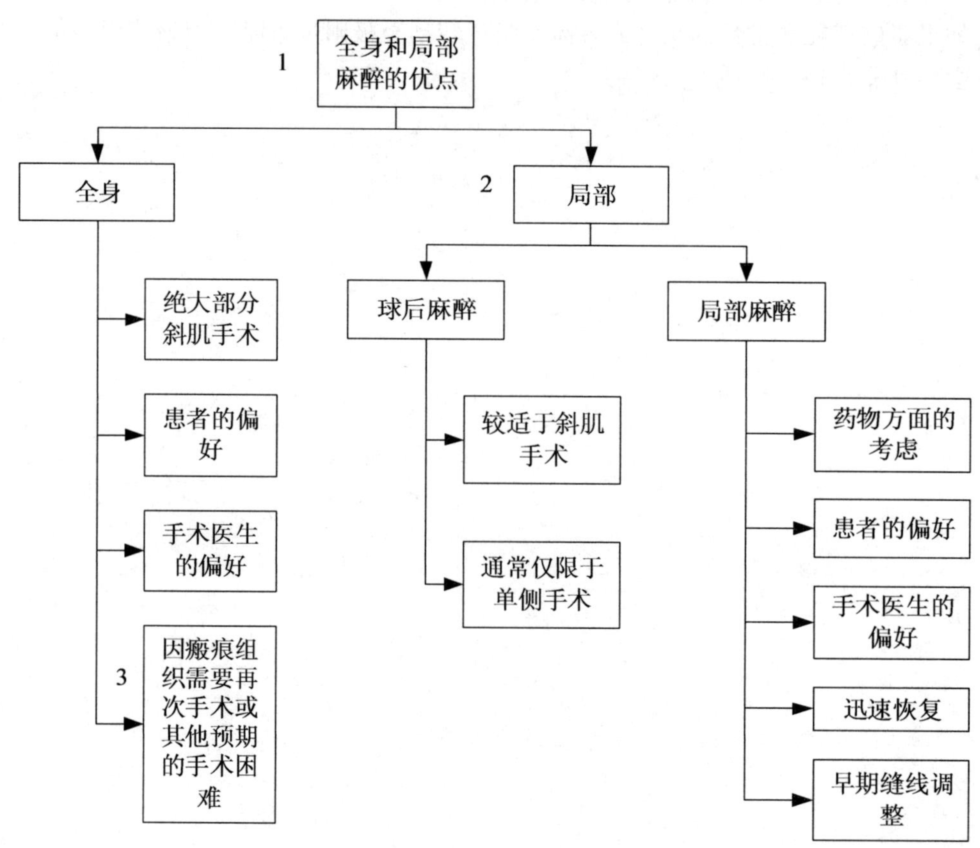
1
全身和局部麻醉的优点
全身
2
局部
绝大部分斜肌手术
患者的偏好
手术医生的偏好
3
因瘢痕组织需要再次手术或其他预期的手术困难
球后麻醉
较适于斜肌手术
通常仅限于单侧手术
局部麻醉
药物方面的考虑
患者的偏好
手术医生的偏好
迅速恢复
早期缝线调整

3. 眼部手术后的斜视诊断与治疗

3.1 白内障术后斜视

1. 成功的白内障术后出现复视的并发症并不少见。了解白内障术后导致复视的各种病因有助于系统的治疗。[77]

2. 根据复视的发病机制，白内障术后出现的复视病因可分为以下几类：先前既有的无症状性复视失代偿；手术损伤引起的眼外肌限制或麻痹；屈光性；并发于系统疾病（包括外展神经麻痹）；中央融合破坏（获得性融合散失）；麻醉肌毒性；单眼复视；未明原因。

3. 手术损伤或麻醉肌毒性引起的眼外肌限制或麻痹是白内障术后复视最常见的病因。[78] 尽管下直肌/上直肌是最常累及的肌肉，下斜肌损伤[79]和外直肌的短暂麻痹[80]也有报道。一些医生认为直接注射局部麻醉剂可引发肌肉毒性，[81]同时麻醉剂也可引发下直肌的 Volkmann 氏挛缩。[82]

4. 仔细全面的眼科检查对准确诊断白内障术后复视是非常重要的。白内障术后通常容易忽略因屈光参差产生的棱镜效应或物像不等引发的复视。许多患者通过屈光和恰当的光学矫正可以获得满意的疗效。

5. 甲状腺疾病，重症肌无力，帕金森氏综合征，和外展神经麻痹均可成为白内障术后复视的病因。[78, 83-86]

6. 先前未察觉的眼球运动异常在白内障术后可能会显现。既往有斜视、弱视以及单眼注视综合征等具有正常知觉适应的患者可因注视改变出现复视。[87]白内障、手术创伤造成的视觉遮蔽可以掩盖复视，而进行眼部操作则可能加重先前已有的眼球运动异常。处理融合破坏，最重要的是意识到它的存在。

7. 引起白内障术后单眼复视的单眼疾病包括黄斑异位、[77]黄斑变性、[88]人工晶体半脱位、[88]和高度散光。

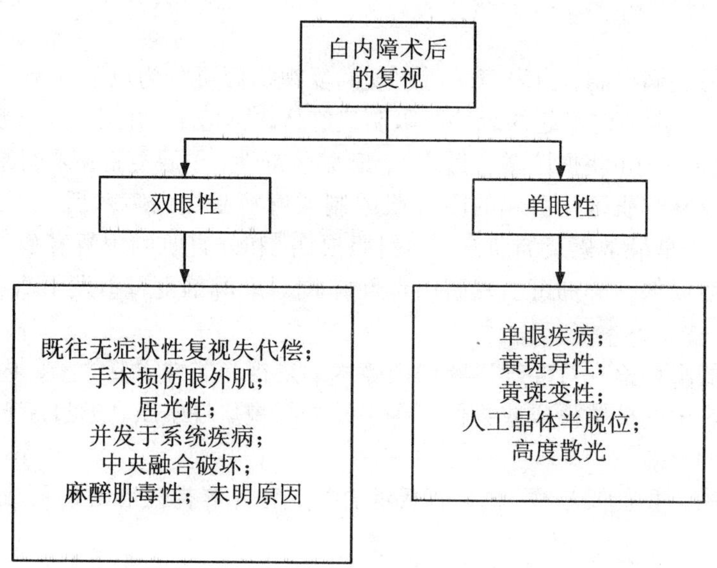
白内障术后的复视
双眼性
单眼性
既往无症状性复视失代偿；
手术损伤眼外肌；
屈光性；
并发于系统疾病；
中央融合破坏；
麻醉肌毒性；未明原因
单眼疾病；
黄斑异性；
黄斑变性；
人工晶体半脱位；
高度散光

3.2 视网膜脱离术后的斜视

1. 50%以上的视网膜脱离患者术后会出现斜视，并常常在3~6个月自行消失。[94-98]持久的斜视和复视仅见于5%~25%的患者，预后常常是非常令人头痛的。[94-96]

2. 视网膜脱离术后斜视的确切病因并不清楚。可能的病因包括术后视力恢复较差或较慢、知觉性偏斜、[99]先前就存在的隐斜视、外加压物较大、直接肌肉损伤、[100]球后注射局麻药引起的肌毒性、[101,102]脱离肌肉复位不良、[100]肌止点下巩膜切开、[103]巩膜扣带干扰肌肉功能、[104]眼眶脂肪组织分布紊乱导致筋膜囊瘢痕，[105]多次手术和屈光改变等。

3. 正常的融合功能是维持正位的重要因素之一。视网膜脱离术后融合功能散失可导致斜视。导致融合功能散失的因素包括视力低下或因黄斑病变所致的视觉扭曲、继发于无晶体眼的物像不等以及巩膜扣带术所引发的近视屈光参差。

4. 视网膜复位手术过程中，眼外肌可能会直接受损或因过度牵拉导致肌腱断裂，[106]过度牵拉肌肉可引起眼外肌纤维化改变和继发性限制。

5. 另外一种可能的损伤是因肌肉去神经支配导致肌肉麻痹。偶尔因球后麻醉肌肉注射局麻剂如布比卡因和利多卡因可损伤肌肉。这些麻醉剂的注射可引发麻痹和年长患者后期的纤维化改变。[102,107]

6. 斜视的最佳处理是预防。谨慎仔细的手术操作可以降低斜视的发病率。

7. 非手术治疗包括遮盖、三棱镜和肉毒杆菌毒素注射。

8. 手术治疗通常取决于偏斜的性质。普遍认为共同性斜视是因术后视力极差、形觉剥夺所引起，可形成内斜或外斜。可行常规手术治疗（单眼或双眼肌肉徙后或者是一眼徙后加缩短）。最好选择视力较差眼徙后和缩短术以防斜视手术并发症的产生。非共同性水平斜视常常是由限制引起，以内直肌限制多见。这主要是由于内侧脂肪垫受到破坏，形成了粘连。常规的手术治疗主要是仔细的分离，游离粘连组织和徙后受累的内直肌。[108]

9. 垂直偏斜较水平偏斜更常见。这些垂直偏斜可以是上斜视、下斜视、Brown综合征或旋转偏斜。不同种类的斜视其病因和手术治疗方法也各异。尽管有一些病例手术治疗效果不佳，但对大部分病例而言，手术治疗都是有效的。[108]

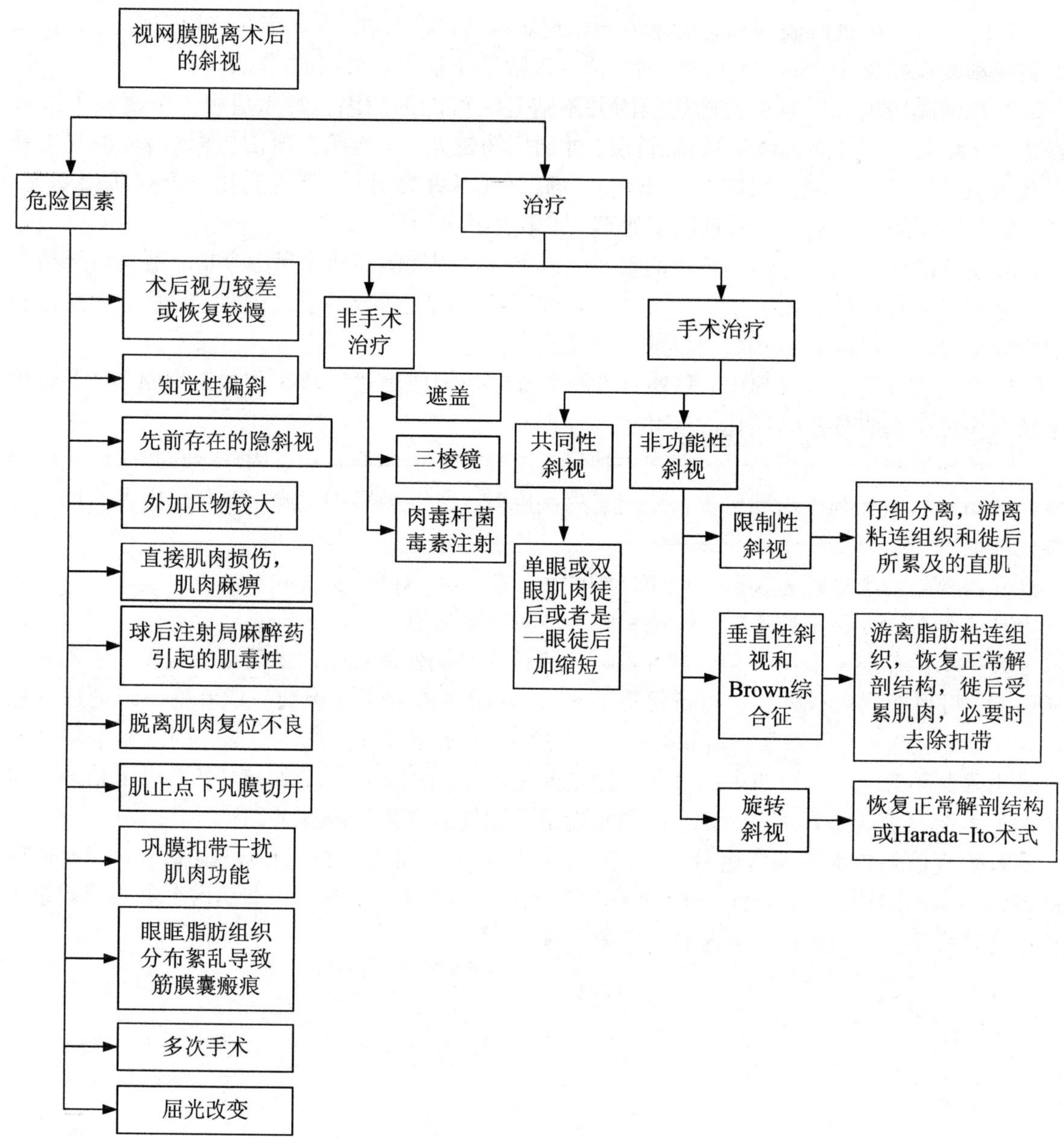
视网膜脱离术后的斜视
危险因素
术后视力较差或恢复较慢
知觉性偏斜
先前存在的隐斜视
外加压物较大
直接肌肉损伤，肌肉麻痹
球后注射局麻醉药引起的肌毒性
脱离肌肉复位不良
肌止点下巩膜切开
巩膜扣带干扰肌肉功能
眼眶脂肪组织分布紊乱导致筋膜囊瘢痕
多次手术
屈光改变
治疗
非手术治疗
遮盖
三棱镜
肉毒杆菌毒素注射
手术治疗
共同性斜视
单眼或双眼肌肉徙后或者是一眼徙后加缩短
非功能性斜视
限制性斜视
仔细分离，游离粘连组织和徙后所累及的直肌
垂直性斜视和Brown综合征
游离脂肪粘连组织，恢复正常解剖结构，徙后受累肌肉，必要时去除扣带
旋转斜视
恢复正常解剖结构或Harada-Ito术式

3.3 抗青光眼术后的斜视

1. 随着青光眼房水引流物植入术的应用，已有很多关于斜视并发症的报道。

2. 引流物引起的肌肉失调，最常见的病因是植入物体积较大，位于或延伸至肌腹下。引流盘和其上滤过泡引起的机械限制可能会限制朝向房水引流盘的眼球运动。[109, 110]较大的房水引流盘和其上的滤过泡也可能会生理性地使眼球偏离其正常位置，进而产生斜视。[111]肌肉下或房水引流盘后的瘢痕所导致的后固定缝线效应同样可引起朝向引流盘的眼球运动受限。[112, 113]这些因素联同上斜肌肌腱移位或僵直、肌止点受损都可导致术后斜视。许多医生喜欢把引流盘置于上方象限，如果把引流盘置于上斜肌肌腱处，就可能会出现 Brown 综合征。[113]

3. 与视网膜脱离术外加压物放置一样，青光眼外置物也会破坏筋膜囊，引起限制性斜视。在各个注视野被动牵拉试验往往是阳性的。

4. 处理青光眼外置物引起的肌肉失调是非常困难的。对于 Brown 综合征，可以改变颞上象限引流盘的位置；如果行不通的话，减弱上斜肌肌腱可能会有帮助。如果是限制就很难处理。一些医生使用肉毒杆菌毒素，但疗效不确定。通过徙后直肌达到第一眼位正位可能会有帮助。

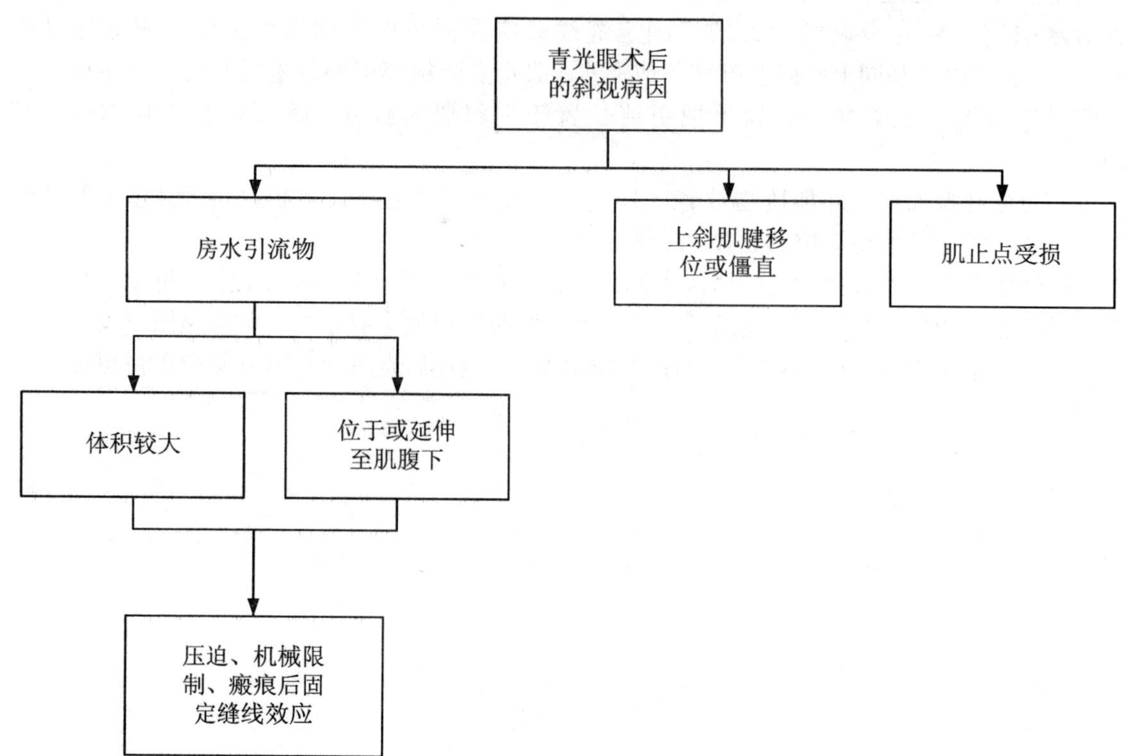
青光眼术后
的斜视病因
房水引流物
上斜肌腱移
位或僵直
肌止点受损
体积较大
位于或延伸
至肌腹下
压迫、机械限
制、瘢痕后固
定缝线效应

3.4 鼻窦内窥镜手术后的斜视

1. 近来由于鼻窦内窥镜手术具有不切开皮肤、鼻腔视野暴露好的优点而被广泛采纳。[114, 115]由于临近筛板，内直肌是鼻窦内窥镜手术中最容易受损的眼外肌，其次是下直肌和上斜肌。[116, 117]

2. 眼外肌损伤的机制可以是直接的，也可以是间接的。手术器械可以直接损伤肌肉及其支配神经。最常见的神经损伤是在内直肌中后三分之一交界点，动眼神经入路处。直接肌肉损伤可导致肌肉血肿、部分或完全肌肉离断以及肌肉毁损。肌肉毁损主要是由于未被认识，被联同其他组织一起去除。间接损伤源于眼眶出血和眶内压升高或眶壁骨折肌肉嵌顿。[118]

3. 眼外肌损伤可导致斜视和复视。手术治疗的时机和方式取决于损伤的类型、严重程度和累及的肌肉数量。术后需要即刻处理的指针是大量的球后出血急需清除以防球后压力升高直接损伤视神经。对于其他情况，其治疗可见下图。[118]

4. 在对这些患者进行斜视手术矫正时需要特别注意两个因素：一是由于手术可能涉及多条肌肉，眼部缺血的机率可能会增加；二是斜视矫正通常只改善第一眼位的偏斜，患者在其他眼位仍残存复视。没有患者能够恢复正常的眼球转动，即使是取得最佳术后效果的患者，在某些注视眼位仍旧残存复视。[118]

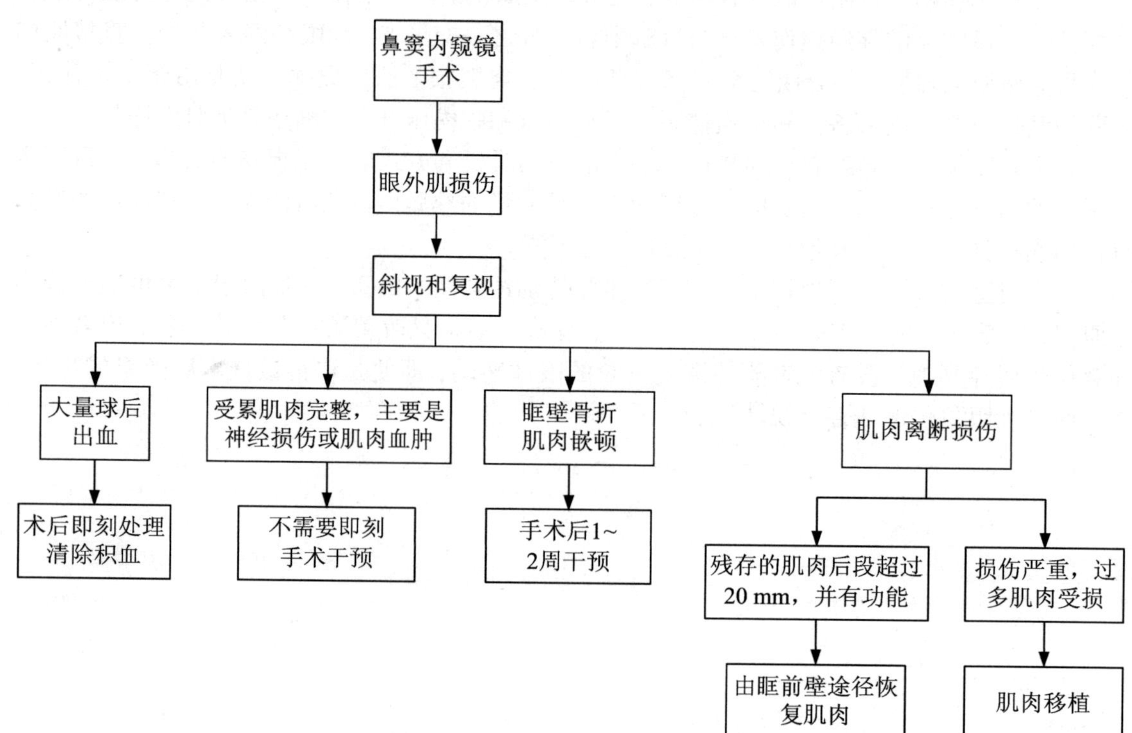
鼻窦内窥镜
手术
眼外肌损伤
斜视和复视
大量球后
出血
术后即刻处理
清除积血
受累肌肉完整，主要是
神经损伤或肌肉血肿
不需要即刻
手术干预
眶壁骨折
肌肉嵌顿
手术后1~
2周干预
肌肉离断损伤
残存的肌肉后段超过
20 mm，并有功能
由眶前壁途径恢
复肌肉
损伤严重，过
多肌肉受损
肌肉移植

参考文献

[1]Archer SM, Sondhi N, Helveston EM. Strabismus in infancy. Ophthalmology, 96: 133, 1989.

[2]Bangerter A. Ambloyopiebehandlung. ed 2. Basel, 1953; S. Karger AG p. 121.

[3]Birch EE. Visual acuity testing in infants and young children. Ophthalmol Clin North Am, 2: 369, 1989.

[4]Bixenman WW, von Noorden GK. Benign recurrent VI nerve palsy in childhood, J. Pediatr Ophthalmol Strabismus, 28: 29, 1981.

[5]Bloom JN, Mardelle PG. A magnetic resonance imaging study of the upshoot – downshoot phenomenon of Duane's retraction syndrome. Am J Ophthalmol, 111: 548, 1991.

[6]Burgess D, Roper – Hall G, Burde RM. Binocular diplopia associated with subretinal neovascular membranes, Acta Ophthalmol (Copenh) , 93: 111, 1980.

[7] Burian HM. Motility clinic: sudden onset of comitant convergentstrabismus,. Am J Ophthalmolm, 28: 407, 1945.

[8]Burian HM, Franceschetti A. Evaluation of diagnostic methods for the classification of exodeviation. Trans Am Ophthalmol. Soc 68: 56, 1970.

[9]Burian HM, Miller JE. Comitant convergent strabismus with acute onset. Am J Ophthalmol, 45: 55, 1958.

[10]Campos EC. Critical age of botulinum toxin treatment in essential infantile esotropia. JPOS, 37: 328, 2000.

[11]Chamberlin W. Restriction in upward gaze with advancing age, Trans Am Ophthalmol Soc 68: 234, 1970.

[12]Chrousos GA, O'Neill JF, Leuth B, et al. Accommodationdeficiency in healthy young individuals, J Pediatr Ophthalmol Strabismus, 25: 176, 1988.

[13] Demer JL, von Noorden GK. High myopia as an unusual cause of restrictive motility disturbance. Surv Ophthalmol, 32: 281, 1989.

[14]Demer JL, von Noorden GK. Optokinetic asymmetry in esotropia. j Pediatr Strabismus, 25: 286, 1988.

[15] Dobson V, Teller D, Lee CP, et al. A behavioral method for efficient screening of visual acuity in young infants. Vision Res, 18: 1469, 1978.

[16]Duane A. A new classification of the motor anomalies of the eyes based upon physiological principles, together with their symptoms, diagnosis and treatment. Ann Ophthalmol Otolaryngol, 6: 969, 1896.

[17]Emery JM, von Noordon GK. Traumatic "pseudoprolapse" of orbital tissues into the maxillary antrum. Trans Am Acad Ophthalmol Otolaryngol, 79: 893, 1975.

[18]Fitton MH, Jampolsky A. A case report of spontaneous consecutive estropia. Am Orthopt J, 61: 86, 1964.

[19]Glaser J. Neuroophthalmology. Hagerstown Md, 1978, Harper &Row, p. 271.

[20]Guyton DL, von Noorden GK. Sensory adaptations tocyclodeviations. In: Reinecke RD ed: Strabismus. New York, 1978, Grune &Stratton, pp 399 –403.

[21]Helveston EM. Brown syndrome: anatomic considerations andpathophysiology,. Am Orthopt J, 43: 31, 1993.

[22]Helveston EM. Cyclic strabismus. Am Orthopt J, 23: 48, 1973.

[23] Helveston EM. The origins of congenital esotropia (19th annualCostenbader lecture). J Pediatr Ophthalmol Strabismus, 30: 215, 1993.

[24]Helveston EM. Surgical management of strabismus. An atlas of strabismus surgery, ed 4, St. Louis, 1993, CV Mosby.

[25]Helveston EM, Ellis FD. Pediatric ophthalmology practice. ed 2. St Louis, Toronto, 1984, CV Mosby.

[26]Helveston EM, Ellis FD, Plager DA. Large recessions of the horizontal recti for the treatment of nystagmus, Ophthalmology, 98: 1302, 1991.

[27]Helveston EM, Krach D, Plager DA, et al. A new classification of superior oblique palsy based on congenital variation in the tendon. Ophthalmology, 99: 1609, 1992.

[28]Helveston EM, von Noorden GK. Microtropia, a newly defined entity. Arch Ophthalmol, 78: 272, 1967.

[29]Jampolsky A. Management of acquired "adult" muscle palsies. In Burde RM, ed: Neuroophthalmology. Transactions of the New Orleans Academy of Ophthalmology, St. Louis, 1976, CV Mosby, p. 150.

[30] Kaufmann H, Kolling G. Operative Therapie bei Nystagmuspatienten mit Binokularfunktion mit und one Kopfzwangshaltung, Ber Deutsch Ophthalmol Ges, 78: 815, 1981.

[31]Knapp P. Diagnosis and surgical treatment of hypertropia. Am Orthop J, 21: 29, 1971.

[32]Knapp P, Moore S. Diagnosis and surgical options in superior oblique paralysis. Int Ophthalmol Clin, 16: 137, 1976.

[33]Knox DL, Clark DB, Schuster FF. Benign sixth nerve palsies in children. Pediatrics, 40: 5460, 1967.

[34]Kushner BJ. Functional amblyopia associated with abnormalities of the optic nerve. Am J Ophthalmol, 102: 683, 1984.

[35]Kushner BJ. Functional amblyopia associated with organic disease. Am J Ophthalmol, 91: 39, 1981.

[36]Kushner BJ. Successful treatment of functional amblyopia associated with juvenile glaucoma. Graefes Arch Clin Exp Ophthalmol, 226: 150, 1988.

[37]Lang J. Microtropia. Arch Ophthalmol, 81: 758, 1969.

[38]McDonald M, Dobson V, Sebris S, et al. The acuity card procedure: a rapid test of infant acuity. Invest Ophthalmol Vis Sci, 26: 1158, 1985.

[39] Mumma JV. Surgical procedure for congenital absence of the superior oblique. Arch Ophthalmol, 92: 221, 1974.

[40]Nixon RB, Helveston EM, Miller K, et al. Incidence of strabismus in neonates. Am J Ophthalmol, 100: 798, 1985.

[41]Norcia AM, Hamer RD, Orel – Bixler D. Temporal tuning of the motionVEP in infants. Invest Ophthalmol Vis Sci, 31(Suppl): 10, 1990.

[42]O'Donnell FE, del Monte M, Guyton DL. Simultaneous correction of blepharoptosis and exotropia in aberrant regeneration of the oculomotor nerve by strabismus surgery. Ophthalmic Surg, 11: 695, 1980.

[43]Olivier P, von Noorden GK. Excyclotropia of the nonparetic eye in unilateral superior oblique muscle paralysis. Am J Ophthalmol, 93: 30, 1982.

[44] Olivier P, von Noordon GK. Results of superior oblique tenectomy in inferior oblique paresis. Arch Ophthalmol, 100: 581, 1982.

[45]Parks MM. Isolated cyclovertical muscle palsy. Arch Ophthalmol, 60: 1027, 1958.

[46]Pollard ZF. Accommodative esotropia during the first year of life. Arch Ophthalmol, 23: 575, 1976.

[47]Ruttum M, von Noorden GK. Adaptation to tilting of the visualenvironment in cyclotropia. Am J Ophthalmol, 96: 229, 1983.

[48]Ruttum M, von Noorden GK. Orbital and facial anthropometry in A and V pattern strabismus. In: Reinecke RD, ed. Strabismus II, New York, 1984, Grune &Stratton, p. 363.

[49]Scobee RG. The oculorotary muscles. ed 2. St. Louis, 1952, CV Mosby, p. 172.

[50]Scott AB. Active force tests in lateral rectus paralysis. ArchOphthalmol, 85: 397, 1971.

[51]Scott AB. Strabismus – muscle forces andinnervations. In: Lennerstrand G, Bach – y – Rita P, eds: Basic

mechanisms of ocular motility and their clinical implications. Oxford, 1975, Pergamon Press, p. 181.

[52] Scott AB, Magoon EH, McNeer KW, et al. Botulinum treatment of childhood strabismus. Ophthalmology. 97: 1434, 1990.

[53] Sidikaro J, von Noorden GK. Observations on sensory heterotropia. J Pediatric Ophthalmol Strabismus, 19: 12, 1982.

[54] Souza - Dias C. Surgical management of superior obliqueparesis. In: Moore S, Mein J, eds: Orthoptics: past present, future, Miami, 1976, Symposia Specialist, p. 388.

[55] Sprunger DT, von Noorden GK, Helveston EM. Surgical results in Brown syndrome. J Pediatr Ophthalmol Strabismus, 28(3): 155, 1990.

[56] Sutcliffe J. Torsion and spasms and abnormal head postures in children with hiatus hernias, Sandifer's syndrome. Progr Pediatr Radiol, 2: 190, 1969.

[57] von Noorden GK. Atlas of strabismus. ed 3, St. Louis, 1983, CV Mosby.

[58] von Noorden GK. Binocular vision and ocular motility: theory and management of strabismus. ed 4, St. Louis, 1990, CV Mosby.

[59] von Noorden GK. Idiopathic amblyopia. Am J Ophthalmol, 100: 214, 1985.

[60] von Noorden GK. Pathophysiology of amblyopia: diagnostic andtherapeutic principles of pleoptics. Am Orthopt J, 10: 7, 1960.

[61] von Noorden GK. A reassessment of infantile esotropia. (XLIV Edward Jackson Memorial Lecture), Am J Ophthalmol, 105: 1, 1988.

[62] von Noorden GK. Recession of both horizontal recti muscles inDuane's retraction syndrome with elevation and depression of the adducted eye. Am J Ophthalmol, 11: 311, 1992.

[63] von Noorden GK. Resection of both medial rectus muscles in organic convergence insufficiency, Am J Ophthalmol, 81: 223, 1975.

[64] von Noorden GK, Avilla CW. Accommodative convergence inhypermetropia. Am J Ophthalmol, 11: 287, 1990.

[65] von Noorden GK, Brown DJ, Parks M. Associated convergence and accommodative insufficiency. Doc Ophthalmol, 34: 393, 1973.

[66] von Noorden GK, Chu MW. Surgical treatment options in cyclotropia. J Pediatr Ophthalmol Strabismus, 27: 291, 1990.

[67] von Noorden GK, Hansell R. Clinical characteristics and treatment of isolated inferior rectus paralysis. Ophthalmology, 98: 253, 1991.

[68] von Noorden GK, Jenkins R. Horizontal transposition of the vertical rectus muscles in cyclotropia. J Pediatr Ophthalmol Strabismus, 30: 8, 1993.

[69] von Noorden GK, Morris J, Edelman P. Efficacy of bifocals in the treatment of accommodative esotropia. Am J Ophthalmol, 85: 830, 1978.

[70] von Noorden GK, Munoz M, Wong SY. Compensatory mechanisms in congenital nystagmus. Am J Ophthalmol, 104: 387, 1987.

[71] von Noorden GK, Murray EM, Wong SY. Superior oblique paralysis: a review of 270 cases. Arch Ophthalmol, 104: 1771, 1986.

[72] von Noorden GK, Sprunger DT. Large rectus muscle recessions for the treatment of congenital nystagmus, Arch Ophthalmol 109: 221, 1991.

[73] Wiggins RE, von Noorden GK. Monocular eye closure in sunlight. J Pediatr Ophthalmol Strabismus, 27: 16, 1990.

[74] Wilson ME, McClatchey SK. Dissociated horizontal deviations. J Pediatr Ophthalmol, 28: 90, 1990.
[75] Wirth CJ, Hagena FW, Wuelker N, et al. Bilateral tenotomy for the treatment of congenital muscular torticollis. J Bone Joint Surg [Am], 74: 427, 1992.
[76] Wright KW, Walonker F, Edelman P. Ten - diopter fixation test for amblyopia. Arch Ophthalmol, 99: 1242, 1981.
[77] Hamed, L.. Strabismus presenting after cataract surgery. Ophthalmology, 1991, 98: p. 247 - 252.
[78] Nayak, H., et al., Diplopia following cataract surgery: a review of 150 patients. Eye, 2008 Aug. 22(8): p. 1057 - 64. Epub 2007, Apr 27.
[79] Hunter DG, L. G., Guyton DL, Inferior oblique muscle injury from local anesthesia for cataract surgery. Ophthalmology, 1995, 102: p. 501 - 509.
[80] Brown SM, B. S., Mazow LM, Avilla CW, Braverman and G. S. e. a. DE, Cluster of diplopia cases after periocular anesthesia without hyaluronidase. J Cataract refract surg, 1999, 25: p. 1245 - 1249.
[81] Scott AB, A. D., Miller JM, Bupivicaine injection of eye muscles to treat strabismus. Br J Ophthalmol, 2007, 91: p. 146 - 148.
[82] Hamed LM, M. A. Inferior rectus muscle contracture syndrome after retrobulbar anesthesia. Ophthalmology, 1991, 98(10): p. 1506 - 12.
[83] Hamed, L. Strabismus presenting after cataract surgery. Ophthalmology, 1991, 98: p. 247 - 252.
[84] Hamed, L. Strabismus after adult cataract surgery, in ClinicalStrabismus Management Principles and Surgical Techniques, S. A. Rosenbaum AL, Editor. 1999, WB Saunders Company: Philadelphia.
[85] Rose KM, R. - H. G. Differential diagnosis of diplopia following cataract extraction. American Orthoptic Journal, 1999, 49: p. 99 - 104.
[86] Hamed LM, L. R. Thyroid eye disease presenting after cataract surgery. J Pediatr Ophthalmol Strabismus, 1990, 27: p. 10 - 15.
[87] Kushner, B. Fixation switch diplopia. Arch Ophthalmol, 1995, 113: p. 896 - 899.
[88] LM Hamed, EM Helveston, FD Ellis. Persistent binocular diplopia after cataract surgery. Am J Ophthalmol, 1987, 103: p. 741 - 744.
[89] Lloyd IC, D. J., Kriss A, Speedwell L, et al. Modulation of amblyopia therapy following early surgery for unilateral congenital cataracts. BrJ Ophthalmol, 1995, 79: p. 802 - 806.
[90] Lambert, S. R. Pediatric Ophthalmology, Neuro - Ophthalmology, Genetics, in Essentials In Ophthalmology, A. T. M. B. Lorenz, Editor. 2006, Springer Berlin Heidelberg: New York. p. 84.
[91] Del Monte, M. A. and S. M. Archer, Atlas of pediatric ophthalmology and strabismus surgery, ed. L. Burgess. 1993, New York: Churchill Livingstone. 191 - 192.
[92] Autrata R, R. J., Vodickova K. Visual results after primary intraocular lens implantation or contact lens correction for aphakia in the first year of age. Ophthalmologica, 2005, 219(2): p. 72 - 79.
[93] Birch EE, C. C., Stager DR, Felius J. Visual acuity development after the implantation of unilateral intraocular lenses in infants and young children. J AAPOS, 2005, 9: p. 527 - 532.
[94] Price RL, P. A. Strabismus following retinal detachment surgery. Am Orthop J 1982. 32: p. 9 - 17.
[95] Amemiya T, Y. H., Harayama K, et al. Long term results of retinal detachment surgery. Ophthalmologica, 1978, 177: p. 64 - 69.
[96] Roth AM, S. B. Motility dysfunction following surgery for retinal detachment. Am Orthop J, 1975, 25: p. 118 - 121.
[97] Theodossiadis G, N. S., Apostolopoulos M. Immediate postoperative muscular disturbance in retinal detachment surgery. Mod Probl Ophthalmol, 1979. 20: p. 367 - 372.

[98]Metz HS, N. A. Cyclotorsional diplopia following retinal detachment surgery. J Pediatr Ophthalmol Strabismus, 1987, 24: p. 287 -290.

[99]Maurino V, K. A. , Khoo B, Gair E, et al. Ocular motility disturbances after surgery for retinal detachment. J Am Assoc Pediatr Ophthalmol, 1998, 2: p. 285 -292.

[100]Arruga, A. Binocularity after retinal detachment surgery. Doc Ophthalmol, 1973, 34: p. 41 -45.

[101]Salama H, F. A. , Guyton DL. Anesthetic myotoxicity as a cause of restrictive strabismus after scleral buckling surgery. Retina, 2000, 20(5): p. 478 -82.

[102]Guyton, D. Strabismus complications from local anesthetics, in Anterior Segment and Strabismus Surgery, L. DA, Editor. 1996, Kugler Publications: New York. p. 243 -251.

[103]Wolff, S. Strabismus after retinal detachment surgery. Trans Am Ophthalmol Soc, 1983, 81: p. 182 -192.

[104]Cooper LL, H. S. , Rosenbaum AL. Ocular torsion as a complication of scleral buckle procedures for retinal detachments. J Am Assoc Pediatr Ophthalmol, 1998, 2: p. 279 -284.

[105]Wright, K. The fat adherence syndrome and strabismus after retinal surgery. Ophthalmology, 1986, 93: p. 411 -415.

[106]Kutschera E, A. H. Influence of retinal detachment surgery on eye motility and binocularity. Mod Probl Ophthalmol, 1979, 20: p. 354 -358.

[107]Carlson BM, E. S. , Komorowski TE, et al. Extraocular muscle regeneration in primates - Local anesthetic - induced lesions. Ophthalmology, 1992, 99: p. 582 -589.

[108]Arman K. Farr, D. L. G. Strabismus after retinal detachment surgery. Current Opinion in Ophthalmology, 2000, 11: p. 207 -210.

[109]Prata J, M. D. , Green R. Pseudo - Brown's syndrome as a complication of glaucoma drainage implant surgery. Ophthalmic Surg, 1993, 24: p. 608 -11.

[110]Coats DK, P. E. , Orenga - Nania S. Acquired Pseudo - Brown's syndrome immediately following Ahmed valve glaucoma implant. Ophthalmic Surg Lasers, 1999, 30: p. 396 -397.

[111]Wilson - Holt N, F. W. , Nourredin B, Hitchings R. Hypertropia following insertion of inferiorly sited double - plate Molteno tubes. Eye, 1992, 6: p. 515 -520.

[112]Munoz M, P. R. Strabismus following implantation of Baerveldt drainage devices. Arch Ophthalmol, 1993, 111: p. 1096 -1099.

[113]Ball SF, E. G. J. , Herrington RG, et al. Brown's superior oblique tendon syndrome after Baerveldt glaucoma implant letter. Arch Ophthalmol, 1992. 110: p. 1368.

[114]Messerklinger, W. Endoscopy of the Nose, in Urban and Schwarzenberg. 1978: Baltimore, MD.

[115]Vleming M, M. R. , de Vries N. Complications of endoscopic sinus surgery. Arch Otolaryngol Head Neck Surg, 1992, 118: p. 617 -622.

[116]Bhatti MT, S. J. Ophthalmic complications of endoscopic sinus surgery. Surv Ophthalmol, 2003, 48: p. 389 -402.

[117]Leibovitch I, W. P. , Crompton J, Selva D. Iatrogenic Brown's syndrome during endoscopic sinus surgery with powered instruments. Otolaryngol Head Neck Surg, 2005, 133: p. 300 -301.

[118]Thacker, N. , Velez, FG, Demer, JL, et al. Rosenbaum, AL, Extraocular muscle damage associated with endoscopic sinus surgery: anophthalmology perspective. Am J Rhinol, 2005 Jul - Aug, 19(4): p. 400 -5.

Published originally in English under the title:

Strabismus: A Decision Making Approach.

By Gunter K. von Noorden and Eugene M. Helveston

Published in 1994 by Mosby – Year Book, Inc., St. Louis, MO

李筠萍于2016年补编第三章并翻译全书。

图书在版编目（C I P）数据

斜视诊治思路与策略 /（美）冯诺登·冈特（Gunter K. von Noorden），（美）海文斯特·尤金（Eugene M. Helveston）编；李筠萍译. --长沙：中南大学出版社，2017.6

ISBN 978-7-5487-2816-0

Ⅰ.①斜… Ⅱ.①冯…②海…③李… Ⅲ.①斜视—诊疗 Ⅳ.①R777.4

中国版本图书馆 CIP 数据核字（2017）第 145417 号

斜视诊治思路与策略

XIESHI ZHENZHI SILU YU CELÜE

（美）冯诺登·冈特（Gunter K. von Noorden）
（美）海文斯特·尤金（Eugene M. Helveston） 编

李筠萍 译

□**责任编辑** 李 娴
□**责任印制** 易建国
□**出版发行** 中南大学出版社
社址：长沙市麓山南路 邮编：410083
发行科电话：0731-88876770 传真：0731-88710482
□**印 装** 长沙雅鑫印务有限公司

□**开 本** 787×1092 1/16 □**印张** 13.75 □**字数** 338 千字
□**版 次** 2017 年 6 月第 1 版 □2017 年 6 月第 1 次印刷
□**书 号** ISBN 978-7-5487-2816-0
□**定 价** 34.00 元

图书出现印装问题，请与经销商调换